公共卫生安全导论

许铭 ◎ 主编

清華大學出版社
北京

内 容 简 介

本书密切结合我国参与全球卫生安全治理的现实和战略需要，强调构建人类卫生健康共同体的总体目标，将卫生安全、应急管理、医疗卫生管理、卫生外交和全球治理、全球公共产品开发与供给、国际组织改革、公共卫生融资等重点领域相融合，提出全球卫生安全的治理框架和理论基础，并结合典型案例开展实证分析，充分利用跨学科的研究方法，为建立具有中国特色的全球卫生安全学科而服务。

本书可作为普通高等院校国家安全专业及其他相关专业的本科生、研究生的教材，也可作为从事公共卫生工作的管理人士和相关领域学者的参考用书。

图书在版编目（CIP）数据

公共卫生安全导论 / 许铭主编. —北京：清华大学出版社，2024.4
ISBN 978-7-302-65701-9

Ⅰ. ①公… Ⅱ. ①许… Ⅲ. ①公共卫生—卫生管理 Ⅳ. ①R126.4

中国国家版本馆 CIP 数据核字（2024）第 042504 号

责任编辑：杜春杰
封面设计：刘　超
版式设计：文森时代
责任校对：马军令
责任印制：沈　露

出版发行：清华大学出版社
网　址：https://www.tup.com.cn，https://www.wqxuetang.com
地　址：北京清华大学学研大厦 A 座　　邮　编：100084
社 总 机：010-83470000　　邮　购：010-62786544
投稿与读者服务：010-62776969，c-service@tup.tsinghua.edu.cn
质量反馈：010-62772015，zhiliang@tup.tsinghua.edu.cn
印 装 者：大厂回族自治县彩虹印刷有限公司
经　销：全国新华书店
开　本：185mm×260mm　　印　张：13　　字　数：315 千字
版　次：2024 年 4 月第 1 版　　印　次：2024 年 4 月第 1 次印刷
定　价：59.80 元

产品编号：098019-01

本书编委会

主　　编：许　铭

副 主 编：尹　慧

编　　委：贾忠伟　黄旸木　金音子　张振宇　罗雅楠　刘芳静

孟令鹏　周书铎　陈　莹　彭　乐　张　波

编写秘书：董雪洁　李　娜　胡云轩　冯香凝

庞明樊　裴中斐　杨　坚　王哲斌

专家委员会委员：郭　岩　徐彤武

前　言

关于公共卫生安全的概念，世界卫生组织（简称世卫组织）在《2007 年世界卫生报告——构建安全未来：21 世纪全球公共卫生安全》中首次做出定义：通过采取主动和反应性行动，最大限度地确保人群免受跨区域和跨边界的突发公共卫生事件的威胁。新冠肺炎疫情的全球暴发，凸显了必须加强国际团结与协作，减少和消除重大突发公共卫生安全事件在全球范围的危险和影响。

人类首次有历史记载的传染病发生在公元前 430—前 427 年的古希腊。发生在公元 1347—1352 年的黑死病，夺走了欧洲 2500 万至 3000 万人的生命。19 世纪，全球共发生了 5 次霍乱大流行，造成极大的灾害。1918 年的西班牙流感，导致 5000 万至 1 亿人死亡。放眼人类传染病史，直至近几十年来的艾滋病全球流行、2003 年的 SARS，特别是新冠肺炎疫情的全球肆虐，人类的发展一直与传染病相随相伴，在同传染病的长期斗争中生生不息。长期以来，对公共卫生安全既有狭义也有广义的理解，但其外延的不断扩展是不争的事实，除了已知和新发传染病外，因人口的增长和流动、城市化、气候变化、抗生素滥用和生物恐怖威胁等带来的不确定和危险因素，给人类的生存和发展带来了前所未有的影响，所有人必须充分做好应对全球重大卫生安全事件随时发生的准备。

近年来，新发、突发传染病等重大公共卫生事件已成为全球共同面临的重大健康威胁，引发了国家和地区的社会失序、经济失调和政治失治，给人类生命安全造成了重大影响。在百年未有之大变局和新冠肺炎疫情大流行的双重冲击下，现有的全球卫生治理体系面临地缘政治危机干扰、信息不对称、缺乏有效问责、组织和协调失灵与资金匮乏等问题，饱受国际社会诟病与质疑，难以有效应对后疫情时代存续的复合型危机。从全球范围来看，全球公共卫生安全的实现是一项复杂、成本高昂、信息密集的任务，需要强有力的国家公共卫生领导和基础设施的保障，需要跨境合作、快速发现问题和提供解决方案的能力，需要持续干预和有效应对突发事件的机制与制度。在新的形势下，开展对全球卫生安全的全面深入分析，系统性和前瞻性地提出解决方案，在建立理论基础的同时注重实践能力的提升，针对性地培养全球卫生安全高级人才，这对于更好地应对全球公共卫生安全挑战和突发事件，打造抵御外来健康威胁的公共卫生屏障和提高全球卫生治理参与度至关重要。

后疫情时代，作为世界最大的发展中国家和第二大经济体，中国在面对类似重大公共卫生挑战时，肩负着国内和国外的双重责任，如何通过双边、多边合作机制，贡献中国智慧是业界人士必须面对的重要课题。习近平总书记在党的二十大报告中明确提出，中国积极参与全球治理体系改革和建设，践行共商共建共享的全球治理观，坚持真正的多边主义，推进国际关系民主化，推动全球治理朝着更加公正合理的方向发展。①为深入贯彻落实习近

① 习近平. 高举中国特色社会主义伟大旗帜　为全面建设社会主义现代化国家而团结奋斗——在中国共产党第二十次全国代表大会上的报告[EB/OL].（2022-10-25）[2023-11-03]. https://www.gov.cn/xinwen/2022-10/25/content.5721655.htm.

平总书记“全球治理观”“全球发展倡议”“全球安全倡议”和“全球文明倡议”，中国需要在全球卫生治理领域扮演更加重要的角色，扩大话语权，提升影响力，同国际社会一道应对新的全球卫生挑战，长期确保全球卫生安全。

迄今，国内尚无从全球卫生维度研究公共卫生安全问题的教材，特别是在这一领域罕有比肩国际一流大学和研究机构开展的前沿研究。随着国际社会越来越关注和重视公共卫生安全问题，在这一国际学术领域填补教学空白，并占有一席之地的必要性和重要性日益提升。为此，我们北京大学公共卫生学院全球卫生学系希望通过这项工作的开展，加快推进对公共卫生安全的学术研究，开展针对性和专业性的教学和培训，为打造复合型的全球卫生人才创造必要条件。

我们力求在全球卫生发展的大格局下，从全球卫生学的视角研究公共卫生安全问题，吸收国内和国际上公共卫生安全治理的经验，阐释中国特色公共卫生安全的理论与实践，以更好地促进全球健康学科发展。这次编写工作归功于有关兄弟单位及北京大学的专家和老师们的辛勤工作与贡献，他们是：上海海事大学孟令鹏副教授，北京大学公共卫生学院全球卫生学系尹慧老师、贾忠伟教授、黄旸木研究员、金音子研究员、张振宇副研究员、罗雅楠副研究员、刘芳静老师、周书铎博士、彭乐博士、张波博士和陈莹博士。此外，北京大学公共卫生学院全球卫生学系的董雪洁、李娜、胡云轩、冯香凝、王宗斌、杨坚、王哲斌、庞明樊、刘佐坤、崔宇煊和裴中斐等同学以及安欣老师等均提供了大力帮助和支持。

北京大学医学部的郭岩教授、中国社会科学院大学的徐彤武教授对编写工作提出了许多宝贵建议和意见，并修正和完善了有关内容。在此，特表示衷心的感谢！

许 铭

2024 年 1 月 10 日

目　录

第一章

基于全球卫生维度的公共卫生安全

公共卫生安全是指采取预防性和反应性行动，尽可能地确保人群免受突发公共卫生事件的威胁。历史和现实的许多案例表明，卫生威胁如果得不到妥善解决，将会威胁国家乃至全球的公共安全，其负面影响不仅限于卫生健康领域，还会作用于经济、政治和社会稳定等方面，造成严重的后果和损失。在中国，公共卫生安全是指为保障和维护人民群众生命健康而提供的一种基本公共服务，涉及重大疾病防控、环境卫生、食品药品监督、医疗服务、健康教育、卫生宣传和免疫接种等多个领域，强调政府管理、社会参与、制度建设和应急处置能力的加强等。

全球公共卫生安全则是在全球维度上探讨公共卫生安全问题，重点关注和研究跨越国界的健康威胁。在安全领域，全球公共卫生安全属于非传统安全范畴。安全是指主体处于没有危险和伤害的状态。传统安全领域主要指国家的政治、军事、外交安全。非传统安全领域则涵盖广泛，包括除传统安全以外所有对主权国家以及人类生存发展构成威胁的因素。20 世纪 90 年代之前，国际社会关注的安全主要是国家安全和传统安全，即国家领土完整、主权不被侵犯，国家利益不受损害。冷战结束后，伴随全球一体化进程，国家间的联系日益紧密，和平与发展取代了冲突与对抗，对人权的重视程度不断增加，以国家军事和政治安全为中心的传统安全观念逐渐弱化，人的安全和非传统安全成为国际社会关注的重要议题，而卫生安全就是其中的重要组成部分。在联合国的倡导下，卫生安全相关议题不仅受到世界卫生组织等卫生专业机构的关注，也被纳入联合国千年发展目标、可持续发展目标，还进入了联合国安全理事会这一传统安全机构的议事范围。

全球化的时代背景使得全球卫生安全成为国际关注的焦点。全球化是全球资本、贸易、人员和观念等超越国家边界的一体化进程，涉及社会生活的各个领域，包括卫生健康领域。全球化在促进发展的同时，也给公共卫生安全带来了巨大挑战。一个地区发生的突发公共卫生事件，借助四通八达的交通和通信网络，可能迅速蔓延到起源地之外的更大范围甚至全球，最终造成的危害可能远超原始事件的规模。除了健康威胁本身，在信息时代人们还面临信息疫情的次生灾害。随着自媒体和社交媒体的兴起，互联网中错误信息和虚假信息泛滥，放大了人们的恐慌情绪和不安全感，导致危害健康和生命的行为，损害政府和专业机构的公信力，妨碍公共卫生应对行动的有效实施。在具有高度流动性、经济相互依赖和通过电子信息手段相互连接的世界中，脆弱性普遍存在且有可能被不断加剧。新发再发传染病、人畜共患病、抗微生物药物耐药、食品安全、环境污染、核生化事件、生物恐怖袭击等公共卫生安全威胁，具有跨区域性强、不确定性强、隐蔽性强和破坏性强的特点，非一国之力所能解决，需要全球多种力量的通力合作、多部门协同，才能维护全球公共卫生安全。因此，对公共卫生安全的理解必须置于全球卫生发展的大格局下，全面、深入地开展系统性和前瞻性的研究。

第一节　全球公共卫生安全的概念

一、安全与人的安全

在理解全球公共卫生安全之前，先要了解“安全”的具体含义。安全（security）是指主体处于没有危险和伤害的状态，兼具主观性和客观性的双重含义。安全的主观性是指主体怀有一种稳固、确定、平安、无畏的主观感受，即安全感；客观性是指安全是一种客观存在的状态，并且维持这种安全状态需要具备相应的能力，例如，强大的军事实力可以在客观上保证国家的安全。传统安全领域主要指国家的政治、军事、外交安全。20 世纪 90 年代，随着冷战结束和国际政治局势好转，传统安全观念逐渐弱化，同时，恐怖主义袭击事件让国际社会认识到非国家行为体可能带来的破坏性，传统的以国家安全为中心的方式不足以维护国际和平与安全。在此背景下，人的安全逐渐成为国际社会公认的准则，除传统安全以外，所有对主权国家以及人类生存发展构成威胁的因素构成了非传统安全领域，卫生安全就是其中之一。

1994 年，联合国开发计划署在《人类发展报告》中提出了“人的安全”（human security）理念，是指每个个体可以“免于恐惧和匮乏”（freedom from fear and freedom from want），即能够安全和自由地选择与个人发展相关的若干权利，同样也能够自信于今天拥有的机会不会在明天失去。

该报告指出，人的安全包括经济、食品、卫生、环境、人身、共同体、政治这七大领域。其中，经济安全保障个人的基本收入，食品安全确保粮食供应充足，卫生安全使人们免于疾病，环境安全使每个人能获取清洁水源、空气和耕地，人身安全使人免遭暴力和威胁，共同体安全使族群或社区的文化特性得以保存，政治安全使基本人权和自由得到保护。人的安全有四个基本特征：一是普遍性，人的安全属于世界所有角落的所有人；二是相互依赖性，如果某一个群体不安全，那么这种不安全会通过直接或间接的方式扩展到全球；三是预防比干预更容易，例如，预防疾病总是比治疗疾病更有效率；四是以人为本，关注个人的日常生活、社区的整体福祉以及过上自由和健康生活的潜力。在人的安全准则指导下，国家和国际社会在处理安全问题时不仅仅考虑国家整体利益，也越来越多地考虑人的安全。

二、全球公共卫生安全

“全球公共卫生安全”（Global Public Health Security）的定义由世卫组织在 2007 年世界卫生报告《构建安全未来——21 世纪全球公共卫生安全》中明确提出。全球公共卫生安全是指：采取预见性和反应性行动，尽可能减少突发公共卫生事件对跨区域和跨国界范围的公众群体健康造成危害。这里的“安全”兼具状态和能力两种含义，既包含一种群体健康不受损害的状态，又包含维持这种安全状态的能力。世卫组织全球卫生安全工作的目标是推动各国和国际社会具备必要的能力，并获得必要的资源、掌握专业知识，使其能够抵御与卫生安全有关的重大风险、危害和突发事件。

全球卫生安全包括三个层次：个人、国家和全球。个人层面的安全是指人人享有健康的基本权利，保障个体生命不受突发公共卫生事件的威胁。国家层面的安全是指国家政权、经济和社会能够保持稳定，不被内部和外部的公共卫生威胁所危害。全球层面的安全是指国际秩序保持稳定，国家间的外交和经贸往来不被跨越国界的公共卫生威胁所破坏。不同层面的安全利益之间，既存在相辅相成的关系，有时也会发生矛盾和冲突。个人安全是国家安全的基础，国家安全是个人安全的保障，维护人民的安全和福祉是个人对国家认同感的来源，关乎国家的长治久安。国家是参与国际事务的主要单元，全球卫生安全的实现直接取决于各个国家在面临公共卫生威胁时的危机管理能力，国家安全对于全球安全的实现起着关键作用。在各国相互依存的当今世界，面对全球问题，没有哪个国家能够独善其身。所以，通力合作是维护个人、国家和全球卫生安全的必由之路。一旦某些国家的公共卫生安全保障体系失灵或缺位，全球卫生安全治理体系就必须及时发挥作用。

第二节　全球公共卫生安全的历史演变与威胁

一、全球公共卫生安全的历史演变

全球公共卫生安全起源于人类对健康的认识和需求，人类一直致力于保护自身免受健康威胁的侵害。随着时代的发展，其概念在两个维度上发生演变：一方面，关注的内容由传染病扩展至包括生物恐怖、化学事件、气候变化等在内的公共卫生事件；另一方面，关注的视角由国内扩展至全球范围。总体而言，全球公共卫生安全的演变历程可大致分为三个阶段：公共卫生安全的萌芽、公共卫生安全的全球化、全球公共卫生安全领域的拓展。

（一）公共卫生安全的萌芽（14 世纪—19 世纪中叶）

历史上，传染病是最早引起关注的公共卫生安全威胁。人们很早就认识到传染病不仅损害个体的健康，还通过导致人口锐减、影响战争结果、引发社会动荡等形式对国家安全构成威胁。例如，在古希腊时期出版的《伯罗奔尼撒战争史》中就详细记录了公元前 421 年战争期间瘟疫暴发的情况，并将瘟疫视为导致雅典战败的一个重要因素。然而在很长一段时间里，人类应对传染病的方法只停留在治疗患病人群的层次。而接连不断的鼠疫大流行造成欧洲大量人口死亡，巨大的生存危机迫使人们思考更有效的方式以控制传染病的扩散，由此一些改善公共卫生安全的措施开始得到实施。

人们最先想到的方法是将健康人与患者分离，也就是“隔离”的思想。1377 年，位于欧洲的自治城邦拉古萨明文颁布了人类历史上第一个隔离检疫法令，对来自疫区的旅行者实施 30 天（后改为 40 天）的隔离措施。1403 年，威尼斯在靠近城市附近的小岛上建立了针对黑死病的世界历史上第一个现代隔离病院。随后，欧洲部分城市开始卫生立法，规定疫情期间禁止集会、对丧葬进行规范管理、禁止同疫区进行贸易等，同时建立历史上的第一批卫生机构。在这一过程中，卫生立法、设立专业卫生机构及隔离检疫等措施成为现代公共卫生制度的开端。

1796 年，英国医生爱德华·詹纳通过观察发现，得过牛痘的人不会患天花，继而推断出牛痘具有预防天花的可能性，并通过进一步的实验证实了接种牛痘可以有效预防天花，由此开创了免疫接种的先河。此后，人类对疫苗与免疫的研究不断深入，并真正掌握了一种与传染病抗争的有效工具，使部分传染性疾病的有效控制成为可能。

1854 年，英国医生斯诺通过对伦敦宽街霍乱病例的定位分析，推断出水源是造成霍乱传播的问题所在，从而成功控制了本次霍乱疫情。他的研究将卫生理念引入传染病防治中，包括改善卫生设施、推广清洁饮水等，这些措施成为预防传染病的又一基石。

据《中国疫病史鉴》记载，西汉以来的 2000 多年，中国古代也先后发生过 300 多次瘟疫。总体而言，疟疾、鼠疫、伤寒是屡屡发生的传染病。两宋时期，在朝廷的重视下，一些被派到地方的行政官吏对疫病发生的原因、症状等多有观察和记载，如认为水源污染、气候反常、天行戾气等是瘟疫形成的主要原因。某些地方官吏在长期防治疫病的过程中，精研医理、探求疗法，不仅积累了大量宝贵的临床秘方、验方，而且撰写了许多医药学著作，记载了大量对后世产生深远重要影响的医药方剂，某些研究甚至还为今天传染病的防控做出了重要贡献。例如，为应对天花，中国古人发明的人痘接种术就是一个十分典型的例子。根据多种文献记载及相互印证，目前可以确定的是，在 16 世纪的明朝，安徽、江西等地区就已经存在“种痘术”。至清代初期，人痘接种术已传入江南地区，而且至迟在 18 世纪中叶，江南的人痘接种术已在全国居于领先水平。1742 年，清政府组织编写大型医学丛书《御纂医宗金鉴》，其中的卷六十为《幼科种痘心法要旨》，已经较详细地介绍了 4 种种痘方法。人痘接种术为阻止天花在中国传播起到了一定的预防作用。在古代中国，丝绸之路曾是中国沟通世界的交通要道之一，中国的一些医学知识很早就通过这样的方式传到阿拉伯地区。人痘接种术也是如此，其先传到阿拉伯地区，后又传到土耳其等国。英国皇家学会会员、科技史家李约瑟指出，中国发明的人痘接种术是世界“免疫学的源头”。

鼠疫与检疫、天花与免疫、霍乱与卫生，是公共卫生领域的三个里程碑式的成就，也是公共卫生安全思想的萌芽。但这一时期各国更多地关注本国的公共卫生治理，国际合作机制十分有限。

（二）公共卫生安全的全球化（19 世纪中叶—20 世纪末）

随着时代的发展，工业化、城市化进程逐步推进，便利的交通工具在促进世界交流的同时，也为传染病的传播提供了便利。在 19 世纪中叶，受当时霍乱、鼠疫跨国传播和检疫措施无效的影响，许多欧洲领导人开始认识到，传染病的控制需要全球范围的通力合作，由此，公共卫生安全的概念逐渐全球化并发展为全球公共卫生安全。

1851 年，第一届国际卫生大会召开，与会各国签署了第一个具有多边防疫合作性质的区域性《国际卫生公约》，其中几乎所有内容都与检疫条例有关。此后数十年里，国际卫生大会多次召开，对首例霍乱和鼠疫病例进行强制性电报通知等新政策随之逐渐普及，与会国家逐渐从以欧洲国家为主拓展至世界各国。各地区的国际卫生组织陆续成立，包括美洲的泛美卫生局、欧洲的国际公共卫生办公室等。

1948 年 4 月 7 日，世界卫生组织（World Health Organization，WHO，简称世卫组织）成立，并于 1951 年通过了 1892 年首次批准的《国际公共卫生条例》的修订版，重点控制霍乱、鼠疫、天花、伤寒和黄热病。然而，当时的版本过于注重边境哨所等用于防止传染病跨国传播的具体方法，取得的效果十分有限。1969 年第 22 届世界卫生大会进行了拓展，并改名为《国际卫生条例》（*International Health Regulations*，IHR，1969）。1973 年和 1981 年又先后进行修改，并强调了流行病学监测和传染病控制在国际上的运用，并加入了加强港口、机场防疫，控制输入性传染源并防止媒介扩散等方法，体现了全人类共同利益性这一思想。

中国自 1963 年起向非洲等不发达国家和地区派遣医疗队，为非洲多次疫情应急指挥、流行病学分析、疾病控制与诊疗等提供了有力支持，维护了当地的卫生安全。1984 年，中国女科学家屠呦呦带领团队首次实现青蒿素的人工合成，一种极为有效的抗疟疾新药由此诞生，挽救了数百万疟疾患者的生命。屠呦呦表示，对青蒿素的发现是受到东晋葛洪《肘后备急方》的启发，该书记载："青蒿一握，以水二升渍，绞取汁，尽服之。"当年屠呦呦课题组从事青蒿提取物研究，历经无数次失败，最后让她彻底转变思路的是"绞取汁"三个字，提取方法的改变有效避免了高温对药效成分的破坏。2015 年 10 月，屠呦呦获得了诺贝尔生理学或医学奖。

1980 年，在世卫组织与各国的协调努力下，人类实现了全球范围天花病毒的消灭。这是全球公共卫生领域的伟大成就之一，它证明了致命传染病并非无法战胜，更展示了全球卫生合作共克疫情的力量，也激励着人类在其他传染病领域继续合作。

（三）全球公共卫生安全领域的拓展（21 世纪初至今）

到了 21 世纪，随着科学技术的发展，传染病已不再是威胁卫生安全的唯一因素。面对日益复杂的形势，全球公共卫生安全所关注的威胁也由传染病扩展到更广泛的突发公共卫生事件。

2001 年，美国炭疽攻击事件，使生物恐怖袭击事件受到重视。2002 年，世卫组织建立了化学事件警报和反应系统，希望通过全球网络连接各国专家、实验室和卫生机构，以实现化学事件的警报监测、协调响应、信息共享与应对能力培训。2006 年该系统扩大到环境卫生领域的突发公共卫生事件，包括供水系统的中断、核辐射事件等紧急情况，全球公共卫生安全范围也随之不断扩展。

2007 年，新修订的《国际卫生条例（2005）》正式生效，用新的核心概念"国际关注的突发公共卫生事件"（Public Health Emergency of International Concern，PHEIC），代替了过去的"检疫传染病"的概念，使国际关注与防控的重点领域从少数传染性疾病扩大到可在卫生方面造成国际影响的任何突发事件。同时，《国际卫生条例（2005）》要求缔约国建立监测和应对突发公共卫生事件的核心能力（发现、评估、报告和应对），用以限制健康风险的跨国传播，并同时尽可能减少对国际贸易和旅行的干扰。

随着卫生安全范围的扩展，其威胁也逐渐增加，全球公共卫生安全问题多次进入联合国安全理事会（简称联合国安理会）的议事日程，并通过有关决议（见表 1.1）。联合国安理会是维护国际和平与安全的联合国最高决策机构，该机构对卫生问题的关注，说明全球卫生问题已经上升到全球安全问题的层面，需要全球重视。

表 1.1　联合国安理会历史上有关卫生问题的决议

通过日期	决议编号	主　题	决议主要内容（摘选）
2000 年 7 月 17 日	第 1308（2000）号决议	艾滋病和国际维持和平行动	确认艾滋病毒/艾滋病的传播可对社会所有部门和所有阶层产生毁灭性影响； 还确认艾滋病流行会因暴力和不稳定而加剧，暴力和不稳定造成人口大规模迁移，生活条件较差，医疗保健减少； 强调艾滋病如不加以控制，会对稳定与安全造成威胁，所以国际社会必须协调一致应对； 关注艾滋病对国际维持和平人员，包括支助人员的健康可能产生的有害影响
2011 年 6 月 7 日	第 1983（2011）号决议	艾滋病对国际和平与安全的影响	确认艾滋病毒是社会发展、进步和稳定面临的严峻挑战之一，需要有特别和全面的全球应对措施； 还确认艾滋病毒的传播可对所有社会阶层和群体产生特别严重的影响，而这些影响在冲突中和冲突后更为严重，其中妇女和女孩尤其受影响； 着重指出，国际社会仍然需要紧迫采取协调一致的行动，控制艾滋病毒流行在冲突中和冲突后的影响，尤其是保护女性免受性暴力；在联合国特派团内部加强艾滋病毒预防活动
2014 年 9 月 18 日	第 2177（2014）号决议	非洲的和平与安全（西非埃博拉疫情）	认定非洲埃博拉暴发的空前程度对国际和平与安全构成威胁； 认识到受影响最大国家的和平发展成果会因埃博拉暴发而逆转，并着重指出疫情正在破坏这些国家的稳定，若不加以遏制，可能导致内乱事件增加、社会紧张加剧以及政治和安全氛围恶化； 特别指出需要立即采取紧急行动，开展更大规模的国家、区域和国际协作
2018 年 10 月 30 日	第 2439（2018）号决议	非洲和平与安全（埃博拉疫情）	严重关切刚果民主共和国暴发的埃博拉疫情，以及受疫情影响地区的安全局势，这种局势严重阻碍疫情应对工作，助长了疫情在更大区域内传播；呼吁所有武装团体立即停止敌对行动； 要求所有各方确保人道主义和医疗人员及其设备、运输工具和供应品能够充分、安全、立即和不受阻碍地进入受影响地区，并尊重和保护包括人道主义者和卫生工作者在内的所有平民； 鼓励刚果民主共和国政府和该区域各国继续努力应对并消除埃博拉疫情带来的更广泛的政治、安全、社会经济和人道主义后果，并提供可持续和顺应需要的公共卫生机制； 强调指出国际社会需要继续根据刚果民主共和国政府的需求，参与支持加强该国卫生系统，这有助于防止当前危机恶化或在今后应对危机再次发生

续表

通过日期	决议编号	主　题	决议主要内容（摘选）
2020年7月1日	第2532（2020）号决议	维护国际和平与安全（新冠肺炎疫情）	严重关切新冠肺炎疫情大流行在世界各地的破坏性影响，特别是在遭受武装冲突、处于冲突后局势或受人道主义危机影响的国家； 特别指出，抗击这一大流行病需要国家、区域和国际各级加强合作与团结，需要采取协调、包容、全面和全球性的国际对策，由联合国发挥关键的协调作用； 考虑到新冠肺炎疫情大流行可能危及国际和平与安全，要求武装冲突各方立即实行至少90天的停火措施，确保人道主义援助准入，加强维和人员安全
2021年2月26日	第2565（2021）号决议	维护国际和平与安全（新冠疫苗国际合作）	确认新冠疫苗广泛接种作为一项全球公共卫生产品的作用；关切疫苗获取方面的进展参差不齐，受冲突影响地区落后； 要求武装冲突各方立即停止敌对行动，以便安全和不受阻碍地交付、分配和接种新冠疫苗； 邀请发达经济体和所有有能力的经济体向中低收入国家和其他有需要的国家捐赠新冠疫苗，促进公平获得和平等分配新冠肺炎医疗卫生产品

二、全球公共卫生安全威胁

危害全球公共卫生安全的健康威胁具有多样性。首先是新发再发传染病：一方面，新发传染病频繁出现，人类缺乏科学认识和有效的应对手段；另一方面，抗微生物药物耐药性问题日益严峻，已经得到控制的传染病卷土重来。还有一些威胁通过日积月累的改变造成破坏，如大范围影响人类健康的气候变化、自然灾害和环境污染，多种原因导致的粮食危机。当今世界处于百年未有之大变局，政治矛盾可能导致战争冲突和人道主义危机，破坏医疗卫生体系；恐怖分子故意制造核放射、生物或化学（核生化）袭击事件；因技术落后、监管不善或意外事故导致的核生化泄漏事故、食品安全事件和食源性疾病等，都会损害人群健康。与此同时，贫穷国家长期存在的卫生系统投入不足问题削弱了政府应对威胁的能力（见表1.2）。

表1.2　全球公共卫生安全威胁分类

健康威胁类别	健康威胁描述	示　例
新发再发传染病	（1）新发传染病频繁出现，人类缺乏科学认识和有效的应对手段； （2）抗微生物药物耐药性问题日益严峻，已经得到控制的传染病卷土重来	（1）艾滋病、“非典”、新冠肺炎感染； （2）多重耐药结核杆菌、耐甲氧西林的金黄色葡萄球菌
食源性疾病	由病原微生物、化学物质和有毒物质引起的食源性疾病	与牛海绵状脑病相关的克雅氏病

续表

健康威胁类别	健康威胁描述	示 例
故意制造的核生化事件	人为故意释放核放射、生物、化学（核生化）有害物质，包括核生化恐怖袭击、有害废物倾倒等	1995 年日本东京地铁沙林毒气事件，2001 年美国炭疽事件，2006 年科特迪瓦化学废物倾倒事件
非故意造成的核生化事故	核放射、生物、化学物质意外泄漏造成的事故	1986 年切尔诺贝利核电站事故，2011 年日本福岛核泄漏事故
暴力冲突和人道主义危机	暴力冲突直接危害人的生命安全，间接破坏食品安全和医疗卫生服务体系，难民缺乏基本的住房和卫生条件易造成传染病暴发	1994 年卢旺达大屠杀后难民中暴发大规模霍乱疫情，2001 年美国“9·11”恐怖袭击事件导致人员伤亡
气候变化、自然灾害和环境污染	（1）极端天气影响人体生理机能，气候变化改变传染病媒介生物的分布； （2）自然灾害导致的伤害和灾后疾病流行； （3）环境污染导致群体性疾病	（1）2003 年欧洲持续高温天气造成 3.5 万人死亡； （2）2019 年莫桑比克飓风过后出现霍乱疫情； （3）1956 年日本工业废水排放造成水俣病事件
粮食危机	食物短缺或食物质量缺陷导致营养不良（缺乏或过剩），增加了传染病和慢性病的人群患病风险，健康劳动力的流失又进一步加剧粮食危机	营养不良的儿童患传染病风险更高，疾病又进一步加剧营养不良，形成恶性循环
贫穷	政府卫生经费投入不足，缺乏医疗卫生基础设施和危机应对能力	贫穷国家无法提供妇幼保健、营养、免疫接种、传染病防控等基本卫生服务，没有能力发现和应对突发公共卫生事件

第三节　全球卫生安全相关理论

本节从全球卫生安全议题的形成、国际竞争与合作和危机管理三个方面介绍相关理论。其中，安全化理论阐释了公共卫生问题如何上升为具有政治优先级的安全问题。安全困境理论揭示了国家之间的竞争和博弈使全球卫生安全无法真正实现，解决安全困境需要建立人类卫生健康共同体。危机管理理论提出了在危机发生前、中、后的全周期，分阶段开展预防、准备、响应和恢复的管理思想和机制。

一、安全化理论

（一）安全化理论的含义与组成

“安全化”（securitization）理论是由以巴里·布赞、奥利·维夫为代表的“哥本哈根学派”提出的。该理论认为，安全并非客观实在，而是具有相当大的主观性。安全化理论认为，“安全问题”并不是既定的，而是在政治过程中被人为塑造和被界定的，是一种政治议程的结果。安全化的推动者将大家的注意力引向某些问题，并对这些问题加以定义和解释，使之成为备受瞩目的安全问题。这种努力一旦成功，新的认知框架就会在大众心中形成，被大众所接受，安全问题的共识就形成了。当事件或事态被认为对某一对象的生存造成了威胁，它便被认定为安全问题，进入安全议程，被“安全化”。反之，当某一安全问题不再构成生存威胁，它可以退出安全议程，被“去安全化”。“哥本哈根学派”从政治进程的角度将“安全”定义为“超越一切政治规则和政治结构的一种途径，实际上就是所有政治之上的特殊政治”。“安全化”意味着原先被置于非政治化范围的公共事务作为严重威胁被提上议程，成为紧急状态，应当优先于其他问题被予以处理，从而使政策制定者能够动员大量的资源加以应对，并且有权采取非常手段进行管制，即使管制措施超过了正常限度也不为过。

在安全化理论中，要分析一项“安全化”的实践过程，应当包括以下五个要素：第一，指涉对象，即“谁”的生存受到了威胁；第二，安全行为主体，它是安全化过程的推动者，处于权威地位，通过“言语行动”宣布指涉对象受到了存在性威胁而使之成为一个安全问题；第三，安全领域，即指涉对象受到了“什么”威胁，这种威胁是实际存在的，并且会危及指涉对象的生存，称为“存在性威胁”（existential threat）；第四，功能性主体，即在安全领域内具有影响力的行为体，它与指涉对象或安全行为主体可能相同也可能不同；第五，威胁与脆弱性的逻辑，安全行为主体必须阐明这种逻辑并让听众接受，才能获得对安全问题的一致认可。安全化过程的步骤是：首先识别到指涉对象受到了“存在性威胁”，然后安全行为主体通过发表“言语行动”将一个公共问题作为存在性威胁明确提出，宣布该问题是“安全问题”，并通过合理的逻辑证明采取紧急措施，这是必要和正当的，从而得到公众和其他行为体的广泛认可，形成并普及新的安全认识、规范和准则，那么该项议题就被安全化了，安全行为主体就可以要求一种权力来采取超常规的紧急措施。

此处以艾滋病问题为例，简要阐释安全化理论在艾滋病问题中的应用。20 世纪 70 年代以来，艾滋病在全球蔓延，但在很长一段时间内艾滋病主要被看作公共卫生挑战，并没有被赋予政治和安全的含义。1999 年开始，美国非常积极地承担了所谓“安全行为主体”的角色，并开始大力推动艾滋病问题安全化。美国政府发表了一系列安全话语，在政府文件、国会听证、官员发言中，将艾滋病流行多次界定为“存在性威胁”。为了说服听众，美国提出了“威胁与脆弱性的逻辑”，认为在撒哈拉以南的非洲、亚洲部分地区及原苏联地区，艾滋病流行对统治阶层、军队精英以及中产阶级造成了严重危害并可能加剧政治斗争，进而威胁到区域与全球安全的稳定性。这套话语逻辑将国际结构和国际安全视为“指涉对象”，并成功引起了国际社会的广泛关注。2000 年，美国利用担任安理会轮值主席国的机会，将 1 月份宣布为“非洲月”，并于 1 月 10 日召开题为“艾滋病对非洲和平与安全的影响”的会议，参会的 39 个国家代表以及联合国、世界银行等重要国际组织的负责人作为“功能性主体”，接受了艾滋病与国际安全之间存在关联的说法，认为关注非洲就必须讨论艾滋病问题。在美国的推动下，2000 年 7 月安理会通过了关于艾滋病问题的 1308 号决议，以联合国文件的形式确认了艾滋病是国际安全问题这一新的国际规范。艾滋病问题被纳入国际安全框架之后，安理会将其作为一项重点优先领域开展了诸多超出一般事务要求的举措，例如，要求加强对国际维和人员的艾滋病健康教育与艾滋病毒筛查，成立抗击艾滋病、结核病和疟疾全球基金等。艾滋病由此获得了远超其他传染性疾病的关注与筹资。

从艾滋病问题的安全化过程还可以看出，对于全球卫生安全来说，一项成功的“安全化”进程，需要有明确的推动者，营造广泛接受的话语体系，阐明威胁的逻辑以说服听众，将全球卫生问题塑造成新的安全规范，从而争取到物质与制度资源优势。

（二）全球公共卫生问题的安全化

全球卫生安全不仅属于卫生健康范畴，也属于政治范畴。公共卫生问题的安全化，具有正反两方面的影响。在积极作用方面，一是有利于吸引更多的政治关注、动员更广泛的资源，例如，争取更多的卫生投入、加强能力建设、加强卫生系统、制定法律法规和国际条约，从而更好地应对公共卫生危机。以传染病防控为例，对下一次大流行的担忧激发了政府加强卫生系统建设的政治意愿，提高监测和应对公共卫生事件的能力，国际社会也致力于在这方面加强合作，应对人类共同的威胁。二是医疗卫生专家参与到安全政策的制定过程中，临床医学、预防医学、生物医学专家被纳入安全决策体系，提高了医学界人士的社会话语权。三是将医疗设备、药物和疫苗等卫生产品的研发和生产上升到战略储备的高度，与传统的军队和武器储备一样作为维护安全的一种方式，有利于促进更新、更好、更便宜的医疗卫生措施的开发和推广。四是安全化引发的社会动员行动有利于社会整合以及社会认同的强化，在面对健康威胁时由政府主导构建多部门协作和全社会参与的机制，将增进社会信任和团结。

同时，公共卫生问题安全化也可能产生潜在的消极影响。一是以安全的名义采取紧急措施可能会损害人权。维护安全的行动是由对威胁的焦虑和恐惧驱动的，政府等权威机构拥有权力采取超越常规的紧急措施，这些措施可能对某些个体（尤其是患者）的自由和权利造成限制和损害；也可能造成伦理困境，例如，国际社会将艾滋病塑造成安全威胁之后，引起公众对艾滋病患者的恐惧和歧视。二是将公共卫生问题赋予政治色彩可能对国际合作产生负面影响。健康通常被认为是一种超越政治和种族差异的崇高目标和普世价值，卫生健康合作可以促进团结和对话，缓和甚至避免冲突，成为和平的桥梁。有些国家担忧全球公共卫生安全的政治化会破坏卫生领域的中立性，导致外部势力借卫生问题干涉国家内政，例如，以调查突发公共卫生事件为由收集涉及国家利益的敏感信息，从而拒绝开展全球卫生合作等。

考虑到安全化的负面效应，安全化理论的创始人之一奥利·维夫倡导“非安全化”，他认为安全事务并非越多越好，而是应该将“安全化”视为常规手段失败后不得不采取的措施。人们不应当过度泛化安全的外延，随意将所有新问题都视为安全问题，而应朝着“非安全化”的方向努力，逐步缩小强制干预的范围。

二、安全困境和共同体理论

（一）安全困境

1. 安全困境理论的概念

安全困境（Security Dilemma）是国际关系领域的理论，由约翰·赫兹在 1951 年首次提出，罗伯特·杰维斯和肯尼思·沃尔兹等学者对该理论进一步完善。安全困境理论认为，国际体系的基本特征是无政府状态，国家与国家之间是平行关系，也就是说在主权国家之上没有更高权威来保证国家之间互不侵犯。在这种国际无政府状态下，没有一个机构能提供“安全”这种公共物品，所以保证自身安全是每个国家的最高目标。国家要保证自己的安全会追求相对权力的最大化，保持自己对其他国家的相对优势，以获得更大的安全。国家之间的力量对比决定国际体系的结构，当一国出于自保而采取措施增加自己的安全时，国家之间的力量对比就会随之改变；由于其他国家无法确定该国的意图，彼此因猜疑和恐惧，会倾向于把对方看成潜在的威胁，使国际关系处于紧张状态，这时，安全困境就出现了。在安全困境中，一国为保障自身安全而采取的措施，会使其他国家感到不安全，引起国家之间相互竞争，从而使该国寻求自保的努力事与愿违。实际上，安全困境中的行为体可以是个人、群体或国家，只要体系内缺乏更高的权威来规范、调节和限制行为体的行为，行为体之间（人与人之间、群体与群体之间、国与国之间）就会产生“安全困境”。换句话说，在一个充满竞争的世界里，没有人能感到彻底安全，对权力的持续争夺会形成安全的恶性循环。

2. 安全困境理论在全球卫生安全领域中的应用

全球卫生安全领域的“安全困境”，体现在保障谁的安全、什么安全，以及如何分配有限的公共卫生资源。全球卫生安全议题的设定具有竞争性。西方发达国家是全球卫生安全的倡导者、推动者和主要受益者，掌握话语权和主导权。发达国家决定全球卫生安全事务的优先级，更多出于对自身利益的保护，将卫生资源不成比例地聚焦在只对富裕国家构成威胁的疾病，而不是用于对全球健康构成最大威胁的疾病或国家，无法真正解决发展中国家面临的根本性卫生问题。

下面以传染病防控为例进行说明。名义上，隶属联合国系统的世界卫生组织本应该是国际体系中传染病防控事务的主导者，但是因为其法律约束力与政策强制性远远不足，因此各个主权国家仍然是该领域实质上的核心行为体，这一状况可近似地看作是“国际无政府状态”。所以为保证自己的安全与相对优势，发展中国家与发达国家开始了国家之间的较量。从发达国家视角而言，它们的卫生体系完善而健全，拥有建设完备的传染病防控网络与发达的疫苗、诊断试剂和药物研发供应体系，绝大多数传染病已不在这些国家流行或危害极小，因此防控输入性病例成为其保障自身安全所采取的首要举措。例如，《国际卫生条例（2005）》的签署便是发达国家在传染病防控领域保障自身安全的代表性产物。《国际卫生条例（2005）》的工作重点是及时发现疾病暴发并阻止其跨境传播，而常年流行的地方性疾病由于不属于突发事件的范畴而被排除在监测范围之外。这与发达国家保护自身的诉求是一致的，即通过快速发现和采取行动来降低传染病从其他国家输入的风险；而发展中国家急需的帮助则未能得到体现和妥善解决，例如，强化国内卫生系统、防控地方性流行病等。

许多传染性疾病发源于发展中国家，但大多数发展中国家仅仅依靠自身力量无法消除传染病的危害。一方面，疫苗和药物等卫生产品的研发和制造能力主要集中在发达国家，很多贫穷国家无法生产，也没有支付能力去购买发达国家生产出来的卫生产品。因此在卫生产品产量有限的情况下，发达国家出于保护本国卫生安全的目的而大量囤积产品，导致贫穷国家陷入无药可用的不安全局面，新冠肺炎疫情全球大流行期间，部分发达国家采取“疫苗民族主义”行为就是典型例证。但另一方面，发展中国家有权决定是否将病原体的生物资源和样本与国际社会共享，从而影响相关产品的研发进程，以此为自身安全谋求保障，但这种行为最终会导致双方皆不得利。例如，印度尼西亚政府在 2007 年曾拒绝与世卫组织共享甲型 H5N1 禽流感病毒毒株，延缓了全球疫苗研发的进程，结果是损害了所有人和所有国家的安全。这种资源和产品分离的矛盾最终损害了发展中国家的利益，使得全球卫生治理难以摆脱安全困境，导致一些国家不合作并最终带来全球卫生问题的恶化。

全球卫生投入和服务供给不公平的结构性矛盾，导致各国公共卫生事业长期不均衡的发展，削弱了人类抵御威胁的能力。面对全球性的健康威胁，在所有人安全之前，没有人是安全的。保障全球卫生安全不仅仅是在威胁发生之后才采取行动，而是需要改革造成健康损失的国际关系结构和规则，加强世界卫生组织对全球卫生事业的领导权威，基于全球生存利益和全人类的健康考量进行全球卫生治理，听取和满足发展中国家的利益诉求，用长期解决方案代替临时性的短期方案，安全困境才能得到缓和甚至化解。

（二）安全共同体

1. 安全共同体的概念

现代文明是以资本为动力、以工业化为手段、以市场为载体，推动人类社会的发展，使人类走出区域化生存的传统状态，逐渐走向全球化。但是，以资本为中心的现代文明导致国家内部以及国与国之间为了自身利益而产生了阶级矛盾和国际矛盾，人类并未成为命运与共的共同体。尽管有共同价值存在，却并不能保证所有国家在所有情况下都据此行事。随着不同国家之间的联系日益紧密，人类面临的共同威胁增多，克服此前文明范式的不足和安全困境成为人类文明发展的内在需要。

构建安全共同体是走出安全困境的理想途径。人类要抗衡的是全球性的健康威胁，如果他者与自己的安全利益一致，那么就不会视他者为竞争对手，而是潜在的合作伙伴。一旦形成集体认同感，行为体之间就可能避免陷入安全困境，转而建立安全共同体。安全共同体将他者认为是盟友，安全是整个体系的安全，鼓励通过多边决策的方式保证共同安全。形成安全共同体的关键在于自我和他者之间是否建立了集体认同，是否能够彼此信任。集体认同的达成需要通过互动实践建立相似的认知结构。国际制度和组织可以推动国家之间的信任和认同，国家之间通过国际组织进行多种形式的互动，如对话、会议和外交等，形成对国际规范的共同理解，从而产生集体认同。

2. 世界卫生组织主导推动的“安全共同体”

目前，依托“同一健康”等相似的理念，世界卫生组织也在努力推动全球卫生安全共同体的构建。2018 年 5 月，第 71 届世界卫生大会一致通过世卫组织《2019—2023 年第十三个工作总规划》，把“做出广泛和持续的努力，推动构建人类命运共同体”纳入世卫组织的愿景和使命，显示了会员国对构建卫生健康领域的人类命运共同体形成高度共识。

考虑到全球在应对新冠肺炎疫情大流行中的不足，世界卫生组织总干事谭德塞在 2021 年圣彼得堡国际经济论坛主旨发言中列举了大流行带来的三个教训：第一，在相互关联的世界中，除非人人都安全否则无人会安全；确保公平获得安全、有效和有质量保证的疫苗是结束这场大流行、恢复信心和推动真正全球复苏的最佳途径。第二，这场大流行提醒我们，人类健康、动物健康和我们赖以生存的地球的健康之间有着密切的联系；为了保护人类健康，必须采取“同一健康”和“全政府参与”的方法，解决疾病的根本原因。第三，这场大流行告诉我们，健康不是那些有钱人的奢侈品，也不仅仅只是发展的结果：这是一项人权，并且是社会、经济和政治稳定的先决条件。

为了解决新冠肺炎疫情大流行暴露的问题，世卫组织 2021 年年底决定制定一项新的国际条约以防范和应对大流行病，计划2024年提交世界卫生大会审议，即按照总干事谭德塞所说的，“制定一项条约将可促进改善共享、信任和问责制，并有助于加强国家、区域和全球能力，以实现全球卫生安全”。大流行病条约旨在填补全球防范和应对的缺口，强调必须加强全球卫生架构，促进整个政府和社会参与，并强调必须重视公平，在未来的流行病中确保公平地普及安全、有效且负担得起的诊断试剂、疫苗和治疗工具。

3. 人类卫生健康共同体

目前，中国是人类卫生健康共同体的主要推动者。在新冠肺炎疫情大流行的背景下，中国通过元首外交，呼吁构建人类卫生健康共同体，并通过会见、通话以及向外国领导人致函等方式，强调了维护人类命运共同体的重要性。早在 2013 年，国家主席习近平在莫斯科国际关系学院发表演讲时便首次提出，国际社会日益成为一个“你中有我、我中有你的命运共同体”。在新冠肺炎疫情全球大流行期间，中国的疫情防控实践充分体现了“以人民为中心”的特点，积极开展患者救治和疫情防控，统筹兼顾疫情防控和经济社会发展。在做好本国疫情防控工作的同时，中国还积极推动全球抗疫合作。2020年3月欧洲暴发新冠肺炎疫情后，中国政府在向法国政府的慰问电中首次表达了要与法方共同打造人类卫生健康共同体的意愿。此后，在一系列重要国际会议中，中国均强调了推动构建人类卫生健康共同体的必要性和可行性，包括 G20 领导人应对新冠肺炎特别峰会与第 73 届世界卫生大会。在第73届世界卫生大会上，中国首次在全球卫生治理的正式场合系统阐述构建人类卫生健康共同体的中国主张和建议，提出各国要全力搞好疫情防控，国际社会要加大对世卫组织的政治支持和资金投入并发挥世卫组织的领导作用等六点建议。构建人类卫生健康共同体是中国在全球抗击新冠肺炎疫情大流行期间贡献的中国方案，是中国构建自身话语体系参与完善世界卫生秩序的新举措与新探索，是对人类命运共同体理念的发展和丰富。

“人类卫生健康共同体”的内涵强调人类健康与地球上的生物和环境健康是休戚相关、安危与共的关系；倡导只有各国政府、国际组织、非国家行为体以及社区和个人通力合作，坚持共商共建共享原则和创新合作，才能实现全球卫生安全，改善人类健康福祉，减少健康不公平现象，促进健康与经济社会生态环境的可持续协调发展。人类卫生健康共同体是人类命运共同体的重要组成部分和前提基础，是人类命运共同体理念在全球公共卫生治理领域的体现。没有卫生安全和人类健康的持续改善，经济社会的发展将会停滞甚至倒退，人类命运共同体的其他方面也都无法实现。人类卫生健康共同体理念体现了维护社会公平正义的法理基础和社会团结的政治哲学，体现了基于共同利益、共同责任、公正合理的国际秩序观，体现了辩证唯物主义和历史唯物主义的综合系统观，以及包容、可持续的现代全球健康治理观。构建人类卫生健康共同体，需要进一步推进理念的倡导与全球共识的构建，积极打造利益共同体、责任共同体、知识共同体，完善制度合法性建设，推动全球伙伴关系和能力建设。

三、危机管理理论

（一）危机管理理论的基本概念

“危机管理”（Crisis Management）的概念由美国学者在20世纪60年代提出，首先是用于国际政治和外交领域，后来逐渐发展为两个重要分支：社会公共危机管理理论和企业危机管理理论。不同学者提出的危机管理理论将危机划分为不同的阶段，即危机的生命周期，其中，三阶段论和四阶段论最为常见。管理的职能包括计划、组织、协调、指挥和控制。危机管理的过程就是危机的各个阶段实现相应的管理职能的过程。

危机的生命周期可以划分为三个阶段，即危机发生前、发生中和发生后，在各个阶段都存在人、物、环境等因素的作用。三阶段论又称为“阶段—因素”理论，由美国国家公路交通安全局的威廉•哈登于 1972 年提出。该理论最初应用于交通伤害和交通伤害的预防，后来逐渐扩展到更多领域，尤其是突发事件的应对。哈登模型由三个横排和三个纵列组成（见表 1.3）：三个横排将危机事件划分为三个阶段——发生前、发生中和发生后；三个纵列表示影响危机事件的因素——人（作用对象）、物（作用物和媒介）、环境（物理环境和社会环境）。以交通事故为例，影响因素即人、车辆、道路环境的特征。以传染病疫情为例，影响因素就是易感人群、病原体和传播媒介以及受疫情影响区域的特征。在这个模型中，整个危机事件的管理被当作一个连续的过程来处理，每一个因素都隐含着预防和应对危机的策略。哈登认为危机的发生取决于人、物和环境三因素的相互平衡，一旦平衡被打破，危机就会发生。哈登模型的原则就是在危机的源头尽早识别和管理危险因素，从而控制伤害的发生，并将伤害的程度降至最低。

表 1.3　危机事件“阶段—因素”理论的哈登模型

阶　段	因　素		
	人（作用对象）	物（作用物和媒介）	环境（物理环境和社会环境）
发生前	影响危机发生的因素有哪些		
发生中	危机会发生吗		
发生后	危机发生的结果怎样		

危机管理是对危机事件的事前、事中和事后的全过程管理，三者相辅相成，缺一不可。事前管理的工作主要是建立健全预警机制及各种预案，预防、控制危机的发生和发展；事中管理是针对正在发生的危机进行处理，主要是识别事件的类型和性质，动用社会资源，控制事件的蔓延，减轻危机的损害并更好地从危机中恢复；事后管理是危机管理的总结和提高阶段，主要的工作是在危机过后引导社会秩序回归正常，对管理过程进行评估，进行灾后重建，对管理系统进行优化和提升，使危机管理进入新一轮的良性循环。

（二）PPRR 理论在全球卫生中的应用

四阶段论是危机管理最常用的理论。其中，PPRR 理论应用较为广泛，即由预防（prevention）、准备（preparation）、响应（response）、恢复（recovery）四个阶段组成的危机管理通用模式。美国联邦应急管理局对 PPRR 理论进行了修正，将危机发展过程分为缓和阶段（mitigation）、准备阶段（preparedness）、响应阶段（response）和恢复阶段（recovery），又称 MPRR 模式。罗伯特•希斯进一步提出 4R 理论，将危机管理分为缩减（reduction）、预备（readiness）、响应（response）、恢复（recovery）四个阶段，包含缩减风险，危机事前、事中、事后所有阶段的管理。有学者在此基础上进一步提出了危机过后的学习阶段，对危机应对过程进行回顾、审查和评估，提取经验以供今后使用。

保障全球公共卫生安全，就是将危机管理思想和机制贯穿于公共卫生突发事件应急管理的预防、准备、响应、恢复各个阶段（见图 1.1）。预防阶段既是危机管理生命周期的开始，也是核心，危机管理的最高境界就是使风险消弭于无形。与危机过程中的其他阶段相比较而言，危机预防是一种既经济又简便的方法，如果能够在危机未能发生之前就及时把危机的根源消除，则可以节省大量的人力、物力和财力。但是，如何避免危机经常被管理者疏忽，甚至完全忽略，成为危机管理过程中最不受重视的一环。预防阶段应重点做好以下两个方面的工作：一是要树立危机意识，在日常管理工作中注重危机意识的培养和强化，让危机意识扎根于常态思维之中，做好防微杜渐、未雨绸缪的工作。二是要建立预警监测系统，开展危机风险评估。通过构建实时动态的监测、分析、评判、预报的预警机制，分析环境潜在的危险因素和风险，对可能引起危机事件的诱因、征兆、隐患及其危险程度进行全面的判断和识别，为组织制订危机应对计划提供重要信息。

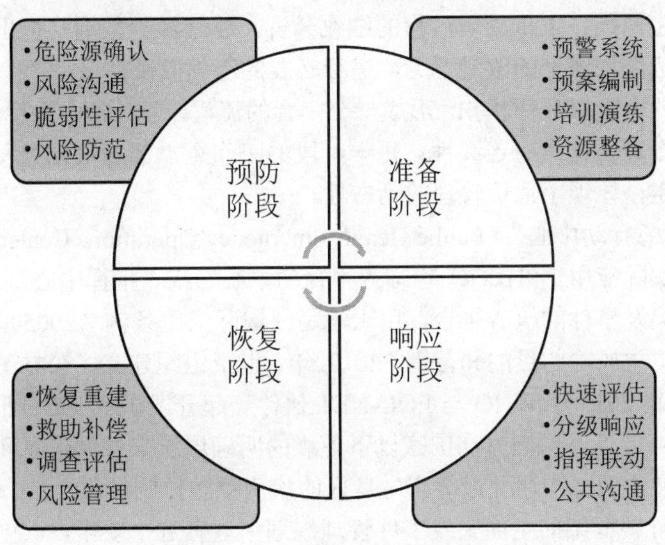

图 1.1　全周期危机管理机制

准备阶段就是在危机发生之前做好准备，建立功能完善、运转有效的公共卫生应急管理体系，方可在危机暴发的第一时间做出响应，最大限度地减少危机带来的损失。一要建立科学的危机预警体系，及时捕捉危机征兆。二要制订完善的危机应对计划，也称之为应急预案。完善的危机应对计划应当包括组织有可能面对的各种不同类别危机的系统应对方法，明确相关人员的职责和操作细则，落实责任机制。三要定期开展培训和演练。危机并不经常发生，大多数工作人员缺乏危机应对的经验，因此，有必要将危机管理教育纳入日常工作计划之中，定期开展培训和演练，增强知识、技能储备，提高应对能力。四是做好物资储备和后勤保障，实行统一调度，让危机管理无后顾之忧。五是建立畅通的信息沟通和合作网络，增进相互了解，以便危机到来时能很好地合作。

响应阶段是管理中最重要的部分。危机一旦发生，组织必须在第一时间确认危机的类型和严重程度等基本情况，通过多种渠道，获得及时、准确而必要的信息，为进一步果断决策、采取行动、抢夺先机做准备。一旦确认危机，组织就应当立即按照预先制订的危机应对计划开展工作，在危机领导小组的统一领导和指挥下，各个部门要有条不紊地开展各项应对措施，并根据实际情况灵活变通、迅速调整，将计划付诸实施，防止危机扩大或扩散，造成更大、更广泛的危害。应当特别注意以下三个要点：一是发挥领导和专家的示范作用，以身作则地进行广泛的社会动员和引导。二是与新闻媒体合作，建立公开、权威、统一的信息沟通机制，规范信息发布，打击错误信息和虚假信息，防范信息疫情造成次生灾害。三是关注公众心理恐慌和心理危机问题，开展科学、有效、快速、专业化的公众心理干预措施。

危机过后的恢复、评估和学习阶段，组织应当立足现实的危机问题，在采取有效措施弥补危机造成的损害、恢复组织形象的同时，及时开展危机评估，总结分析危机造成的影响、危机应对过程中的失当之处，提炼出成功经验，完成评估报告。此外，还需要明确危机事件发生之后组织工作的目标和政策导向。为此，组织需要很好地了解、确定和解决两个重要任务：第一，组织应以危机问题的控制为契机，配套解决一些与危机问题相关的、可能导致危机局势再度发生的各种社会问题，巩固危机管理的成果；第二，从危机中获益，即通过对危机发生原因、危机处理过程的细致分析，总结经验教训，提出组织在技术、管理、组织机构及运作程序上的改进意见，进行必要的组织改革。

危机管理的四个阶段环环相扣，形成一个闭合的流程，前一阶段为后一阶段奠定基础，各个阶段之间的管理工作具有连续性；每一阶段的工作重点都应根据突发事件在不同发展阶段的特征而制定，体现了危机管理的动态性。

“公共卫生紧急行动中心”（Public Health Emergency Operations Center，PHEOC）是对危机管理理论的实际应用。PHEOC 也称为“行动中心”或“指挥中心”，是各国建立的专门管理公共卫生突发事件的核心平台，用于满足《国际卫生条例（2005）》所规定的预防、准备和控制公共卫生风险的目的和范围。2012 年，世卫组织建立了公共卫生紧急行动中心网络（EOC-NET），2015 年 WHO 与 EOC-NET 伙伴一起开发了 PHEOC 框架。一个综合功能的 PHEOC 能够通过不同国家和国家以下各级的明确层次来协调信息和资源，从而在多部门机构之间开展协调与沟通并最终产生良好的疾病预防控制结果。

在 PHEOC 行动框架的全面突发事件管理规划中共有五个要素，其中前两个要素按照 PPRR 理论的预防阶段分割而来，其余三个要素便是完全依据 PPRR 理论的后三个阶段进行开展。要素一，风险评估，包括危害辨识、评估、程度估计和监测。如非洲国家的 PHEOC 在 2020 年年初接到世界卫生组织预警时便会尽可能根据有限的信息来评估这一新发疾病的感染力与致病力，由此划分风险等级并指定后续的防控规划与行动指南。要素二，预防和减轻，即处理发现的风险以便预防风险并采取措施减轻其影响。PHEOC 在疫情初期宣布激活和进入预警状态，主要目的在于提高全国对疫情防控的危机意识与预警意识。要素三，防范与准备，防范涉及评估能力、拟订计划、发展并维护基础设施、保持库存、设计并实施程序以及培训人员等。PHEOC 在这一阶段会制订首版的准备计划与事件行动计划，作为后续开展疫情防控的指南。PHEOC 部门职员还参与由世界卫生组织等专业机构开展的培训。要素四，应对，涉及利用防范资源、开展活动对事件做出反应和积极主动管理事件。在这一阶段，PHEOC 开展的行动主要包括形势评估、内部和外部信息沟通、调动治疗和预防资源、强化监测、接触者追踪、病例管理以及国际旅行政策调整等一系列措施。要素五，恢复，是指恢复受损的基础设施和资源、恢复常规监测活动等措施。在 PHEOC 的行动中主要包含评估应对结果和进行行动后审查。PHEOC 管理突发公共卫生事件的行动框架，充分体现了危机管理理论在公共卫生领域中的应用。

第四节　有关国家的全球卫生安全观

一、美国的全球卫生安全观

在美国的国家安全战略中，全球卫生有着突出地位。2000 年以来，美国国家安全战略文件频繁提及“全球卫生”，主要有以下角度：一是从美国核心价值和国家利益的角度看待全球卫生，认为对抗非洲等地的疾病、战争和贫穷与美国的核心价值和国家利益是统一的。通过在全球卫生领域的投入，可以改善美国的国家安全。二是从经济发展和自由贸易的角度看待全球卫生，认为对贫穷地区的全球卫生投资可以提高劳动产出从而促进经济发展，繁荣的世界经济反过来又会促进美国的国家安全。三是从社会开放和所谓“民主化”的角度看待全球卫生。美国的全球卫生安全承诺并不覆盖全球所有脆弱人群，实质上只是要确保美国的战略利益。

2019 年，美国发布《全球卫生安全战略》（以下简称 GHSS）。GHSS 确定了卫生主管部门在预防、检测和应对传染病威胁等方面可采取的行动，概述了未来的发展方向，并希望通过加强国际合作、鼓励各国提高技术能力来提高全球卫生安全能力，并在应急准备和疾病监测等领域为特定伙伴国家提供支持，从而保护美国及其合作伙伴免受传染病威胁。GHSS 设置了三项目标：① 加强伙伴国家全球卫生安全能力；② 增加对全球卫生安全能力建设的国际支持；③ 确保美国国土做好抵御全球健康威胁的准备。GHSS 认识到新型传染病对健康和经济的威胁，并指出，新型传染病的增加是出台该战略背后的驱动力。此外，GHSS 强调了建立超越个体国家边界的传染病防范与应对能力的必要性，以及在应对现有或新发生物安全威胁时采用“同一健康”方法的重要性。

二、英国的全球卫生安全观

与美国相比，在英国的国际优先事项中，全球卫生的地位并不算突出。英国外交、联邦和发展事务部将国际恐怖主义视为国家安全的最大威胁，将全球卫生视为有助于降低上述安全威胁、促进世界和平与发展的其他广泛领域之一。疾病会损害人的安全和社会发展，全球化使国家之间相互依赖的程度加深，富裕国家很容易受到贫穷国家的影响，如果发展中国家人民的安全得不到保障，那么势必会损害发达国家的安全，所以从事全球卫生工作是保护英国的国家利益。同时，英国还强调确保全球卫生安全是实现可持续发展的要求，对外宣称要应对传染病等全球性的挑战。

根据英国政府发布的《全球卫生战略：2014—2019》，其战略优先事项的前 3 项（共 5 项）都与全球卫生安全密切相关：一是加强全球卫生安全，履行《国际卫生条例》规定的责任——重点关注抗生素耐药、大型集会活动、极端事件、气候变化、生物恐怖主义、应急响应能力、新发传染病、跨境威胁以及移民和旅行健康；二是应对国际关注的疫情和事件，支持对人道主义灾难的公共卫生应对；三是建设公共卫生能力，特别是在中低收入国家。2021 年，英国外交、联邦和发展事务部发布文件——《加强卫生系统以促进全球卫生安全和全民健康覆盖》，将帮助发展中国家建设强大和有韧性的卫生系统作为全球卫生安全工作的最优先事项。

三、日本的全球卫生安全观

日本作为岛屿国家，重度依赖海外资源的进口，再加上其在二战战败后一直想通过参与国际事务来恢复其政治大国的地位，因此对全球公共卫生安全格外重视。2010 年，日本外务省发布《日本全球卫生政策 2011—2015》，并随后制定《国际卫生外交战略》（2013 年）和《国际卫生战略》（2015 年），成为最早将全球公共卫生安全议题纳入国家战略的亚洲国家。日本还依托美日同盟、“美日印澳”四方机制与 G7 峰会等合作伙伴机制，利用重要的国际磋商场合，主动设置全球卫生议程，这让日本成功地成为“全民健康覆盖”与“妇幼健康”等领域的主要倡导国家之一。另外，日本的战略方针还紧紧围绕联合国千年发展目标与可持续发展目标的规划，提出帮助伙伴国改善婴幼儿与孕产妇的卫生状况。新冠肺炎疫情全球蔓延以来，日本持续推进“全民健康覆盖”的国际性措施，同时在多个层面推动全球新冠肺炎疫情防控体系的建立，在此基础上推出外交层面的《国家安全保障战略》（2022）与卫生层面的《全球卫生战略》（2022），这些战略强化了日本与美国、欧洲、印太地区主要国家和小岛屿国家在安全保障领域的合作关系。在卫生领域，《全球卫生战略》在原有“全民健康覆盖”等领域的基础上，增加了新发再发传染病的防控，以保障日本经济和社会发展的可持续性以及全球稳定。

从日本全球卫生战略定位和目标设想来看，日本一方面希望从软实力出发，借助多种重要的国际场合，积极主导议题设置，依托“人的安全”这一外交支柱，强调传染病、全民健康覆盖与妇幼健康等影响安全的卫生领域，通过上述话语体系彰显日本的所谓“全球责任”，获取在全球卫生领域的影响力。另一方面，日本从经济援助等硬实力着手，利用卫生健康领域的官方发展援助，分享自身发展经验以及与发展中国家的合作经验，积极推动发展中国家的公共卫生体系改革，同时也促进日本的经济利益团体不断向全球卫生领域的扩张。

参考文献

[1] UNITED NATIONS DEVELOPMENT PROGRAMME. Human Development Report 1994: New Dimensions of Human Security[EB/OL]. [2023-08-19]. http://www.hdr.undp.org/en/content/human-development-report-1994.

[2] WORLD HEALTH ORGANIZATION. The world health report 2007—a safer future: global public health security in the 21st century[R/OL]. [2023-08-19]. https://www.who.int/publications/i/item/9789241563444.

[3] JONES K, PATEL N, LEVY M, et al. Global trends in emerging infectious diseases[J]. Nature, 2008, 451: 990–993.

[4] CHIU YW, WENG YH, SU YY, et al. The nature of international health security[J]. Asia pacific journal of clinic nutrients, 2009, 18(4):679-683.

[5] 世界卫生组织．世卫组织总干事在 2021 年圣彼得堡国际经济论坛上的主旨发言[EB/OL]．[2021-06-04]．https://www.who.int/zh/director-general/speeches/detail/who-director-general-s-keynote-speech-at-the-st-petersburg-international-economic-forum-21．

[6] 世界卫生组织．大流行性流感防范框架[EB/OL]．[2021-05-05]．https://apps.who.int/gb/ebwha/pdf_files/WHA64/A64_8-ch.pdf．

[7] UKFCDO. Health systems strengthening for global health security and universal health coverage: FCDO position paper[R/OL]. [2023-08-19]. https://www.gov.uk/government/publications/health-systems-strengthening-for-global-health-security-and-universal-health-coverage.

[8] PUBLIC HEALTH ENGLAND. Global health strategy: 2014 to 2019[R/OL]. [2023-08-19]. https://www.gov.uk/government/publications/global-health-strategy.

[9] FELDBAUM H, PATEL P, SONDORP E, et al. Global health and national security: the need for critical engagement [J]. Medicine conflict & survive, 2006, 22(3):192-198.

[10] 徐彤武．当代全球卫生安全与中国的对策[J]．中国社会科学文摘，2017（11）：154-155．

[11] 蔡毅，徐彤武，祝捷，等．全球健康视角下的公共卫生安全治理[M]．北京：社会科学文献出版社，2021．

[12] 陈坤．公共卫生安全[M]．杭州：浙江大学出版社，2007．

[13] RUSHTON S, YOUDE J. Routledge Handbook of Global Health Security[M]. 1st ed. London: Routledge, 2014.

[14] 汤蓓．安全化与国家对国际合作形式的选择：以美国以艾滋病问题上的对外政策为例（1999—2008）[D]．上海：复旦大学，2009．

[15] HINDMARCH S. Securing Health: HIV and the Limits of Securitization[M]. 1st ed. London: Routledge, 2016.

[16] 晋继勇．全球公共卫生问题安全化的路径分析[J]．武汉大学学报（哲学社会科学版），2009，62（2）：225-229．

[17] 朱宁．安全与非安全化：哥本哈根学派安全研究[J]．世界经济与政治，2003（10）：21-26．

[18] ELBE S. Should health professionals play the global health security card?[J]. Lancet, 2011, 378(9787): 220-221.

[19] RUSHTON S. Global Health Security: Security for whom? Security from what?[J]. Political Studies, 2011, 59(4): 779-796.

[20] 潘玥，肖琴．人类卫生健康共同体与全球公共卫生“安全化”问题：以美国对中国防疫物资“安全化”为例[J]．国际关系研究，2021（3）：78-93．

[21] 员欣依．从“安全困境”走向安全与生存：约翰·赫兹“安全困境”理论阐释[J]．国际政治研究，2015，36（2）：101-117．

[22] 袁正清．从安全困境到安全共同体：建构主义的解析[J]．欧洲研究，2003，21（4）：38-50．

[23] 郑长忠．全球公共卫生安全与人类命运共同体构建[J]．当代世界，2020（7）：28-33．

[24] 王云屏，樊晓丹，何其为．人类卫生健康共同体：理论阐释与实现路径[J]．中国

农村卫生事业管理，2021，41（6）：382-386．DOI:10.19955/j.cnki.1005-5916.2021.06.001．

[25] 刘培龙．全球健康教程[M]．北京：北京大学医学出版社，2021．

[26] HEYMANN DL, CHEN L, TAKEMI K, et al. Global health security: the wider lessons from the west African Ebola virus disease epidemic[J]. Lancet, 2015, 385(9980): 1884-1901.

[27] INDEPENDENT PANEL FOR PANDEMIC PREPAREDNESS AND RESPONSE. COVID-19: make it the last pandemic[EB/OL]. [2021-05-12]. https://theindependentpanel.org/mainreport/.

[28] 薛澜，张强，等．危机管理[M]．北京：清华大学出版社，2003．

[29] 吴群红，杨维中．卫生应急管理[M]．北京：人民卫生出版社，2013．

思考题

1．全球公共卫生安全的发展历程和概念是什么？

2．各国全球卫生安全观有什么异同？

3．“总体国家安全观”包含哪些内容？

4．什么是“人类卫生健康共同体”？请从卫生安全的角度解释其含义。

公共卫生安全的决定因素

作为健康和福祉目标的组成部分之一，公共卫生安全受到多种健康和福祉决定因素的影响。世界卫生组织的“健康的社会决定因素概念框架”提供了一个理解健康和福祉决定因素的基础性框架。影响人类健康的因素，除了人们熟知的直接致病因素，社会经济、环境以及政治等宏观因素也起着至关重要的作用。健康的社会决定因素是指人们出生、成长、工作、生活、衰老的环境，如社会地位、经济状况和邻里资源等，广义上还包括塑造这些日常生活条件的力量和系统。关于健康社会决定因素的研究是对疾病诱因的追溯，不仅要对引起疾病的直接因素多加关注，更要对全生命周期引发疾病的社会和经济环境等进行探讨。从该框架可以看出，结构性驱动因素和社会等级共同影响了健康和福祉的公平分配，它们与日常生活环境（特别是社区因素）相互作用，导致了健康的不公平和不安全。

基于健康的社会决定因素框架，本章特别将结构性驱动因素当中的跨国因素单独列为一个视角（见图 2.1），从国际政治环境、全球治理体系、全球/国际政策、跨国媒体四个方面分别与原框架中的社会经济和政治环境、治理、政策以及文化、社会规范、价值观相互对应和深层作用，共同解释了导致全球卫生不安全的原因，重点将围绕日常生活环境、社会等级和跨国因素三个方面探讨影响卫生安全的决定因素，全球治理体系和卫生服务体系详见本书第四章至第六章。通过深入研究这些因素，可以更好地理解全球卫生安全问题的本质，并为相应的政策完善和优化提供思路。

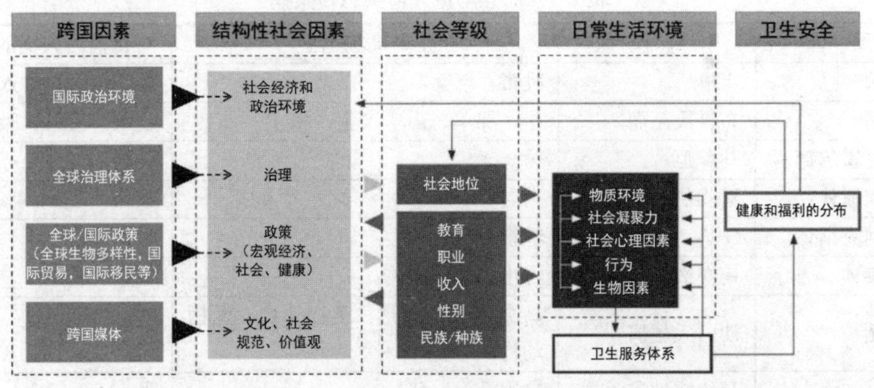

图 2.1　全球卫生视角下健康的社会决定因素对公共卫生安全的影响

第一节　影响公共卫生安全的日常生活环境因素

一、生物因素

自然界是一个以生物体为主的有机界与无机界构成的整体，生物体包括人类、动植物、寄生虫、微生物等。生物体之间通过食物链的方式进行能量传递和物质转移，以保证生态系统的完整性和生态平衡。影响卫生安全的生物学因素包括病原微生物、遗传、生长发育、衰老、个人生物学特征等。20 世纪初，人们称引起传染病和感染性疾病的病原微生物为生物性致病因素。随着对疾病认识的不断加深和宿主遗传学的发展，许多传染病的发生亦包含一定的生物遗传因素。

人畜共患病与卫生安全存在密切的关系。人畜共患病的发生增加了传染病在人类和动物之间传播的风险，通过与感染动物接触或从动物身上接触感染源，人类会被感染，并成为传播疾病的源头。这可能导致疾病在人类群体中传播，危害公众的健康和卫生安全。此外，人畜共患病也会对养殖业和食品安全产生重要影响。某些动物疾病可以通过食物链传播给人类，从而引发食源性感染。人畜共患病也可能导致交叉感染和抗药性问题。当人类和动物共享环境、抗生素和其他药物时，病原体可以在不同的宿主之间传播，并在不同的环境中获得耐药性，从而增加了抗微生物药物耐药性的传播风险，对公众和动物的卫生安全带来挑战。

近年来，全球因人畜共患病引发的卫生安全事件频繁发生，给卫生安全和社会经济发展带来了巨大挑战。据估计，全球约有 60%的人类传染病是人畜共患病，其传播链极其复杂，可能引发重大的传染性疾病流行，直接威胁人类的生命安全。人畜共患疾病包括由病毒、细菌、衣原体、立克次体、支原体、螺旋体、真菌、原虫和蠕虫等病原体引起的各种疾病（见表 2.1）。这些疾病不仅对畜牧业的安全生产构成威胁，而且是引发卫生安全事件的主要因素之一。研究表明，在全球已确认的 250 多种人与动物共患传染病和寄生性动物病中，有近一半以上可以感染人类。

表 2.1　部分常见人畜共患传染病

病　原　体	引 起 疾 病	主要动物宿主	传播给人类的途径
炭疽杆菌	炭疽	牲畜	皮肤接触、食入、吸入
布鲁氏菌	布鲁氏菌病	牛、绵羊、山羊、狗、猪	食入、接触、吸入
鼻疽伯克霍尔德菌	马鼻疽	马	接触
鹦鹉热衣原体	鹦鹉热	鸟类	吸入
贝纳氏柯克斯体	Q 热	牲畜	吸入、食入
钩端螺旋体	钩端螺旋体病	野生和家养动物	接触、食入
沙门氏菌	沙门氏菌病	鸟类、哺乳动物、爬行动物、两栖动物	食入
甲型流感病毒	高致病性禽流感	野生鸟类、猪	吸入

续表

病　原　体	引　起　疾　病	主要动物宿主	传播给人类的途径
狂犬病毒	狂犬病	狗、野生食肉动物、蝙蝠	接触
朊病毒	牛海绵状脑病	牛	食入
刚地弓形虫	弓形虫病	猫科动物	食入
旋毛虫属	旋毛虫病	猪、啮齿动物、野生食肉动物	食入

二、行为因素

饮食行为与食源性疾病有重要关系，影响卫生安全。世界卫生组织将食源性疾病定义为：“凡是通过摄食而进入人体的病原体使人体患感染性或中毒性的疾病。”定义中提到的病原体包括微生物（细菌、病毒、真菌、衣原体、立克次氏体）及寄生虫等。如果在动物饲养和后续加工过程中生物安全和食品安全处理措施不当，将可能导致病原体通过动物源食品原料传播到人群中，产生一系列食源性疾病。不洁饮食是导致肠道传染病出现的重要因素，例如，霍乱、细菌性痢疾、伤寒和副伤寒、感染性腹泻、甲型肝炎、军团菌病、布鲁氏菌病等。很多国家的饮食文化是多元的，对自然界的多种肉类都有涉猎；同时，也有一些族群禁食个别肉类。牛肉和猪肉是很多国家日常生活中常见的肉类食品，牛和猪经过了漫长的驯化过程，而在这个过程中，无论是牲畜还是人类，都曾受到过人类饮食对象所产生病毒的侵袭。牛海绵状脑病（“疯牛病”）是牛群中的朊病毒病，与人类中的变异型克雅氏病有关。食用含有特定风险物质的牛肉产品，如脑组织等是朊病毒向人类传播的最可能途径。一些国家和地区还有生食水产食品的行为习惯，如醉虾、醉蟹、生鱼等。甲肝病毒可导致长期肝病，主要通过生的或未煮熟的海产品或受污染的农产品原料进行传播。被感染的食品处理者往往是食品污染的源头。一些寄生虫，如鱼源性吸虫，只通过食物传播。另有一些寄生虫，如棘球绦虫属或猪带绦虫等绦虫可通过食物或与动物直接接触感染人类。还有一些寄生虫，如蛔虫、隐孢子虫、阿米巴或贾第鞭毛虫经由水或土壤进入食物链后可污染新鲜的农产品（见图 2.2）。除了常见可食用动物引起的疾病，新几内亚的福雷部落还曾因吃人肉导致了致命疾病——库鲁病的传播。现代人追求鲜美饮食、养生、保健、猎奇的心理作用，使得相当一部分人喜食新鲜宰杀畜禽，从而导致病菌的感染和传播。

不良的个人卫生习惯，如不经常洗手、不遮嘴咳嗽等行为，会增加传染病的传播风险。细菌、病毒和其他病原体可以通过接触污染物、飞沫传播等途径传播，不良的个人卫生习惯可能成为传播途径之一。随着社会经济的快速发展，人们对个人卫生的重视程度明显提高。然而，个人卫生习惯的养成并没有完全扩展到公共卫生领域。尽管人们在个人层面上注重洗手、保持清洁，但在公共场所和社区中，仍存在一些不良的卫生习惯，这可能增加传染病等疾病的传播风险。例如，不正确处理和储存食物、不洁净的餐具和厨房环境，以及不遵守食品安全标准，可能导致食物中毒或食源性疾病。细菌、寄生虫、病毒等病原体可以通过不洁净的食物传播，不良的卫生习惯会增加食品中毒和食源性疾病的发生率。此外，不正确处理废弃物、乱倒垃圾、随地吐痰等，会破坏环境卫生，增加病原体的滋生和传播，对周围人群的健康构成威胁。

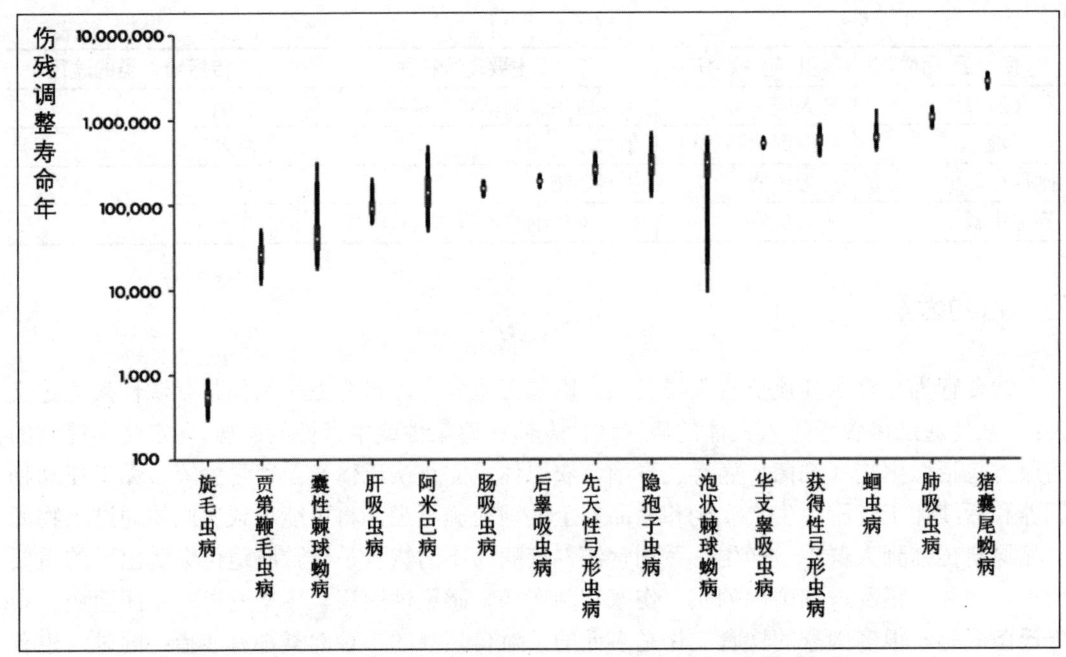

图 2.2 全球食源性寄生虫病疾病负担（来源：世界卫生组织，2015 年）

不安全性行为也对卫生安全有着重大的影响，如无保护的性行为、多性伴侣等行为会增加性传播疾病的传播风险，如艾滋病、性病等，不仅对个人造成健康威胁，还可能在社区中传播疾病。截至 2020 年，全球至少有 3.74 亿人感染了衣原体、淋病、梅毒和滴虫病中的一种性传播疾病，其中衣原体感染人数为 1.29 亿，淋病感染人数为 8200 万，梅毒感染人数为 710 万，滴虫病感染人数为 1.56 亿。2016 年，超过 4.9 亿人感染了生殖器疱疹病毒，约有 3 亿女性感染人乳头瘤病毒，而人乳头瘤病毒感染是宫颈癌的主要致病因素。在全球范围内，不安全性行为是导致艾滋病传播的主要原因，而危险性行为的增加也导致性病，如梅毒和淋病的感染率上升。数据显示，在撒哈拉以南的非洲地区，育龄女性使用安全套的比例仅为 1%，不安全性行为几乎成为艾滋病在该地区女性中传播的主要途径。此外，同性性行为人群中 HIV 感染者近年来也持续增加。

三、物质环境

安全饮用水和卫生厕所对人类健康和福祉至关重要。饮用不安全的水会通过腹泻等疾病损害健康，未经处理的排泄物会污染地下水，也会污染用于饮用、灌溉、洗澡和家庭用途的地表水。水的化学污染仍然在威胁健康，无论是天然来源的砷和氟化物，还是人为的硝酸盐污染。安全和充分的饮用水、环境卫生和个人卫生，在预防沙眼、土源性蠕虫和血吸虫病等多种被忽视的热带病方面发挥着关键作用。在千年发展目标期间，由于水、环境卫生和个人卫生项目不足而导致的腹泻死亡人数减少了一半，其中供水和卫生设施方面的重大进展发挥了关键作用。有证据表明，提高安全管理的饮用水或卫生厕所的服务水平，可以通过减少腹泻病死亡来显著改善健康。

开放式厕所对地下水的影响日益受到国际社会的关注。由于很多地区，尤其是发展中国家的厕所系统尚不完善，导致人类排泄物未经处理便流入河流、湖泊和土壤中，污染水资源，进而影响人类健康或导致生态灾难。世界卫生组织《2000—2022 年家庭饮用水、环境卫生和个人卫生进展情况》报告指出，尽管 2015—2022 年，全球能获得安全管理的饮用水的家庭比例从 69%增加到了 73%，能获得卫生厕所的家庭比例从 49%增加到了 57%，但全球仍然大约有 22 亿人（四分之一的人口）家中仍然缺乏安全管理的饮用水，34 亿人（五分之二的人口）没有安全管理的卫生厕所。大约 20 亿人（四分之一的人口）不能在家里用肥皂和水洗手。腹泻依然是一大杀手，但它在很大程度上可以预防。提供更好的饮用水、卫生厕所可以防止每年 29.7 万 5 岁以下儿童死亡。露天排便通常导致疾病和贫穷的恶性循环持续。露天排便现象最为普遍的几个国家，也是 5 岁以下儿童死亡人数、营养不良、贫穷以及贫富差距情况最糟糕的国家。要实现到 2030 年普遍获得安全饮用水和卫生厕所的可持续发展目标，需要将目前安全饮用水方面的进展速度提高至 6 倍，卫生厕所方面的进展速度提高至 5 倍（见图 2.3）。

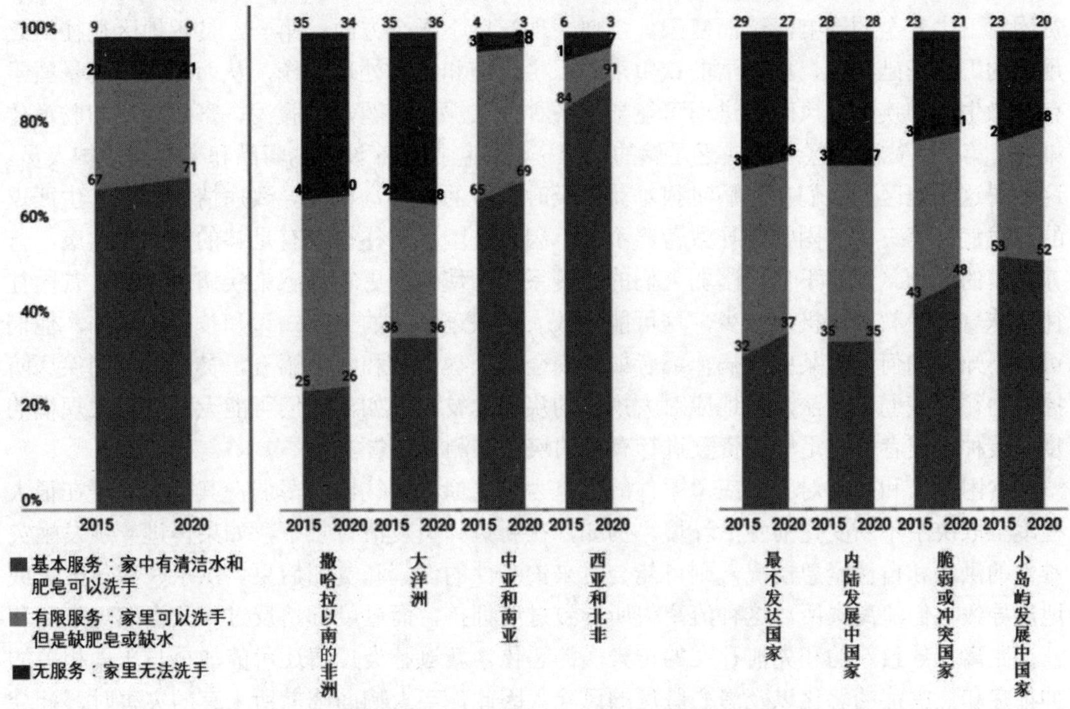

图 2.3　全球不同区域基本清洁服务可及性（来源：WHO/UNICEF）

环境中的空气质量差会对人体健康产生负面影响，污染物质如挥发性有机化合物、甲醛、颗粒物、霉菌等，都可能导致过敏反应、哮喘、呼吸道疾病、头痛、疲劳等健康问题。此外，室内空气质量差、通风不良的环境容易导致细菌和病毒滋生、传播，如空气中悬浮的病毒颗粒可能通过空调系统传播，增加感染呼吸道传染病的风险。许多常见的室内污染源包括燃煤、烟草烟雾、家具、地毯、清洁剂、油漆、建筑材料等会释放出有害化学物质，对空气质量产生负面影响，从而威胁到健康。劳动场所的不良环境可能导致职业病、工伤以及健康问题的发生。例如，长期暴露于有害化学物质、噪声、震动、高温或低温等环境中，会增加患职业病的风险，如呼吸道疾病、皮肤病、听力损失等。劳动场所环境中的有害气体、颗粒物、挥发性有机物等污染物质可能对呼吸道和身体健康产生负面影响。不安全的设备和工具、缺乏必要的防护措施会导致工作场所事故和工伤的发生。此外，照明不足可能导致眼睛疲劳、视觉障碍和事故发生，且过高的噪声水平对员工的听力健康和工作效率有负面影响。

第二节　影响公共卫生安全的社会等级因素

一、经济收入

根据世界银行 2017 年的标准，如果一个人每天能够负担的花费低于 2.15 美元，那么这个人将被定义为极端贫困，据此估计 2019 年全世界有 6480 万人生活在极端贫困当中。贫困对卫生安全的影响深远而复杂，主要表现在以下五个方面：第一，贫困地区往往缺乏足够的卫生基础设施，如清洁的饮用水、卫生设施和废物处理系统，从而增加人们暴露于有害微生物和疾病的风险，进而可能导致各种公共卫生问题，如腹泻、寄生虫病和肠道传染病。第二，贫困地区通常缺乏足够的医疗资源，包括医疗设备、药品和专业的医护人员。这使得这些地区的人们在生病时很难获得及时有效的治疗，可能导致病情加重或产生严重的并发症。第三，贫困常常导致营养不良，因为贫困人口往往没有足够的钱购买健康、营养丰富的食物。营养不良会削弱人们的免疫系统，使他们更容易感染疾病。第四，贫困往往意味着接受教育的机会较少，这可能导致人们缺乏必要的卫生知识和技能。例如，他们可能不知道如何预防某些疾病，或者如何安全地处理食物和水。第五，贫困地区的疾病防控能力往往较弱，无法有效地应对大规模的疾病暴发。例如，他们可能无法进行大规模的疫苗接种，或者没有足够的资金进行有效的疾病监测和报告。

贫困个人和社区对卫生应急事件的抵抗力和复原力往往比较薄弱，其健康水平在很大程度上取决于不断变化的生活环境。例如，在新冠肺炎疫情背景下，如果再进一步发生灾难性的洪水和自然紧急情况，则可能会带来灾难性的健康和贫困后果。洪水、森林火灾或地震导致人们流离失所。这种流离失所导致过度拥挤，而过度拥挤反过来又会缩短生活和社交距离，导致新的和先前存在的传染病的恶化。新冠肺炎疫情还可能加重与压力相关的抑郁症和焦虑症的恶化以及患心脏病的风险。因此，当人们面临前所未有的灾害时，社会中最脆弱的群体可能遭受最沉重的疾病和残疾负担，这不仅是因为他们获得医疗护理服务的机会有限，也是因为穷人应对紧急情况的卫生资源很少。

体现经济收入对卫生安全影响方面的一个典型案例是被忽视的热带病（Neglected Tropical Diseases，NTDs），被忽视的热带病是一种古老的致贫疾病，给全世界十多亿人带来极具破坏力的人力、社会和经济负担，主要集中在热带和亚热带地区最脆弱、最贫困的人群中。被忽视的热带病每年给发展中国家造成相当于数十亿美元的直接健康成本、生产力损失以及社会经济和教育成就下降。被忽视的热带病也给患者及其家庭带来了相当大的经济压力。尽管用于被忽视的热带病的资源往往与巨大的需求不相称，但被忽视的热带病的干预措施仍然是全球公共卫生中最佳干预措施之一。在发展中国家，需求较弱，缺乏动力来开发适合本国疾病负担和情况的新型或调整后的干预措施。这一经济现实带来了创新周期中的重要差距：或是干脆不存在这样的产品，或是即使存在，全球也常常只有不合比例的少量努力来使其更加有效、更能为贫困群体所负担得起。特别是在绝大多数最不发达的发展中国家，创新周期运行不佳甚至根本不运行，给卫生安全带来很大隐患。

二、种族歧视

在历史上，族裔常常与“种族”的概念联系在一起，但它们并不是一回事。是的，世界人口可以根据特定的遗传信息分为不同的群体，这些遗传信息会影响头发、眼睛颜色和皮肤等元素，但事实证明，这些特征与评估对疾病的真实易感性没有太大关系。一方面，种族的分析用途是有限的。另一方面，族裔是一个复杂得多的概念，涉及社会、文化、宗教和历史差异。它是共同的传统和共同的社会结构的结果，具有特定的习俗和特定的认同感。更重要的是，种族是一种主观评价。在一个有自己行为方式、思维方式和生活方式的群体中，自我认同对于决定个体的类别至关重要。还有必要注意“祖先”与“种族”概念的区别：“祖先”是指家庭背景和出身，“种族”是关于行为以及特质如何影响其所属群体的日常行为和选择。

种族健康不平等是不容忽视的社会事实。例如在巴西，非洲裔巴西人的婴儿死亡率比白人高近 70%；在新加坡，印度裔的糖尿病患病率是当地华裔的两倍；在加拿大，土著人口的总体死亡率比非土著人口高 50%以上。这些数据曾引起了学界广泛而激烈的讨论，并影响到生物医学对疾病的测量、观察和分析路径，也涉及公共卫生政策等方面。例如，如果将种族的健康分层视为一个生物基础，那么将种族或族群视为一个单独的变量则成为研究的起点与预设。

联合国人口基金 2023 年 7 月的报告指出，美洲各地的卫生系统中存在着系统性的种族主义和性别歧视，导致非洲裔孕妇普遍受到虐待和忽视。在美洲各地，非洲裔女性在分娩过程中的死亡率更高，这种情况通常被归咎于她们个人的原因，例如，未能及时就医、不良生活习惯或遗传倾向等。但是，联合国人口基金发布的最新报告断然驳斥了这种错误观念，并指出普遍存在于美洲卫生部门中的系统性和历史性的种族主义痼疾。报告指出，从医学教育到政策制定和医疗服务的提供，非洲裔女性一直受到系统性的忽视和虐待。她们在接受医疗保健时遭到各种虐待，包括言语和身体虐待、无法获得高质量的护理以及止痛服务。因此，她们在怀孕期间面临着并发症的增加和治疗的延误，这些往往导致了她们的死亡。据估计，美洲有 2.09 亿非洲裔人口。数据显示，孕、产妇死亡率的差异在世界上最富裕的国家最为严重：在美国，黑人女性在分娩时或分娩后六周内死亡的概率是白人女性的 3 倍。在苏里南，这一差距是 2.5 倍，在巴西和哥伦比亚，则是 1.6 倍。报告还发现，较高的收入和教育程度也无法保护非洲裔女性。在美国，非洲裔美国大学毕业生的孕、产妇死亡率是高中以下文凭的白人女性的 1.6 倍。

全球新冠肺炎疫情的暴发导致关于病毒在脆弱人群中影响的讨论越来越多。老年人、幼儿、患有慢性疾病或精神疾病的人、残疾人、孕妇、免疫力低下的人以及收容机构收容的人或无家可归者被认为最容易死亡和丧失生活质量。此外，易受并发症困扰的人群还包括所谓低社会阶层人群，如可能遭受任何形式的虐待、住房不稳定、药物滥用、食物不安全以及获得医疗保健机会有限的人群。由于结构性种族主义、种族隔离、歧视和边缘化，许多种族和少数族裔群体经常容易受到伤害。脆弱人群、社会风险群体和种族/族裔少数群体之间发生的卫生不平等现象屡见不鲜。一些发达国家尽管富裕，但种族和少数族裔（例如，黑人、美洲原住民和非白人西班牙裔人）以及生活在城市的人，往往缺乏社会权力、特权和影响力，一直面临获得优质医疗服务的挑战，而即便获得了医疗服务，也难免遭污名和歧视。一些研究指出，在种族和少数族裔群体中，黑人承担的心血管疾病风险因素负担过重，死亡率高于任何其他种族群体。

三、性别平等

生理性别因素对男女应对流行性传染病的影响存在不同。男性和女性的基础性差异在各个生理性层级上都存在。这些生理性的影响很复杂，依据传染源的不同可能会对男性、女性带来不同的影响。女性在怀孕和哺乳期间的重要变化也会影响传染性疾病的作用过程。一些疾病在女性怀孕期间会特别严重，而另一些则会影响到未出生的孩子。此外，相对未怀孕女性，疫苗和其他药物治疗会对孕妇产生不同影响，或可能对胎儿和哺乳期婴儿产生不利影响。

社会性别因素对男女应对流行性传染病也会造成不同的影响。社会性别既会影响人们暴露于传染源中的特征，也会影响传染性疾病的治疗。例如，社会性别角色会影响男性和女性的时间分配、接触传染源的特征，也会影响其暴露于传染源中的频度和强度。对于已经被感染的人来说，关于治疗方案对不同性别适用性的知识积累会影响病程和治疗结果，男性和女性所适用的治疗方案因此可能存在差异。一些临床试验对象往往只包括男性，即便试验对象同时包括男性和女性时，也很少依据性别对试验结果进行划分。关于治疗方案怎样与女性生育周期相关联的研究也很缺乏。基于道德束缚和经济条件的限制，孕期女性常被排除在临床试验外，这阻碍了为孕期女性提供更有针对性的治疗方案的进程。

在许多社会中，男性比女性更多地待在家外。因此，男性更容易感染由公共空间的传染源所传播的疾病，而女性更容易感染由家庭内的传染源所传播的疾病。男女在照顾病人方面的责任是不同的：在很多国家，女性无论在医疗保健机构中还是在家中都更可能承担照料病人的工作，在这种岗位上，女性比男性更容易与传染源接触，对于近距离接触可传染的疾病而言，这一点产生的影响非常显著。此外，男性和女性在寻求医疗服务方面存在重要差异。例如，相关研究者在印度开展的随访观察发现，患腹泻的男孩比女孩有更多机会服用口服补充液，更有可能接受专业医护治疗。在一些国家，成年女性比男性因面对更多经济和社会障碍而无法获得必要的医疗服务。在应对传染病流行时，应对孕期和哺乳期女性给予特殊关注，产房等生产环境需要更加细心的关照；若传染疾病的常规治疗与女性妊娠过程相冲突，或传染病治疗对孕妇影响不明确，有必要设计一套替代性方案；分性别的数据统计和分析，特别是根据不同妊娠状况和胎龄开展的数据统计和分析至关重要，尤其是在不明传染病暴发时期，同时应对感染的孕期女性进行后续研究，防止其他疾病的发生。

第三节　影响公共卫生安全的跨国结构性驱动因素

一、国际政治环境

疾病大流行与武装冲突之间存在关联：一方面，与战争相关的情况可能会加剧疾病的蔓延；另一方面，病原体可能会作为生化战的工具和手段，人为制造疾病大流行。

战争和流行病有着悠久而密切的历史，至少可以追溯到公元前 5 世纪雅典大瘟疫的记载。一个世纪前，流感病毒在全球传播，第一次世界大战接近尾声时，军队和平民的大规模流动加速了病毒的传播。在冲突地区，战争重创了普通平民和流离失所者的生活环境，这主要体现在生态环境的恶化和疫苗接种机会的减少。人口的大规模流动、公共空间拥挤、无法获得干净的水、严重的卫生情况、缺乏住所和营养不良都是导致传染病发病率增加的因素。战争爆发时，医疗机构都在超负荷运转，人力和物质资源供不应求，进一步恶化了传染病的治疗环境。战争导致医生牺牲或减少，以及患者和医护人员面临身体和心理健康状况不佳的问题。由于时间和精力有限，医院只能集中救治那些生命垂危的患者。因此，传染病患者并不是优先接受治疗的人群，很多疫苗接种计划也都被迫暂停，这为公共卫生埋下隐患。同时，在医疗保健基础设施方面，战争遭到的破坏以及工作人员的减少使得跟踪和控制某些传染病困难重重，导致报告的传染病患病率监测数据被低估，疾病传播的风险进一步提高。

此外，病原体其实也是一种古老的生物武器。一些军事冒险家也企图人为制造传染病流行来征服对方，例如，1346 年鞑靼人在黑海港口克法（今费奥多西亚）投放鼠疫病人尸体制造流行鼠疫；再如，1763 年英国驻北美殖民军司令将天花病人使用的手帕和毛毯送给印第安人领袖，制造印第安人天花疫情流行。英国 1939 年开始研究攻击性生物武器，1941—1942 年在苏格兰西北的格林亚德荒岛进行了利用化学航空炸弹弹体装填炭疽杆菌芽孢的威力试验，直到 20 世纪 60 年代该岛仍有污染。日本是最早发动现代意义上生物战的国家。根据统计，在第二次世界大战的中国战场上，日本对中国的抗日军民实施了数十次细菌战。朝鲜战争中，美军在朝鲜和中国东北地区使用生物武器近 3000 次。使用方式主要是用飞机撒布带菌昆虫、动物及其他杂物，还进行若干次生物战气溶胶攻击。1925 年《日内瓦议定书》已经明确了新的国际法准则。自 1925 年以来发生的数百场武装冲突中，该议定书基本得到遵守。一些众所周知的高调违反国际人道法的行为引发了广泛的国际谴责，还就一些案例提起了刑事诉讼。1972 年公约通常被称作《生物武器公约》或《生物及有毒武器公约》，该公约向着彻底消除生物武器迈出了重要一步。由于 1925 年议定书已经禁止使用这类武器，该公约进一步禁止发展、生产、储存、取得、保有和转让这类武器（包括其发射系统）并要求销毁它们。公约还要求每个国家制定国内立法来巩固公约禁令。公约所有签署国定期召开审议大会，监督公约条款的遵守情况并采纳建议来促进公约的实施和效力。随着时代的发展，《禁止生物武器公约》的内涵也在深刻演变。特别是合成生物学、基因编辑等新兴生物技术的飞速发展，对各国经济、社会发展带来的红利日益突出，前所未有地增进了全人类的福祉。但与此同时，生物技术被误用和滥用，甚至被武器化或用于发动恐怖袭击，也已成为不容回避的全球性挑战。

二、国际移民和难民

1951 年，《关于难民地位的公约》为难民的健康权利提供了国际法的保障。“移民”一词目前并没有普遍认可的定义。然而，联合国经济和社会事务部将国际移民定义为“改变其常住国的任何人”，这一定义包括正在或已经跨越国际边界的人，无论其法律地位如何、在国外停留的时间长短以及移民的原因如何。移民可能会被授予移民身份，这限制了他们享受卫生保健的权利和机会。然而，根据《2030 年可持续发展议程》，特别是可持续发展目标，国际法保障普遍获得医疗服务。尽管受不同法律框架的管辖，难民和移民有权享有与其他人相同的普遍人权和基本自由。难民和移民有各种不同的身心健康需求，这是由他们在来源国的经历、移徙旅程、东道国的入境和融入政策以及生活和工作条件决定的。这些经历会增加难民和移民面对传染病的脆弱性。

据世界卫生组织统计，2022 年全球有超过 10 亿人在流动，约占全球人口的八分之一。其中，2.81 亿人是国际移民，8400 万人被迫流离失所（4800 万人是境内流离失所者，2660 万人是难民，440 万人是寻求庇护者）。在被迫流离失所者中，3500 万是儿童，其中 100 万自出生便过着难民生活。由于贫穷、缺乏安全、无法获得基本服务、冲突、环境退化和灾害，预计流动人口的数量将会增加。移徙可以改善或削弱个人的健康状况。由于各种障碍，包括语言和文化差异、体制歧视和限制使用卫生服务，难民和移民在过境国和目的地国往往面临更糟糕的健康状况。社会、政治和经济排斥会导致贫穷、无家可归和剥削，从而增加患传染性疾病的风险。根据联合国难民署的统计，2022 年，难民出逃人数最多的国家为：1．阿拉伯叙利亚共和国，2．乌克兰，3．阿富汗，4．南苏丹，5．缅甸（见图 2.4）；而收容难民人数最多的国家是：1．土耳其，2．伊朗，3．德国，4．巴基斯坦，5．乌干达。自 1970 年以来，美国一直是国际移民的主要目的地国，德国是第二大目的地国。

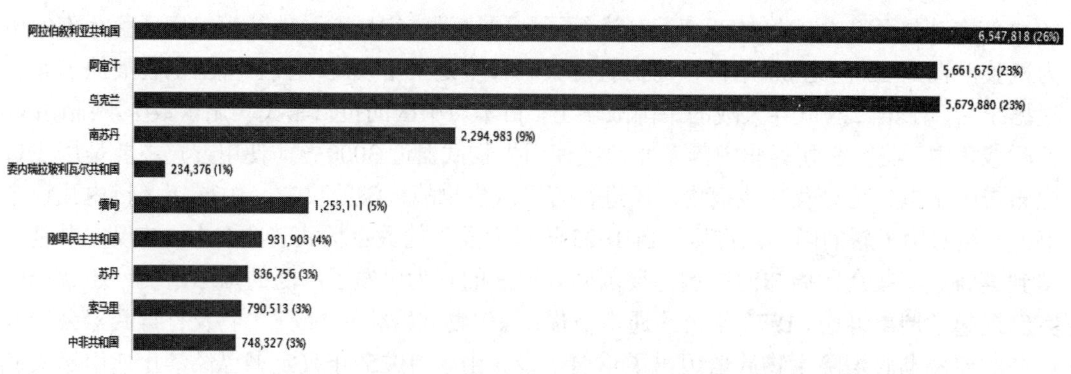

图 2.4　2022 年国际难民人数及来源国（数据来源：联合国难民署）

国际难民和移民是一个多样化的群体，有各种各样的健康需求，可能与东道国人口的需求不同。难民和移民往往来自受战争、冲突、自然灾害、环境退化或经济危机影响的地区。他们长途跋涉，疲惫不堪，无法获得足够的食物和水、卫生设施和其他基本服务，这增加了他们感染传染病，特别是麻疹以及食源性和水源性疾病的风险。由于移徙经历、限制性入境和融入政策以及排斥，他们还可能面临意外伤害、体温过低、烧伤、意外怀孕和分娩并发症以及各种非传染性疾病的风险。难民和移民到达目的地国时可能患有未得到控制或未得到充分控制的非传染性疾病，因为他们在旅途中没有得到护理。产妇护理通常是女性难民和移民与卫生系统的第一接触点。难民和移民也可能因为经历创伤或压力而面临心理健康状况不佳的风险，他们中的许多人感到焦虑和悲伤、绝望、睡眠困难、疲劳、易怒、愤怒或疼痛，但对大多数人来说，这些痛苦的症状会随着时间的推移而改善，他们可能比东道国人口面临更大的风险，如抑郁、焦虑和创伤后应激障碍（PTSD）。难民和移民的健康也与健康的社会决定因素密切相关，如就业、收入、教育和住房等。

难民和移民往往面临更多的卫生服务的利用障碍。难民和移民仍然是社会中最脆弱的成员，经常面临仇外心理、歧视、不合标准的生活、住房和工作条件以及主流卫生服务不足或受到限制。移民特别是身份不确定的移民，往往被排除在国家健康促进、疾病预防、治疗和护理规划之外，也无法获得健康方面的财政支持。他们还可能面临高昂的医疗费用、较低的卫生知识水平、卫生服务提供者缺乏文化能力、缺乏翻译服务以及遭受羞辱等问题。妇女和女童可能难以获得在性暴力和基于性别的暴力方面的保护和应对服务。难民和移徙儿童，特别是无人陪伴的未成年人，更有可能经历创伤事件和紧张情况，如剥削和虐待，并可能难以获得卫生保健服务。在人道主义环境中获得卫生服务的能力通常因药品短缺和缺乏卫生保健设施而受到损害和复杂化。

三、经济利益驱动的野生动物国际贸易

人类与野生动物增加接触机会的同时，从动物向人类传播疾病的风险也增加了。人们长期以来一直狩猎动物作为食物。殖民者修建穿越非洲丛林的铁路和公路，不断伐木、挖矿、盖房，随着殖民者的数量不断增长，所需食物量也不断增长。从当地野生动物身上获得食用肉是一个比较简单的解决方案。随着这些活动的增加，食用野生动物肉的需求也在增长。当全球化在 20 世纪 80 年代及以后飞速发展时，跨国的伐木、采矿、天然气和石油公司大举进入非洲，野生肉类贸易开始迅速增加。新修的道路通往了以前无法进入的地区，那里仍然有许多新的未开发的物种被猎人大肆捕杀，制成熏肉或肉干进行销售。在后殖民时代，与野生动物的接触进入了快速增长时期，这是由政府政策和资金雄厚、价值数十亿美元的野生动物和野生动物产品全球商业市场的出现推动的。美国是全球最大的野生动物进口国，每年合法进口价值超过 40 亿美元的野生动物和野生动物制品，包括大约 2 亿只活体动物（见图 2.5）。

野生动物宠物的流行是人类与野生动物接触增加的另一重要原因。野生动物宠物主要有三个来源：第一，捕获、偷猎的野生动物；第二，境外走私或进口的野生动物；第三，人工养殖的常见野生动物中的宠物品种。除了传统的走私、捕捉，野生动物宠物还以其繁殖养育的成本低、利润高的优势迅速发展起来，大量走私、进口或人工繁殖的野生动物宠物进入城市，或进入自然环境中，带来潜在的生态危机的风险。因为大多数野生动物宠物的来源主要是野外捕捉和人工繁育，野生动物宠物本身的寄生虫与传染病病原与一般野生动物没有差别，野生动物宠物携带的寄生虫和传染病病原会给卫生安全带来风险与挑战。首先，与普通野生动物相比，野生动物宠物与人类的接触范围更大，由此传播给人类共患

疾病的可能和风险也会增加；其次，对野生动物所携带的寄生虫及传染病病原种类尚未有成熟的科学结论，治疗野生动物病毒的药物和临床方法并不成熟；最后，由于规范野生动物宠物的法律法规较少，尚未建立野生动物宠物防疫管理体系，其所带来的卫生安全问题值得进一步探索予以解决。

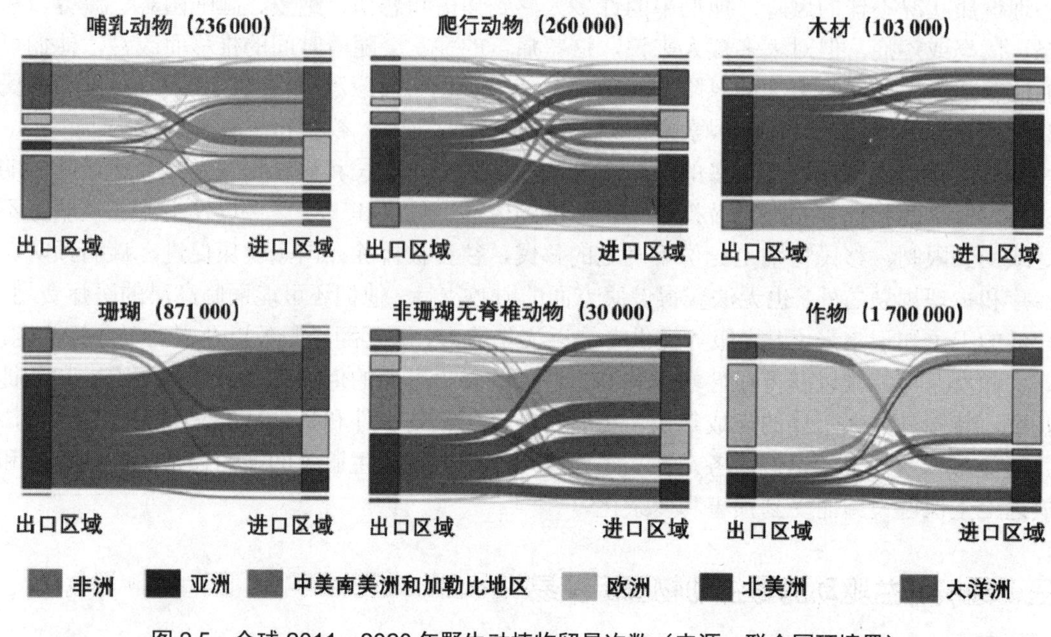

图 2.5　全球 2011—2020 年野生动植物贸易次数（来源：联合国环境署）

有 20%甚至更多的野生动物国际贸易是非法的。2018 年，国际刑警组织报告称，参与国际野生动物贸易的犯罪集团组织严密，经常参与逃税、欺诈、伪造文件、洗钱和枪支贩运。对全球野生动物非法贸易价值的估计差异很大，从每年 70 亿美元到 230 亿美元不等，仅次于毒品、人口贩运和假冒产品等非法行业。

四、全球森林砍伐导致的生物多样性丧失

人类和野生动物之间的接触因砍伐森林和其他现有植被而进一步增加。首先，森林的破坏、破碎化和退化侵占了动物的栖息地。动物活动和繁殖的空间越来越少，食物也越来越难找到。生存竞争增加了，被捕食的风险也增加了。不同种类动物的存活率或相对数量受到不同的影响。最终，许多动物迁移到可能更有利的地区，包括更接近人类栖息地的地区。许多突发和复发的疾病与栖息地的这些改变直接相关。例如，尼帕病毒的动物宿主是果蝠。森林的破坏对这些蝙蝠的栖息地产生了不利影响。许多曾经生活在该地区的动物可能在栖息地被破坏时死亡，但蝙蝠和鸟类可以飞走，飞到人类居住区的果树上，蝙蝠吃树上的果实，沾染了蝙蝠唾液的水果被其他牲畜食用，牲畜染病发病，再进一步传染给养殖人员。例如，非洲的埃博拉疫情、马来西亚的尼帕病毒疫情都与森林砍伐和森林破碎化有关。

乱砍滥伐常常由对森林的蓄意商业破坏和开发引起。尽管世界各地的政府和公司一再承诺减少对森林的破坏，但森林砍伐仍有增无减。仅从 2019 年到 2020 年，就有约 1000 万

英亩的森林消失。土地被开垦用于自给农业，用于牧场经营，用于大豆、棕榈油、可可豆、橡胶和咖啡等作物的商业种植，为获得木材、纸浆和纸张的伐木行为，以及修建公路、铁路和扩建城市。近些年来，砍伐森林的主体已经发生了变化。20世纪60年代到80年代，砍伐森林的主体通常是小农户，一些国家甚至为小农户提供补贴。小农户之所以需要向森林扩张，往往是因为他们被规模化农业赶出了自己原本的栖息地。近年来，除了小农户，某些跨国公司也参与森林砍伐。一些巧克力公司购买可可的商业行为破坏了原始森林，棕榈油公司也砍伐了广袤的雨林，牛肉食品加工及养牛业则是全球亚马孙雨林和热带森林砍伐的最大驱动力。由于森林砍伐，由蜱虫和蚊子传播给人类的疾病暴发式增加了，如疟疾、登革热、基孔肯雅热、日本脑炎和莱姆病。从20世纪60年代末至21世纪初，亚马孙盆地的疟疾病例迅速增加，从每年5万例增加到60多万例。森林地区，可以繁殖蚊子的死水相对较少。森林砍伐后，稻田或由排水沟和灌溉渠服务的农场取代了原先的森林地带。拖拉机胎面造成了很多小水坑。携带疟疾和登革热的蚊子在这些人为制造出来的水坑中繁殖，导致了疟疾和登革热的暴发。

生物多样性与人类健康密切关联，它们既充实丰富了环境，又提供了人类生存必需的物质和能量。常态下存在于大气、水、土壤中的大量微生物是环境的净化工，对维持生态系统平衡具有重要作用。但是当生物种群发生异常变化，或者遭受工业废水、生活和医院污水、粪便垃圾等生物性污染时，这些生物因素则成为人类疾病的病原或传播媒介，对人体健康造成直接、间接或潜在的危害，甚至造成消化道或呼吸道传染病的流行。当生态系统遭受干扰或破坏时，可能破坏物种之间的平衡，使得某些病原体（如病毒、细菌和寄生虫）有更大的机会与人类接触，增加了疾病传播的风险。许多病原体在野生动物中存在，其中一些可能对人类具有潜在的传播风险。保护野生动物的生态系统有助于保持野生动物的健康，减少病原体在野生动物种群中的传播和演化，从而减少对人类的潜在传染风险。生物多样性还对提供生态系统服务至关重要，例如，水资源调节、土壤保持和空气净化等。这些生态系统服务对卫生安全至关重要，例如，维护健康的水源可以减少水源传播的疾病风险。此外，生物多样性对药物和治疗资源的发现和开发至关重要。许多药物和治疗方法来自于自然界的生物资源。生物多样性的丧失可能导致潜在的药物资源减少，影响人类对疾病的治疗和防控。生物多样性对人类的饮食多样性和营养健康也具有重要影响。生物多样性的丰富性意味着我们可以获得更多种类的植物和动物作为食物来源，从而获得更全面的营养。多样化的饮食结构有助于提供身体所需的各种营养素，维护人类的健康和免疫力。

人类的土地利用、水资源利用和海洋利用等活动，对生物多样性有重要影响。过度开发、森林砍伐、生物栖息地破坏、过渔等行为都对生物多样性产生了破坏性影响。这些行为的结果是物种的灭绝、生态系统的衰退和生态平衡的破坏。为了保护与合理利用生物多样性，1992年在联合国环境与发展大会上通过了《生物多样性公约》（*Convention on Biological Diversity*，CBD），该公约旨在保护地球上的生物多样性、可持续利用生物资源，并促进公平和公正地分享生物资源的利益。《生物多样性公约》是全球重要的环境公约之一，由196个缔约方国家和欧盟成员国共同参与。公约的目标是保护地球上的生物多样性、可持续利用生物资源和公平分享生物资源的利益。公约通过一系列的原则和目标来推动保护生物多样性的行动。其中包括：公约要求各缔约方国家采取措施，保护和维护其领土内的生物多样性和生态系统。这包括建立保护区、野生动植物保护、濒危物种保护和生境恢复等措施；公约强调生物资源的可持续利用，鼓励采取可持续的农业、林业、渔业和旅游等经济活动，以确保生物多样性的长期保护和可持续发展；公约提倡对生物资源和相关知识的公平和公正分享，特别是与遗传资源相关的利益。这样做旨在确保生物资源的利益被公平分享给资源所在国家和当地社区；公约支持缔约方国家加强生物多样性保护和可持续利用的能力建设。这包括技术转让、知识共享、科学研究和教育等方面的支持；公约鼓励国际合作，加强缔约方之间的合作与协调。各国可以共同合作开展保护生物多样性的项目、分享最佳实践，并共同应对全球性的生物多样性挑战。通过《生物多样性公约》，各国共同努力推动生物多样性的保护与可持续利用，为全球生态系统的健康和人类福祉做出贡献。公约的目标是确保人与自然之间的和谐共存，实现可持续发展的目标。

五、全球气候变化

气候变化被称为“威胁放大器”，因为它加剧了自然灾害、环境退化、极端天气模式、降低作物产量、农业变化、粮食作物产量、侵蚀生计、加重传染病并危害健康，导致移民流离失所急剧增加并引发资源稀缺的冲突。与发达国家相比，发展中国家和对气候敏感的国家经历了更多涉及人类安全的社会经济影响，并增加了已有的负担，影响到社会最脆弱的群体。在同时面临多重压力的脆弱地区，气候变化的影响变得更加严重，这些压力包括现有的冲突、持续的贫困、获得资源的不平等以及薄弱的机构。最脆弱的群体是儿童、妇女和因气候变化而无家可归的人。气候变化对人类安全的影响导致了气候难民的产生，如中亚因湖泊干涸无法生活而离开的人群等。

农业和粮食安全是面临气候变化造成的脆弱性的主要部分之一。炎热是降低农作物产量的直接原因，伴随着频繁的干旱，气候变化明显导致小麦和玉米产量下降，不仅威胁到粮食安全，还导致粮食价格变化和农民流离失所。这些现象成为影响经济、社会和政治的重要因素，并导致社会不稳定。例如，在海地，由于全球变暖导致气象灾害频繁发生，居民已经在努力应对气候变化的影响，并容易受到政治不稳定的影响。气象因素将直接或间接影响许多传染病的暴发和传播（见图 2.6）。气象要素包括气温、降水、湿度、光照等，通过影响病原体、宿主和疾病的传播媒介，从而改变传染病的发生和传播；全球气候变暖、厄尔尼诺等气候现象与传染病的传播密切相关；干旱、洪涝等气象灾害也与各类传染病的发生与传播模式密切相关。本书第三章将对气候变化与卫生安全进行详尽阐述。

六、用于维持公共卫生安全的人工智能发展与技术革命

新冠肺炎疫情的大流行改变了工作、教育、娱乐、社交方式，技术进步的加快影响着社会和全球经济的各个领域。人工智能、区块链、云计算、3D 打印和虚拟/增强现实等技术的出现将加速智慧社会的实现。虽然人工智能在为大流行病提供有意义的解决办法方面的作用尚未明确界定，但显然需要制定一项具有全球包容性的研究议程，以指导针对大流行病的数字健康行动。疫情期间，无人机技术、3D 打印以及上门服务已经能够维持亚洲、非洲和其他地区的基本商品供应链。中国使用无人送药车，以减少运送医疗用品时与人的接触。乌拉圭建立了一个传染病和自然灾害的双重应急平台，这种双重灾害在亚洲和其他

地区的疫情期间比比皆是，突出了地方治理和灾害风险管理系统的必要性。印度尼西亚开发了一款智能手机应用程序来验证“安全”司机并与女性用户联系，以确保安全出行。疫情暴发后，该应用程序在验证中增加了疫情管理元素，以遴选配备消毒剂和其他感染预防措施的健康司机（见表 2.2）。这些技术使得在没有身体接触的情况下远程保护人们的生命安全成为可能。这些例子突出表明，在大流行期间，技术发展可以帮助维持人类健康和安全。

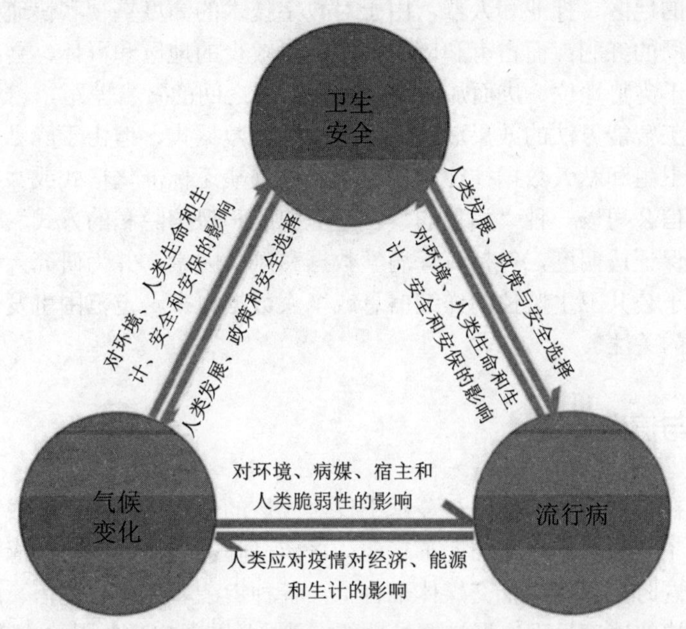

图 2.6　气候变化、流行病和卫生安全

表 2.2　新冠肺炎疫情期间新技术的应用案例

	新冠肺炎疫情期间的技术	国　家	特　点
1	3D打印口罩	喀麦隆	联合国人道主义事务协调办公室（OCHA）与喀麦隆卫生部、工程技术学校和以色列大使馆合作，为医务人员3D打印口罩和呼吸器
2	无人驾驶飞机用于医疗救助	卢旺达	使用无人机在卢旺达运送医疗产品，并将检测样本送到加纳的实验室
3	远程粮食补助	索马里	世界粮食计划署通过电子商店应用程序，向索马里居民提供可以在线兑换的现金援助，用于补助远程采购基本生活用品并可送货上门
4	应急平台	乌拉圭	乌拉圭国家应急系统和联合国开发计划署建立了全面风险监测系统，记录卫生应急事件
5	安全区提示平台	印度尼西亚	联合国妇女署开展的导航应用程序研究项目，可以引导女性司机在疾病风险较低的安全区活动
6	大数据技术+人工智能	中国	人工智能辅助CT阅片、远程医疗和远程问诊缓解医院就医压力、人工智能大客流体温检测系统

数字化技术参与了一系列卫生安全方面的创新，这些创新已成为数百年来疾病预防和控制策略的核心。与其他部门相比，公共卫生在开展数字化创新方面的进展较慢，2019 年

世卫组织才发布了第一份有关加强卫生系统的数字化卫生干预措施的指南。新冠肺炎疫情带来了前所未有的人道主义和经济需求，推动了数字技术的大规模和快速的开发和应用。数字化技术利用在线数据集在支持流行病学情报、确定病例和感染人群、快速追踪接触者、在封锁期间监测旅行模式以及大规模开展公共卫生信息传递等方面具有巨大潜力。但数字化技术的广泛使用仍然存在诸多障碍，其应用水平的差距将会造成新的不平等。占有和应用数字技术广泛的地区、行业和人群，由于对数字技术的高度重视和快速推进，可以充分享受信息技术应用的红利；而占有和应用数字技术较少的地区和群体，会在推进数字经济发展的过程中处于劣势地位，进而加大了地区和人群之间的贫富差距。

大数据和人工智能方法的效果取决于输入的经验数据集，但由于隐私和安全方面的考虑，详细的公共卫生和私人数据往往难以获取，而且缺乏标准化格式或并不完整。研究人员呼吁科技和电信公司以一种“相称的、合乎道德的和保护隐私的方式”分享数据。在数据使用中须尽量保证透明度，包括流行病学数据和风险因素，并为研究人员提供可下载的格式。此外，用于公共卫生监控的详细信息或个人数据也在一定范围引发了法律、伦理、安全和隐私方面的关注。

七、跨国媒体与信息疫情

疾病大流行在全球范围的暴发与蔓延不仅对人们的生产生活秩序造成了严重的冲击，同时也深刻影响了社会治理方式的变革趋向。以新冠肺炎疫情为例，新冠病毒在全世界范围内迅猛传播的同时，在网络社交媒体平台上，各种掺杂着谣言、迷信、虚假新闻、不实消息的信息以更快的速度呈现出爆炸式扩散的态势，严重影响了各国抗疫政策及社会秩序。随着危机的进一步蔓延，人们在应对过程中已经深刻感受到信息传播对社会经济政治秩序的影响。

“信息疫情”（infodemic）一词通常是指疫情暴发后出现的错误信息与正确信息相混杂的现象。贡特尔·艾森巴赫在 2002 年首次提出了“信息流行病学”（infodemiology）的概念，并于 2009 年对其进行了修订，将其定义为一种新型学科和方法论，即“研究电子媒介、互联网或人群中信息的分布，以及其决定因素，最终影响公众健康和公共政策的科学”。目前的信息流行病学在卫生健康领域的应用主要集中在公共卫生监测、药物警戒以及干预实施和效果评估等方面。2003 年“非典”疫情期间，“信息疫情”一词首次出现，该词由信息（information）和疫情（epidemic）组成，指“一些混杂着恐惧、猜测和谣言的事实，在世界范围内被现代信息技术迅速放大和传播，以与原根本现实完全不相应的方式影响了国家和国际经济、政治甚至安全的现象”。信息疫情最初是用来表达互联网上存在大量错误的公共卫生健康信息，使得公众难以区分。2009 年甲型 H1N1 流感疫情在全球范围内蔓延时期，“信息疫情”一词的使用又逐渐与大范围疫情相关联。

2020 年 2 月，世界卫生组织在新冠肺炎疫情通报会上再次提及“信息疫情”一词，并对其明确了定义，指“无论好坏的信息过多，导致人们在需要时很难找到可靠的来源和可靠的指导”，同时要求各国在应对新冠肺炎病毒在公共卫生领域中带来的疫情危机时，也要注意对信息疫情进行管理。新冠肺炎疫情期间，国内学者也开始注意到信息疫情这一现象，并进行了一定的研究和探索，在对“信息疫情”的内涵进行理解时，需要对信息疫情和信息流行病进行区分，也需要对错误信息（misinformation）、虚假信息（disinformation）和谣言（rumor）进行区分。信息疫情中，存在着各种类型信息的混杂，将其中非主观故意导致的不正确的信息称为错误信息，将主观故意编织的错误信息称为虚假信息，谣言是指虚假信息当中已经在社会中流传的未经官方公开认证或者已经被官方辟谣的信息。错误信息与虚假信息的区别在于是否存在主观故意，虚假信息与谣言的区别在于是否产生了广泛的社会影响。此外，信息疫情还包括了过量的正确信息导致的信息过载现象，当正确信息过多时，也会让人们无从选择。因此，信息疫情不等同于谣言，其范围更广。信息流行病学侧重于研究包括信息疫情在内的各种信息的分布及其影响因素对公众健康的影响，不仅包括信息疫情的影响，也包括更广泛的正常的信息的影响。

信息疫情所在的舆论场也是全球治理的重要场域，有关信息疫情中的虚假新闻可以被用作满足其他目的的手段。虚假信息常与具有较高关注度的社会重大事件或政治议题相关联，并具有情绪的煽动性，这类信息更容易引起用户的点击关注。一旦进入推荐系统中，这类信息就会在用户社交关系、附近推荐、流行度、相关主题等要素的作用下被推荐给更多的用户，循环往复，形成“病毒式”传播。互联网的应用和普及引发了新的信息传播环境，面临着国际网络话语权的争夺、网络空间安全以及网络意识形态的较量。

卫生安全成因复杂、影响多元。全球层面的国际政治环境、人口跨境流动、生态环境恶化、国际贸易相关的食源性风险、生物安全危机与核污染等跨国因素，与国家内部的社会结构性因素相互作用，通过社会等级和日常生活环境因素，影响人的健康安全。防范化解重大疫情和卫生风险，需要系统探究影响卫生安全的各层因素，研析内在运行机理，探寻关键的治理策略和措施，提高维护卫生安全的主动性和针对性。

参考文献

[1] CSDH. Closing the gap in a generation: health equity through action on the social determinants of health. Final Report of the Commission on Social Determinants of Health[M/OL]. Geneva, World Health Organization, 2008[2023-08-19]. https://www.who.int/publications/i/item/WHO-IER-CSDH-08.1.

[2] 世界卫生组织. 人畜共患疾病[EB/OL]. [2023-07-13]. https://www.who.int/zh/news-room/fact-sheets/detail/zoonoses.

[3] World Health Organization. WHO estimates of the global burden of foodborne diseases: foodborne diseases burden epidemiology reference group 2007-2015[M/OL]. Geneva, World Health Organization, 2015[2023-8-19]. https://www.who.int/publications/i/item/9789241565165.

[4] World Bank Group. The Safe Food Imperative: Accelerating Progress in Low- and Middle-Income Countries[M/OL]. Washington, DC: World Bank, 2019 [2023-08-19]. https://openknowledge.worldbank.org/entities/publication/83a34062-c6c8-5edf-857c-62a643c16bb8.

[5] World Health Organization. Sanitation [EB/OL]. [2023-07-13]. https://www.who.int/news-room/fact-sheets/detail/sanitation.

[6] World Health Organization. WHO Global water, sanitation and hygiene: Annual report 2021[M/OL]. Geneva, World Health Organization, 2022[2022-8-19] https://www.who.int/publications/

i/item/9789240057258.

[7] World Health Organization, The United Nations Children's Fund. Progress on household drinking water, sanitation and hygiene 2000-2020: Five years into the SDGs [M/OL]. Geneva: World Health Organization (WHO) and the United Nations Children's Fund (UNICEF), 2021[2023-08-19]. https://www.who.int/publications/i/item/9789240030848.

[8] BANK W. Poverty and Shared Prosperity 2022: Correcting Course[M/OL]. Washington, DC: World Bank, 2022 [2023-8-19]. http://hdl.handle.net/10986/37739.

[9] 世界卫生组织．结束忽视，实现可持续发展目标：被忽视的热带病路线图 2021—2030[R/OL]．[2023-08-19]．https://apps.who.int/iris/bitstream/handle/10665/332094/WHO-UCN-NTD-2020.01-chi.pdf.

[10] UNFPA. Maternal Health of Women and Girls of African Descent in the Americas[R/OL]. [2023-08-18]. https://www.unfpa.org/sites/default/files/resource-pdf/UNFPA_MM_Analysis-July2023.pdf?stream=top.

[11] 联合国. 关于禁止发展、生产、储存和使用化学武器及销毁此种武器的公约[EB/OL]. [2023-08-19]．https://legal.un.org/avl///pdf/ha/cpdpsucw/cpdpsucw_ph_c.pdf.

[12] 联合国．禁止细菌（生物）及毒素武器的发展、生产及储存以及销毁这类武器的公约[EB/OL]．[2023-08-19]．https://www.un.org/zh/disarmament/wmd/biological.shtml．

[13] 联合国．关于难民地位的公约[EB/OL]．https://legal.un.org/avl/pdf/ha/prsr/prsr_ph_c.pdf.

[14] 联合国难民署．难民统计数据库[EB/OL]．https://www.unhcr.org/refugee-statistics/.

[15] CITES Secretariat. World Wildlife Trade Report 2022[R/OL]. [2023-08-19]. https://www.unodc.org/unodc/en/data-and-analysis/wildlife.html.

[16] 联合国．生物多样性公约[EB/OL]．https://www.un.org/zh/documents/treaty/cbd.

[17] SIVAPURAM VENKATA RAMA KRISHNA PRABHAKAR, SO-YOUNG LEE and MASASHI TSUDAKA. Climate Change and Human Security in the Context of the Global Pandemic: Emphasising Responses that Maximise Synergies, chapter in Global Pandemic and Human Security[M]. Singapore: Springer Nature Singapore Pte Ltd, 2022.

[18] AYOUNI I, MAATOUG J, DHOUIB W, et al. Effective public health measures to mitigate the spread of COVID-19: a systematic review[J]. BMC Public Health, 2021, 21(1): 1015.

[19] POOL J, FATEHI F, AKHLAGHPOUR S. Infodemic, Misinformation and Disinformation in Pandemics: Scientific Landscape and the Road Ahead for Public Health Informatics Research[J]. Studies in health technology and informatics. 2021, 281: 764-768.

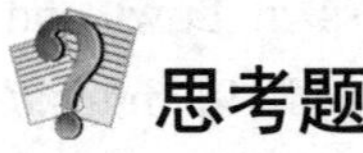

思考题

1．卫生安全、人的安全、生物安全有哪些联系和区别？

2．请举例说明跨国因素影响个人卫生安全的具体作用路径。

3．如何理解社区层面的卫生安全决定因素？

气候变化与空气污染

第一节　气 候 变 化

气候变化是指温度和天气模式的长期变化。这些变化可能由太阳辐射的变化、地球轨道的变化、火山活动和大气与海洋环流的变化等自然原因造成。但自 19 世纪工业革命以来，人类活动是造成以全球变暖为主要特征的气候变化的主要原因，特别是人类生产、生活所需的煤炭、石油和天然气等化石燃料的燃烧。

气候变化是我们所处时代的重大危机。截至目前，地球上的气温比 19 世纪末升高了 1.1℃。过去十年（2011—2020 年）是有记录以来最温暖的十年。化石燃料燃烧会产生温室气体排放，这些气体就像包裹着地球的毯子，捕获太阳的热量并使温度不断升高。气候变化的后果包括极端干旱、缺水、重大火灾、海平面上升、洪水、极地冰层融化、灾难性风暴、生物多样性减少、粮食和供水无保障、经济混乱，以及冲突和恐怖主义发生等。气候变化是我们这个时代面临的最大的挑战之一，也已经成为全世界愈加关注的安全问题之一。

一、气候变化对健康的影响

目前，全球气候正在发生变化。政府间气候变化专门委员会（Intergovernmental Panel on Climate Change，IPCC）估计，到 2100 年，全球平均气温将上升 1.8℃～4℃。气候变化正在以不同方式影响健康，包括日益频繁的极端天气事件（热浪、风暴和洪水），对粮食系统的干扰，人畜共患病和食源性、水源性和媒介传播疾病的增加以及精神卫生问题造成的死亡和疾病的增加。

2020 年以来，新冠肺炎疫情以人们难以想象的方式改变了社会，人们对全球卫生安全、不平等性和人为环境破坏的担忧日益加深。2020 年气候变化导致英国和西伯利亚地区出现异常高温；2021 年 6 月，加拿大和美国西北部地区连续多日受到高温热浪侵袭，多地气温直逼 50℃，打破过去的历史最高温纪录，罕见的热浪造成美加两国数百人死亡；气候变暖导致秘鲁帕斯托鲁里等冰川逐渐融化，冰川下坡附近 55 千米的城市，包括瓦拉斯等，都面临着被冰湖溃决洪水淹城的威胁；截至 2019 年 12 月底，澳大利亚的新南威尔士州和昆士兰州就相继发生了超过 140 起森林火灾，悉尼大学生态学家称，澳大利亚的毁灭性森林大火或将导致 4.8 亿只爬行动物、鸟类和哺乳动物死亡。随着灾害影响的不断升级，人们应对突发卫生事件的能力也随之降低，此外，气候影响可能会削弱各国偿还债务的能力，阻碍可持续发展目标（SDG）实现的进展。气候变化对健康的影响是不公平的，对社会中每个最易受影响的人群的影响不成比例，包括低收入人群、少数群体成员、妇女、儿童、老年人、慢性病人和残疾人以及户外工作者。气候变化与新型冠状病毒肺炎（COVID-19）之间的关系为世界的相互关联性和不平等的健康后果提供了持续的证据。

据预测，2022—2026 年每年的全球近地表年平均温度将比工业化前（1850—1900 年）高 1.1℃～1.7℃。过去 7 年是有记录以来最温暖的年份。未来 5 年中，至少有一年的年平均气温将比 1850—1900 年的平均气温高 1.5℃，发生这种情况的可能性为 48%。大气二氧化碳浓度已经达到了一个令人担忧的程度，比前工业化时代高出 50%。土壤湿度降低等变化可能会限制大地对碳的再吸收，导致大气中二氧化碳浓度增加。2020 年因大范围的疫情封控，全球化石二氧化碳排放量下降了 5.4%，但之后于 2021 年又回到了 2019 年疫情前的水平。初步数据显示，在美国、印度和大多数欧洲等国排放量增长的推动下，2022 年（1 月至 5 月）的全球二氧化碳排放量比 2019 年同期记录的水平高出了 1.2%。由于人类引起的气候变化，我们正在经历的许多极端天气事件已变得更可能发生并更加严重，气候变化对健康的影响将在未来几十年内继续恶化。

（一）气候变化与极端天气对健康的直接影响

1. 与温度相关的影响

气候变化对人类健康的直接影响体现在高温热浪、极端低温以及洪水、风暴、火灾等极端天气气候事件造成的健康效应。充分的证据表明，极端高温和极端低温已经对人类健康、死亡率和发病率造成影响。由于广泛的城市化、人口规模和空间分布的变化以及极端高温事件发生频率的增加，暴露于高温事件的人口呈现上升趋势。例如，1980—2017 年，世界上人口最多的 150 个城市暴露于极端高温事件的人口增加了 500%。在未来气候变化条件下，人口的高温暴露度将继续增加（很高的信度）。对非洲、欧洲、美国、中国和印度人口暴露于极端高温的变化评估普遍发现：与可持续发展路径（如 SSP1）相比，在不均衡路径（如 SSP4）下，气候变暖的影响将被放大（高信度）。

研究发现，温度的快速变化会增加与热有关的健康危害和死亡风险，尤其在低收入和中等收入国家，由于在很大程度上忽视了热作为健康的风险因素，所以温度的快速变化会导致更高的死亡风险。国家尺度上可归因于非适宜温度的死亡率约为 3.4%～11.0%，极端高温和极端低温会导致更高的早亡率；老年人在极端高温期间面临更大的死亡风险，并且绝大多数是源自心血管疾病（CVD）。2020 年，1 岁以下儿童受热浪影响人数比 1986—2005 年平均值多出 6.26 亿人日，65 岁以上成年人受热浪影响天数比 1986—2006 年平均值高出 31 亿人日。预计到 2050 年（与 1961—1990 年相比），每年将新增高温死亡人数 9.4 万人，主要分布在亚洲和高收入国家；到 2100 年，与热相关的心血管疾病死亡率会更高，特别在排放较高（RCP8.5）的情景下。无论是否考虑适应，中南美洲、南欧、南亚、东南亚以及非洲将经历由气候变化所导致的与热有关的死亡率的最严重增加（高信度）。未来与热有关的死亡人数将超过与冷有关的死亡人数（高信度）。同时，在 RCP8.5 情景下，与热和冷相关的死亡率趋势可能存在强烈的区域差异，北半球国家将经历中度水平以上的与寒冷相关的死亡率下降，而全球的温暖气候国家预计到 21 世纪末将经历高温死亡率的增加。由于城市热岛效应加剧了区域热量的变化，预计城市区域的高温风险将更大（高信度）。

此外，在极端高温条件下，已经观察到与水电解质紊乱、肾功能衰竭、尿路感染、败血症、中暑以及意外伤害相关的住院人数增加，而由呼吸道疾病引起的住院和死亡高峰也发生在高温事件期间，高温还与较高的早产率、低出生体重、死胎、新生儿压力和儿童健康不良有关。此外，暴露于极端高温会增加心血管、脑血管和呼吸系统疾病的死亡风险以及全因死亡率。利用 2019 年全球疾病、伤害和风险因素负担研究的预期寿命数据，通过暴露反应函数和最低死亡率温度来估计极端高温导致的死亡。结果显示，65 岁以上人群的热相关死亡率增加，达到历史新高，2019 年由于高温造成的死亡人数已接近 345 000 人，这个数字比 2000—2005 年高出 80.6%。2018—2019 年，印度和巴西的热相关死亡率绝对增幅最大。虽然 2018—2019 年，欧洲地区与高温相关的死亡率有所下降（由于德国、俄罗斯和英国等国的可归因死亡人数较少），但该地区仍然是受影响最严重的地区，2019 年因热暴露导致的死亡人数约为 108 000 人。

2. 洪水和风暴

洪水是最常见的自然灾害类型。受季风影响，每年 6—9 月，巴基斯坦的降水量明显增多，山体滑坡、泥石流等洪涝灾害时有发生。2022 年 6 月中旬以来，巴基斯坦多省份遭遇多轮暴雨侵袭，引发严重的洪涝灾害。2022 年季风降雨在巴基斯坦造成的大规模洪水是过去 30 年来未曾有过的。根据巴基斯坦国家灾害管理局发布的数据，截至 2022 年 9 月 20 日，此次洪涝灾害已造成约 1600 人丧生，1.2 万余人受伤，以及近两百万所房屋被毁，近一百万头牲畜死亡。

2021 年在西欧出现创纪录的降雨之后，比利时、德国、荷兰、卢森堡和瑞士于 2021 年 7 月 14 日暴发洪水灾害，导致多条河流决堤，洪水在德国莱茵兰-普法尔茨州阿尔韦勒县造成的损失最为惨重，当地的阿尔河河水上涨，许多建筑物坍塌，并造成至少 18 人死亡。洪水还导致部分国家大面积停电，强制疏散，并破坏了部分受灾地区基础设施和农业设施，尤其是德国基础设施的破坏相对较为严重。

IPCC 第六次评估报告指出，全球气候变化已经显著改变了全球水循环过程，强降水、洪水及干旱等极端水文事件发生频率升高，威胁社会经济发展和生态系统稳定。中国第三次气候变化国家评估报告同样指出，1956 年以来全国平均降水量无显著的变化，但极端水文事件发生频次和强度明显增加，并且在未来条件下，洪涝灾害强度呈上升的趋势，将给我国的水资源管理带来严峻挑战。近几年来我国频繁发生极端水文事件，频繁刷新有水文观测数据以来的极值，对国家水安全保障带来了严重威胁。以 2021 年为例，郑州“7·20”暴雨的最大小时降雨量达 201.9 毫米，突破了我国大陆小时降雨量的历史极值；黄河中下游发生历史罕见的秋汛；塔克拉玛干沙漠地区发生洪水灾害，淹没面积达到 300 多平方千米；与此同时，珠江流域降雨持续偏少，珠江三角洲部分区域遭遇 60 年来最严重旱情。

洪水和风暴通过溺水、受伤、低温和传染病（如腹泻病、钩端螺旋体病、媒介传播疾病、霍乱）对人们的身体健康和心理健康产生深远影响。研究显示经历洪水后，人群出现心理健康症状（焦虑和抑郁）的比例较没经历洪水的人群高 2～5 倍。美国卡特里娜（Katrina）

飓风袭击两年后，新奥尔良市大量居民依旧患有与飓风相关的精神疾病。

3. 野火

近年来，野火正变得越发强烈和频繁，并对沿途社区和生态系统造成严重破坏。近年来，从澳大利亚到北极再到北美和南美，世界各地出现了创纪录的野火季。野火和气候变化正在相互加剧。气候变化加剧了干旱、高温、相对湿度降低、闪电和强风，导致火灾季更炎热、更干燥、持续时间更长，从而使野火形势不断恶化。与此同时，野火加剧了气候变化，主要是破坏了敏感和富含碳的生态系统，如泥炭地和热带雨林。这导致相关生态系统变成了火药箱，使控制气温上升变得愈发困难。

吸入野火烟雾直接影响人们的健康，造成呼吸和心血管疾病，损害人类健康和生态系统，并加剧最弱势群体的健康负担。《2022 年 WMO 空气质量与气候公报》特别关注 2021 年野火烟雾的影响。与 2020 年一样，高温干燥条件加剧了北美洲西部和西伯利亚地区野火蔓延，致使有害健康的微小颗粒物（PM2.5）水平大面积上升。

在全球尺度上，年度总过火面积的观测数据显示过去 20 年呈下降趋势，这是因为在热带稀树草原和草原发生火灾的次数减少（2021 年 WMO 气溶胶公报）。然而，在大陆尺度上，有些地区正出现上升趋势，包括北美洲西部部分地区、亚马孙和澳大利亚。2021 年 7 月和 8 月，在西伯利亚和加拿大以及美国西部发生的强烈野火导致了 PM2.5 浓度的异常升高。主要受不断上升的高温和干燥土壤条件驱动，西伯利亚东部的 PM2.5 浓度达到了前所未见的水平。政府间气候变化专门委员会（IPCC）第六次评估报告（AR6）含有关于 21 世纪空气质量随温度上升而演变的情景。根据该评估，到本世纪末，灾难性野火事件（如 2017 年在智利中部、2019 年在澳大利亚、2020 年和 2021 年在美国西部发生的野火事件）的概率在高排放情景下可能增加 40%～60%，在低排放情景下可能增加 30%～50%。

4. 干旱

干旱是持续性的自然灾害，短则数月，长则数十年，轻则影响小片水域，重则覆盖数十万平方千米的土地。除对水资源、农业和生态系统有直接影响，干旱还是火灾、热浪和外来物种入侵的潜在催化剂，容易造成多重灾难叠加的环境，使生态系统和社会受到更加严重的冲击，并由此变得更为脆弱。

虽然干旱是自然现象，但是人们也日渐意识到人类活动加重了干旱的危害。一方面，人类活动导致气候变化，从而影响了气象干旱。另一方面，人类改变了水流运动和水循环过程（例如，使河流改道或更改土地用途），从而影响了水文干旱。在人类世时代（我们所处的人类成为气候和环境主导因素的时代）干旱与人类的行动、文化和反应紧密相关。

自 1990 年以来，受极端干旱条件影响的全球陆地表面积一直在增加。2020 年，全球 19%的陆地区域受到极端干旱的影响。2022 年年初以来的连续缺乏降雨和 5 月以来的高温现象，欧洲气候变化专家将其评估为 500 年来最严重的干旱。气候变化正在增加干旱事件的频率、强度和持续时间。这些变化对水安全、卫生和粮食生产力构成威胁，并增加发生野火灾害的风险。

科学家将干旱分为四个阶段：气象干旱，经过一段长时间的干旱天气、低于平均值的降雨和雪；接着当河流、水库降到一定水位，进入水文干旱；水位持续下降、缺水导致农作物生长受到影响形成农业干旱；接着最严重的是生活和工业用水受到影响，达到社会经济干旱。干旱最直接影响的是农作物的收成，由于欧洲原本的主要粮仓乌克兰正陷入军事冲突，粮食问题雪上加霜。由于空气中的低水气影响农作物结果，欧盟全球干旱观察中心（Global Drought Observatory）估算指出，受影响最大的农作物为玉米、黄豆和向日葵籽；相较于近五年的平均收成，玉米产量将减少 15%、黄豆产量将减少 15%、向日葵产量将减少 12%。

（二）气候变化与极端天气对健康的间接影响

气候变化对人类健康的间接影响，一方面以自然生态系统为中介因素，例如，昆虫传播媒介、病原体、空气和水污染等；另一方面以人类社会系统为中介因素，如极端天气频发导致人们流离失所或财产损失而产生的精神疾病或心理压力等。具体包括对传染性疾病、非传染性疾病、营养不良、精神健康和劳动力的影响。

1. 传染性疾病

已观察到的与气候变化密切相关的传染性疾病有病媒传播疾病、水传播疾病、食源性传播疾病、呼吸道感染疾病等。它们大多与全球变暖密切相关，由于温度的升高使得传染病分布的范围更加广泛，传播的适宜时间段更长。气候敏感性病媒传播疾病包括蚊媒疾病、啮齿动物传播疾病和蜱传疾病。许多传染性病原体、病媒、非人类宿主对环境气候条件敏感，这种气候敏感性由较高温度下的病媒增殖和繁殖速率提高、传播季节的延长、生态变化、与气候相关的病媒迁移、水库宿主或人类种群的迁移等因素造成。自 IPCC 第五次评估报告（AR5）公布以来，越来越多的证据表明，登革热、疟疾和其他蚊媒传播疾病的媒介能力有所提高，在哥伦比亚和埃塞俄比亚的高原地区，疟疾在温暖的年份已经向高海拔地区转移。预计气温上升可能导致登革热、黄热病、基孔肯雅病毒和寨卡病毒的主要传播媒介埃及伊蚊和伊蚊的分布向极地移动和整体扩张，增加登革热传播风险并使其全球传播，同时，极有可能导致非洲撒哈拉以南、亚洲和南美洲部分地区疟疾感染的风险显著增加，研究估计，到 2050 年（与 1961—1990 年相比），每年将新增疟疾死亡人数 3.3 万人，主要分布在非洲国家。

除了病媒传播疾病以外，水传播疾病是对全球贫困地区人类身体健康造成威胁的主要传播疾病，包括腹泻病（如霍乱、志贺氏菌、隐孢子虫和伤寒）、血吸虫病、钩端螺旋体病、甲型和戊型肝炎以及脊髓灰质炎。水传播疾病的病例数量相当庞大，即使在高收入国家，水传播疾病仍然是一个令人担忧的问题。自 AR5 以来，越来越多的证据表明，温度升高、强降雨、洪水与腹泻病的增加有关。未来气候变化将导致腹泻病发生率和致死率的提高，预计平均温度升高 1℃，全球腹泻发病率增加 7%，腹泻性大肠杆菌发病率增加 8%，以及腹泻导致的死亡人数增加 3%～11%，到 2050 年（与 1961—1990 年相比），每年将新增腹泻病死亡人数 3.3 万人，主要分布在非洲和亚洲国家。同时气候变化将增加其他一系列水传播疾病和寄生虫相关疾病的未来健康风险，其影响因地区而异。由于气温上升和干旱，非洲可归因于原生动物寄生虫的水传播疾病预计将增加；强降雨和高温与受影响地区的霍乱风险增加有关，可导致严重的发病率和死亡率。

食源性疾病是指因摄入被致病细菌、病毒、寄生虫、毒素、变质药物污染的食物而导致的疾病，此类疾病的增加与较高的气温和水温以及较长的夏季之间存在着很强的关联，风险通过整个食物链中的复杂传播途径和广泛的食源性病原体发生，最受关注的食源性病原体是那些具有低感染剂量、在环境中持续存在和对温度变化具有高应激耐受性的病原体（例如，肠道病毒、弯曲杆菌属、大肠杆菌、沙门氏菌等）。已观察到平均环境温度升高与沙门氏菌感染增加之间，降水和温度与由弯曲杆菌引起的食源性疾病之间均存在显著的关联。未来在强降水事件或洪水灾害发生率增加的地区，沙门氏菌病、弯曲杆菌病和其他肠道病发生的风险可能会上升。

2. 非传染性疾病

非传染性疾病是全球最大的疾病负担，约占高收入国家疾病负担的 80%，低收入和中等收入国家的非传染性疾病负担较低，但预计会上升。已确定的气候敏感性非传染性疾病包括心血管疾病、非传染性呼吸道疾病、癌症和包括糖尿病在内的内分泌疾病。此外，多种气候敏感性非传染性疾病与食物安全、营养和精神健康之间存在潜在的相互作用。

心血管疾病是全球主要的死亡原因，目前世界上四分之三以上的心血管疾病死亡发生在低收入和中等收入国家。除了温度变化，气候变化还通过其他机制影响心血管疾病的发生风险。例如，暴露于空气中的污染物，包括颗粒物、臭氧、黑炭、氮氧化物、硫氧化物、碳氢化合物和金属等，可以引起促炎症和促凝血状态、内皮功能障碍和高血压反应。气候变化预计还将增加自然发生的野火数量和严重程度，这也导致了与野火烟雾相关的心血管疾病发病率和死亡率的上升，其他与炎热天气相关的身体活动减少、睡眠障碍和脱水等也可能增加心血管疾病风险。

非传染性呼吸道疾病包括哮喘、慢性阻塞性肺病和肺癌以及几乎所有慢性肺病，占 2019 年全球死亡人数的 10.6%。根据暴露途径，多种非传染性呼吸道疾病对气候敏感。气候变化引起的空气质量变差导致一系列非传染性疾病，包括心血管、呼吸和神经系统疾病的死亡率及住院率上升。到 2050 年，仅气候变化就可能导致中欧和南欧臭氧相关死亡率增加 11%。未来人口老龄化以及弱势群体数量的增加可能主导高排放情景（RCP8.5）下死亡人数的净增长。在气候变化条件下，由于二氧化碳施肥作用，桦树和豚草等过敏性物种的花粉季节长度和花粉浓度预计将增加，花粉过敏和相关过敏性疾病的发生率也会随之增加。预计到 2090 年，美国每年的花粉过敏和相关过敏性疾病急诊科就诊人数将增加 8%（RCP4.5）和 14%（RCP8.5）。

3. 营养不良

气候变化和频繁的极端事件加剧了许多地区的食物安全问题，增加了获得健康食物的困难程度，这不仅导致出现营养不良现象，如体重不足、发育迟缓、身体消瘦或功能性缺乏维生素和/或矿物质（微量营养素营养不良），还导致肥胖和易患非传染性疾病。2019 年全球有超过 6.9 亿人营养不良，1.44 亿儿童发育迟缓，4700 万儿童消瘦，20 多亿人缺乏微量营养元素，55 个国家的 1.35 多亿人经历了严重的饥饿，需要紧急食物、营养和生计援助（FSIN/GNAFC，2020）。全球变暖条件下，预计在亚洲和非洲，受营养不足、发育迟缓相关影响的儿童人数将增加，到 2030 年，儿童发育迟缓人数将达到 750 万，到 2050 年将达到 1010 万。气候变化对农业生产和区域食物供应的影响将改变饮食的组成，要确保所有人都获得健康饮食将变得越来越困难。施普林曼等（2016）预测，到 2050 年，气候变化将导致人均食物供应减少 3.2%，水果和蔬菜消费减少 4.0%，红肉消费减少 0.7%。重要粮食作物的营养成分，包括蛋白质含量和微量营养素受到较高二氧化碳浓度的负面影响，对未来的食物利用带来潜在风险。预计到 2050 年，大米、小麦和大麦的蛋白质含量将分别下降 7.6%、7.8%和 14.1%，从而造成高达 1.48 亿人面临缺乏蛋白质的风险。此外，有害藻华将在全球范围内增加，从而增加海鲜被海洋毒素污染的风险（韦尔斯等，2020），霉菌毒素和黄曲霉毒素也可能变得更加普遍，这都将增加食物不安全的风险。

4. 精神健康

已经观察到一系列气候事件对精神健康产生的不利影响。气候事件影响精神健康的途径是多种多样和复杂的，并且与其他造成脆弱性的非气候影响因素相互关联。气候的暴露可能是直接的，例如，经历极端天气事件或长时间的高温；也可能是间接的，例如，营养不良、流离失所或气候变化对身体健康的影响。根据这些背景和环境因素，气候事件可能会造成一系列潜在的精神健康影响，包括焦虑、抑郁、急性创伤性应激、创伤后应激障碍、药物滥用和睡眠问题等（见图 3.1）。

关键的适应措施
危险性
突发性事件（风暴、野火）
缓发性事件（温度、降水量、海平面）
预计或感知到的风险
个人
预防
基于自然的治疗
辨识脆弱群体
政府
精神健康政策
强化精神健康系统
气候变化对精神健康的影响
精神疾病
焦虑、抑郁、滥用药物
创伤后应激障碍、自杀
情感和认知问题
压力、恐惧、悲伤、
绝望、精神功能受损
社会方面问题
家庭暴力、社会侵蚀、
文化入侵
与特定气候相关的情绪
生态焦虑、生态悲伤、乡痛症
暴露度
流离失所
老化的基础设施
人体健康的影响
食物和水不安全
脆弱性
儿童和青年
原住民
具有精神健康
病史的人
生活在高危
地区的人
社区
城市设计
绿色基础设施

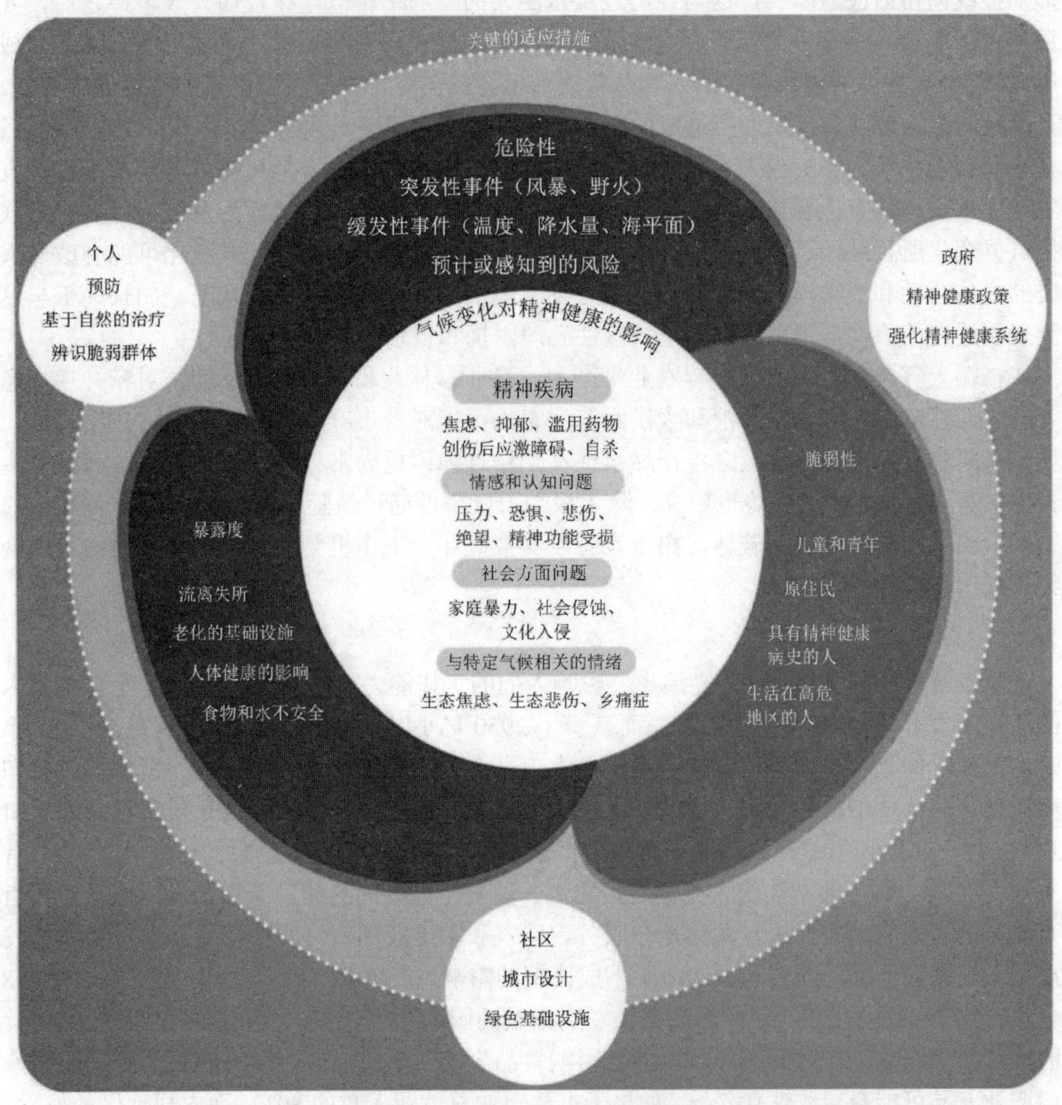

图 3.1　气候变化对精神健康的影响（IPCC，2022）

由其他极端天气事件（如洪水、风暴、火灾等）造成的伤害，表现出明显的气候敏感性。气候变化很可能增加了目前与极端天气有关的伤害所导致的疾病负担，特别是在低收入国家，但有关气候变化造成的伤害负担的证据有限。极端事件直接导致创伤性伤害、溺水、烧伤以及与流离失所相关的大量精神健康负担、抑郁症和创伤后应激障碍，同时也带来了巨大的发病率和死亡率负担，这些负担因地点和危害而异，发展中国家与极端事件相关的伤害事件发生后一年患病率为 1.4%～37.9%。某些群体，包括原住民、儿童和老人面临更大的伤害风险。此外，儿童和孕妇暴露于极端天气事件的比率可能更高，极端天气事件与获得产前护理的机会减少、无人看管分娩以及儿科医疗保健的减少有关。

大量研究指出飓风、热浪、野火和干旱在内的气候危害对精神健康有重大的负面影响。与高温相关的精神健康结局包括自杀、精神病住院和因精神障碍而导致的急诊室就诊、焦虑、抑郁和急性应激反应。经历过飓风后，20%～30%的人在事件发生后的几个月内患上抑郁症或创伤后应激障碍，这与经历过洪水的人的发病率相似。在极端天气事件之后，儿童和青少年特别容易患上创伤后应激障碍，对精神健康问题的易感性增加可能会持续到成年后。已经存在精神健康问题的人和急救人员也会在灾难发生后经历更多的精神健康问题。直接经历野火或随后流离失所造成的创伤对精神健康有显著负面影响。此外，气候对经济、社会和食物系统的影响也会对精神健康产生影响。未来洪水、干旱和飓风等极端事件的发生频率增加，将直接恶化精神健康，并增加焦虑，同时人类的日常行为系统将以多种方式被气候变化所扰乱，这也将对精神健康造成许多潜在威胁。例如，气候变化可能会改变人类的身体活动和活动模式，进而改变由定期身体活动促进的精神健康状况。如长期干旱这类发展缓慢的事件，带来的影响包括慢性心理困扰和自杀率增加。

极端天气条件可能通过影响农业生产力、渔业、林业和其他经济活动，对精神疾病患者产生间接影响。飓风、热浪和大洪水等灾害也可能对城市产生破坏性影响。在这方面，精神疾病患者可能处于危险之中：城市往往是精神障碍更为常见的弱势集中区，而且发生自然灾害（如洪水）的风险也更高。除了极端天气事件通过风险/劣势循环对心理健康造成影响，当人们的土地遭到破坏，由于设备设施被破坏，工作机会受到了影响，他们可能会经历痛苦和失落感。

5. *劳动力*

除了对健康的直接影响，高温也会影响人们的工作能力。自 1990 年以来，全球范围内的潜在工作时间在 2020 年因热暴露而减少了 2950 亿小时，相当于每个就业人员减少 88 小时的工作时间。中等人类发展指数群体中人口最多的三个国家（巴基斯坦、孟加拉国和印度）在这一群体中损失最大（是世界平均水平的 2.5～3 倍，相当于 2020 年每个就业人口损失 216～261 小时）。在人均潜在劳动力损失小时数处于最低四分位数的 47 个国家中，有 36 个（77%）属于非常高的人类发展指数组。随着全世界的封锁，新冠肺炎疫情导致数百万小时的有效劳动力损失，尤其是在服务、建筑和制造业部门。职业性热暴露对低人类发展指数国家农业部门的劳动者造成了不成比例的影响，这些国家 326 亿小时的损失中有 258 亿小时（79%）发生在该部门，而高人类发展指数的国家 93 亿小时中只有 11 亿小时（12%）。因此，热暴露对工作时间的影响可能会影响食品生产。热量会影响所有性别的劳动能力，但职业差异可能会导致性别差异。如男子占建筑业总就业人数的 80%，而农村地区的妇女，特别是农村地区的土著妇女，她们依靠当地自然资源谋生，将更容易受到气候变化对劳动力能力的影响。

（1）热应激和中暑。全球范围内，一半以上的非家庭劳动时间发生在户外，主要是在农业和建筑业。被迫在高温条件下外出工作，没有阴凉处或充足的水的人，更容易患上热应激（国际疾病分类代码 T.67，“热疲劳”）和中暑。健康风险随着体力消耗的增加而增加。因此，热带发展中国家的农户和建筑工人是暴露最严重的人群之一。但对于那些在没有温度控制的室内环境中工作的人来说，热应激也是一个问题，甚至对于美国等高收入国家的一些工人来说也是如此。此外，在更高的温度下，健康保护和经济生产力之间存在潜在的冲突：工人为了防止热应激而休息更长时间，那么每小时的生产力就会下降。

（2）热衰竭与工作能力损失。无论是对于适应环境和还是不适应环境的人，都有工作场所最大推荐暴露热量和每小时休息时间的国际标准（例如：ISO，1989）。在炎热国家的炎热季节，很大一部分劳动力受到高温的影响，工作能力下降带来的经济影响可能足以危及生计。有报告显示，至少在亚洲和非洲，在最炎热和最潮湿的季节，工作效率都在下降。

（3）其他职业健康问题。在媒介传播疾病（如疟疾和登革热）很常见的地区，当气候条件有利于蚊子繁殖和叮咬时，在田间工作的没有有效保护的人可能会患上媒介传播疾病。中午，农田里的高温暴露增加，可能会增加黎明和黄昏时的工作量，而这时一些病媒叮咬人类的情况更严峻。暴露于高温会影响心理运动、感知和认知表现，并增加受伤风险。世界卫生组织的调查表明，极端天气事件和对气候敏感的传染病也给卫生工作者带来职业风险，这反过来可能会破坏更广泛人群的健康保护。其他机制包括职业接触有毒化学溶剂的增加，这些溶剂在较高温度下蒸发得更快，加上温度升高海冰减少，增加了在北极从事传统狩猎和捕鱼的人溺水的风险。

（三）人类的适应极限

大多数量化与未来气候变化相关的健康负担的尝试考虑到全球平均温度的适度上升，此处以人类对高温的适应为例予以说明。通常认为，全球变暖控制在比工业化前温度高 2℃的范围内为宜，然而很多研究对是否有可能将全球平均温度上升控制在不超过 2℃的范围内提出了质疑。因此，研究超过 2℃的变暖可能产生的健康后果越来越重要，包括 4℃～6℃或更高的极端变暖。假设在变暖程度越来越高的情况下，许多与气候有关的重要健康影响的增加将大于简单的线性增量，也就是说，气温升高 4℃对健康的影响将是气温升高 2℃时的两倍多。例如，在对极端高温的死亡率反应、作为儿童营养和发育关键决定因素的农作物产量和传染病中已经被观察到了非线性和阈值效应。

1. 人体耐热性的生理极限

在标准（或典型）条件下，在湿球温度持续超过 35℃的情况下，核心体温将达到致命水平，全球平均气温比当前温度高出约 7℃，将导致小面积的土地无法进行代谢散热。气温上升 11℃～12℃将使这些区域扩大，涵盖当今人类居住的大部分地区。一项预测表明，全球平均气温在 2100 年和 2200 年分别比 1861—1960 年上升 3.4℃和 6.2℃，在最热的月份，全球劳动生产率将下降至 2100 年的 60%和 2200 年的 40%。据估测，包括印度、澳大利亚北部和美国东南部在内的热带和中纬度地区将受到特别严重的影响。

2. 食品生产和人类营养极限

农作物和牲畜在热和水胁迫方面同样存在生理极限。例如，主要作物玉米、水稻、小麦和大豆的生产通常会面临 40℃～45℃的绝对温度限制，从播种到出苗、灌粒和结实期等关键物候阶段的最高温度阈值接近或低于 35℃。因此，全球变暖可能存在一个阈值，若超过该阈值，则当前的农业实践将不再支持大型人类文明。在全球平均温度升高 4℃～6℃或更高的情况下，全球粮食安全风险变得非常严重。

陆地粮食不安全危机加剧，并在 2019 年影响了 20 亿人。气候变化可能加剧这场危机，这将不成比例地影响到最脆弱的人和已经营养不良的人。由于社会界定的性别角色和比男性更少的赋权，粮食不安全对农村妇女的影响更严重，通过教育程度、收入和社会经济地位的降低，加剧了她们的弱势地位。

跟踪温度升高导致的作物产量潜力的变化来衡量这一影响，其中作物产量潜力是指在不受水或养分或极端事件限制的情况下可以获得的产量。气温升高会缩短作物成熟所需的时间（作物生长时间缩短），从而降低种子产量潜力。因此，在缺乏适应的情况下，作物生长持续时间的减少可以被视为未来作物产量减少的一个指标，因为生长季节温度较高（因此生长季节缩短）。作物产量潜力继续呈持续下降趋势，给世界各地已经紧张的粮食系统增加了额外压力。在所追踪的所有主要作物中都观察到成熟时间的减少，与 1981—2010 年的平均作物产量潜力相比，玉米产量减少了 6.0%，冬小麦产量减少了 3.0%，大豆产量减少了 5.4%，水稻产量减少了 1.8%。

来自联合国粮食及农业组织（粮农组织）的粮食不安全经验量表的数据用于评估 83 个国家自我报告的严重粮食不安全经历（定义为过去 12 个月内，由于资源短缺，一个人至少有一天没有进食）。一项固定效应、时变回归显示，2014 年，气温每升高 1℃，全球严重粮食不安全的概率就会增加 1.4%，而 2019 年则增加了 1.6%。

海洋粮食方面，在 2018—2020 年，近 70%的国家的领海平均海面温度与 2003—2005 年相比有所上升，这反映出对其海洋粮食生产力和海洋粮食安全的威胁越来越大。

自 20 世纪 60 年代以来，人均鱼类消费量稳步增长。约有 33 亿人依赖海洋食物，中低人类发展指数国家的沿海人口、小岛屿发展中国家人口和土著人口尤其依赖海洋食物获取营养和生计。气候变化通过海水温度升高（以及相关的氧合指数降低）、海洋酸化和珊瑚礁白化，导致海洋鱼类容量和捕获量的变化。由于这些变化，沿海热带国家面临海洋作物产量潜力降低的风险最大，也最容易受到相关的社会经济影响。

通过追踪 136 个国家和地区领海的海面温度，以反映气候变化对海洋生产力以及海洋粮食安全不断变化的威胁。利用粮农组织收集的数据，报告基于人均鱼类消费量的海洋捕捞量变化作为补充。结果显示，与 2003—2005 年相比，2018—2020 年，136 个被研究国家和地区中有 95 个（70%）的领海平均海面温度升高，对海洋食品生产力构成威胁。自 1988 年以来，以海洋捕捞为基础的鱼类消费量也有所减少，加上营养质量和欧米伽-3 含量较低的农场鱼类产品的消费量有所增加。这些趋势都暴露了气候变化对全球海洋粮食安全的威胁。

3. 疾病载体的耐热性

高纬度地区的大幅变暖将为一些目前受低温边界限制的传染病开辟新的传播领域，这一点已经从加拿大和斯堪的纳维亚地区蜱虫（莱姆病和蜱虫传脑炎的媒介）种群的向北扩展得到证明。另一方面，超过病媒和宿主物种最佳条件的新温度状况的出现将降低传染病传播的可能性，并且随着足够高的温度上升，可能最终消除一些目前存在的接近其可容忍温度上限的传染病。

气候变化正在影响节肢动物传播、食物传播和水传播疾病的分布。加上全球流动性和城市化，气候变化成为登革热病毒感染人数增加的主要驱动因素，自 1998 年以来每十年增加一倍。通过改进的模型跟踪虫媒病毒（登革热、基孔肯雅病和寨卡病）传播的环境适宜性，以评估温度和降雨量对媒介容量和媒介丰度的影响，并将其与人类人口密度数据叠加，以估计生殖数（R_0：由一次感染导致的二次感染的预期数量）。与 1950—1954 年的平均值相比，追踪到的所有虫媒病毒疾病的 R_0 都有所增加，2020 年，由埃及伊蚊传播的 R_0 比基线年份（1950—1954 年）高 13%，由白纹伊蚊传播的 R_0 比基线年份高 7%。登革热、寨卡病和基孔肯雅病的流行潜力最大的国家是人类发展指数非常高的国家，主要是由于伊蚊的持续地理扩张。

弧菌病原体可导致胃肠炎、危及生命的霍乱、严重伤口感染和败血症。通过监测沿海水域弧菌传播的环境适宜性发现，受海表温度和海表盐度变化的影响，2020 年北半球纬度（北纬 40° ～70° ）的海岸线面积与 1982—1989 年基线相比增加了 56%（占海岸线的 7.0%～10.9%）。从 1982—1989 年到 2011—2020 年，在一年中的任何时间，适合非霍乱弧菌物种的海岸线面积从波罗的海的 47.5%上升到 82.4%，从大西洋东北部的 29.9%上升到 54.9%，从太平洋西北部的 1.2%上升到 5.1%。在 2003—2019 年，所有人类发展指数国家组中适合霍乱弧菌的海岸线比例都有所增加，平均而言，低人类发展指数的国家组对霍乱弧菌的适合性最高（2019 年为 98.6%的国家海岸线）。然而，在此期间，高人类发展指数国家组的适宜海岸线面积增加最多，每年其海岸线面积的增加率几乎为 1%。

另外，由于卫生条件、收入和保健质量的改善，即使蚊子传播疾病的环境适宜性有所提高，但人们对这些疾病的脆弱性仍在降低。2000—2017 年，人类发展指数低的国家对埃及伊蚊传播疾病的脆弱性降低了 34%，同一时期，人类发展水平高的国家对埃及伊蚊传播疾病的脆弱性降低了 61%，而人类发展指数极高的国家则降低了 73%。脆弱性指数与人类发展指数水平成反比，2017 年，人类发展指数低的国家的脆弱性指数比人类发展指数极高的国家高 360 倍以上。

4. 极端变暖下的流离失所和迁移

极端天气和包括海平面上升在内的长期环境变化导致更多的人流离失所，并导致被困人口增加。预计在极端变暖水平下，这一趋势将更加明显。相对于 2℃的升温，4℃的人类迁移最显著的区别是，当面临环境变化时，许多人失去了选择是留下还是离开的能力。对难民、移民和重新安置计划中的人的健康研究表明，与自愿移民或计划中的重新安置相比，被迫流离失所可能会导致更严重的健康影响。与被迫流离失所有关的健康风险包括：营养不足；食物和水传播疾病；与过度拥挤有关的疾病，如麻疹、脑膜炎和急性呼吸道感染；性传播疾病；产妇死亡率增加；心理健康障碍。

2021 年的统计数据显示，有 5.696 亿人居住在海拔 5 米以下，他们可能面临海平面上升所造成的直接和间接危害。1902—2015 年，全球平均海平面上升了 0.12～0.21 米。如果海平面的上升势头不减，预计在 80 年内，海平面将比当前水平高出 2 米，如果考虑到冰盖坍塌、海浪、潮汐影响和其他因素，在某些地区甚至更高。

目前，有1.46亿人生活在海拔不到1米的沿海地区，其中27.3%的人口居住在人类发展指数低的地区。此外，随着海平面持续上升，居住在当前海平面以上不足5米的地区的5.696亿人可能面临更大的洪水、更强烈的风暴、土壤和水盐碱化，以及当地出现传染病的风险；26.6%的人生活在低人类发展指数水平的地区。如果发生侵蚀，住宅和其他基础设施可能会被破坏。

移徙和流动可能是对海平面上升的反应，也可能是对气候变化其他影响的反应。移民和流动性的增加将影响生计、获得基本服务的机会和心理健康。截至2020年12月31日，37个国家确定了45项与气候变化和移民相关的政策，所有这些政策都提到了健康或福祉，但这一提及通常与气候变化影响有关，而不是与强迫移民的潜在健康影响有关。

截至2019年年底，全球被迫流离失所的人数高达7950万。其中，近2600万为难民，他们当中有一半的人不满18岁（2040万难民属于难民署的管辖范围，560万巴勒斯坦难民属于近东救济工程处的管辖范围）。此外，还有4570万境内流离失所者、420万寻求庇护者以及360万在境外流离失所的委内瑞拉人。还有上千万无国籍者，他们没有公民身份，无法行使教育、医疗服务、就业和行动自由等基本权利。对于难民而言，结束困境的希望越来越渺茫。19世纪90年代，每年平均150万难民能重返家园。过去十年，这个数字减少至38.5万，意味着如今流离失所者的人数远比过去要多。

在21世纪，除了迫害和冲突，自然灾害（有时由气候变化引起）也会迫使人们迁徙到其他国家寻求庇护。洪水、地震、飓风、泥石流等灾害发生的频率正在增加，强度也变得更大。尽管这些事件造成的流离失所大多发生在国内，但是也会导致人们逃离本国。然而，目前还没有一个难民法律文书能够明确解决这些人的困境。气候变化产生的影响比较缓慢，由此导致的流离失所也多发生在国内。但是气候变化会加速干旱、荒漠化、地下水和土壤盐碱化以及海平面上升，因气候变化引起的流离失所最终也会变成跨越国界的问题。其他人为灾害，如严重的社会经济剥夺等也会导致人们逃离本国。尽管有些人可能是为了逃离迫害，但大多人离开是因为他们没有留下来的意义。

5. 对基础设施的依赖

在气候恶劣的情况下，社会能够通过封闭生活和工作场所来保护自己，首先是最脆弱的成员：年轻人、老年人、患病者和体力劳动者。这一战略将意味着更容易受到基础设施故障和不可靠的能源和水供应的影响。在温带气候下，停电与意外死亡和疾病相关死亡有关，在极端天气事件中，电源故障更可能发生。因此，在明显炎热的气候条件下，大规模依赖空调将构成严重的健康风险。

二、可能造成的全球安全问题

（一）移民问题

移民是根据时间和空间特征来定义的：一个人至少一年的永久或半永久迁移，涉及跨越行政边界，但不一定跨越国家边界。永久性移徙以及临时性和季节性移徙在世界各地很普遍，并受到经济和其他必要因素的驱动。当代移民最重要的总体趋势仍然是人口从农村向城市流动。全球城市人口比例从 1900 年的 10%上升到 2009 年的 50%以上，预计 2030 年将达到 59%。目前，大约 80%的移民在国内。现有的全球移民趋势表明，过去 40 年中，从山区和旱地向外移民的数量不断增加。据估计，人口普查期间（1990—2000 年），向海岸带的净移民人数超过 7000 万。

1. 从气候变化到移民的潜在途径

极端天气事件提供了从气候变化到移民的最直接途径。由于气候变化，极端天气事件的发生率和强度不断增加，人们失去了居住地或经济中断，这将直接导致流离失所的风险增加，一定比例的流离失所会导致永久性移民。与天气有关事件造成流离失所的证据表明，大多数流离失所者试图返回其原来的住所并尽快重建。例如，2010 年的巴基斯坦洪灾主要造成了广大地区大量人口的局部流离失所，而非远距离迁移。社会脆弱性的结构性经济原因可能决定暂时流离失所是否转变为永久移徙。例如，在美国新奥尔良，卡特里娜飓风过后，经济上处于不利地位的人口在灾后立即流离失所，大多数人没有返回原居住地；事件发生 14 个月后，非洲裔美国人返回的速度更慢，因为他们遭受了更大的住房破坏。研究得出结论，流离失所通过住房、经济和健康结果影响了人类的安全，这些结果使最初的影响永久化为一种慢性不安全综合征。此外，在极端事件中的流离失所问题上，有充分的证据表明存在性别差异，特别是当妇女失去社会网络或社会资本时，妇女在流离失所情况下往往受到不利的心理健康结果的影响。

因此，极端天气事件不一定与流离失所有关，也可能与不动或迁入有关。不断变化的经济结构可以塑造受影响人口应对极端天气而不流离失所的能力。尽管洪都拉斯最贫困的家庭在 1990 年米奇飓风的影响下遭受了最大的损失，但由于土地使用权的改变和更好的预警系统，他们在十年后不太容易受到风暴的影响。2005 年孟加拉国洪水过后，几乎没有人流离失所，居民认为重建造成了移民的涌入。

在人口统计学中，虽然移徙是应对生计风险的一种常见策略，但移徙成本高昂且具有破坏性，因此只能作为最后的手段。一项对八个经历长期干旱的澳大利亚定居点的研究显示，搬迁和移民被认为是最不理想的适应方式。尽管存在冲突和其他因素，20 世纪 90 年代，苏丹因干旱而流离失所的牧民仍试图在干旱后返回以前的定居点。进一步的证据表明，获得移民所需资源的社会差异会影响移民结果，脆弱性与流动性成反比，导致最易受气候变化影响的人迁移能力最低。因此，当气候变化风险减少并限制迁移机会时，其风险可能非常大。最脆弱的家庭能够利用移民来应对环境压力，但他们的移民是一种紧急反应，会造成债务状况，增加而不是减少脆弱性。在许多情况下，人口成员会根据种族、财富或性别表现出不同的移民结果。

还有一些证据表明，气候变化通过对生产力的影响，可能导致移民流动的减少。在畜牧系统中，一些长距离迁移因干旱而减少。布基纳法索的一项多年研究证实，干旱年份向其他农村地区的迁移增加，但长途或国际迁移仅限于农业生产率高的年份。向新目的地移徙、长途移徙和国际移徙都需要大量人力和财政资本，因此仅限于较富裕的人口或家庭有足够资源的时间段。然而，在某些情况下，干旱会导致迁移增加——通常是短期和短途迁移。一项模拟了 20 世纪 80 年代布基纳法索移民运动的研究预测，未来降雨减少的情景将增加农村地区的移民率。

无论负面环境变化是否影响移民的决定，移民人口在新的目的地可能会暴露在更危险的气候条件下。有一些证据表明，新移民在城市等目的地的风险更大。低收入移民以及被社会排斥的移民聚集在高密度地区，这些地区往往很容易遭受洪水和滑坡的影响，这些风险随着气候变化而增加。布宜诺斯艾利斯、拉各斯、孟买和达喀尔的移民比长期居民更经常生活在更危险的地方。在达喀尔，在2008年之前的十年中，40%的新移民居住在高洪水风险地区。开曼群岛的新移民最容易受到热带气旋的影响，因为他们最不可能为气旋做好准备，却更可能生活在受气旋影响较大的地方，并且大多与以前没有气旋经历的外籍人士互动。没有确凿的证据表明，快速城市化本身就是冲突的根源：对非洲55个城市的社会混乱和人口增长的假设进行测试后发现，城市人口的快速增长不会导致城市动荡。

2. 移民趋势和长期气候变化

长期环境变化、海平面上升、海岸侵蚀和农业生产力损失将对移民流动产生重大影响。这方面的证据来自对未来移民流动和永久流离失所的模拟研究。研究预测了巴西受影响农村地区的移民率，并发现人口减少的发生率相对温和，移民的最大增长来自支持大量劳动力的农业生产区。在另一项研究中，巴西旱地的城市移民很可能是由于农业收入损失而选择移民的。气候变化引起的长期环境变化也加剧了现有趋势，如农村向城市迁移。对墨西哥—美国移民率和巴西国内移民未来预测的建模研究表明，干旱预测增加了既定移民路线的移民和农村地区的人口减少。撒哈拉以南的非洲地区观测到的降雨量下降部分解释了各国城市化率的差异，降雨量下降的时期增加了撒哈拉以南地区的城市化，但城市化也可以通过同时期的经济自由化和政策变化来解释。

随着沿海地区变得不适合居住，海平面变化预计将会导致永久流离失所。例如，据预测，到2030年，美国四个主要沿海地区将有1200万人因海平面上升而流离失所。根据2100年前的潜在海平面变化预测永久流离失所的结果显示，如果海平面高度变化0.5米，到2100年，可能损失土地0.877万平方千米，如果没有适应气候变化的投资，将迁移7200万人；如果海平面高度变化2米，土地可能损失178.9万平方千米，迁移1.87亿人，即全球人口的2.4%，其中大部分在亚洲。如果政府在所有海岸进行了适应投资（例如修建防护堤），那么在海平面上升0.5米的情景下，流离失所的人口水平非常低，而在海平面上升2米的情景下，流离失所的人口不到50万。有研究表明，这种保护措施很可能被实施，因为不投资保护城市土地和基础设施带来的成本很高，特别是对主要的城市中心。

即使在受到长期气候变化和海平面上升威胁的地区，观察结果也表明，处于危险中的人口并不总是选择迁徙。例如，一系列研究试图解释低洼岛国的人口稳定性发现，来自图瓦卢的移民并不是由于气候变化的感知所驱动的，尽管预测该岛可能变得不适合居住，但由于文化和身份的原因，居民仍然留在这里。同样，在秘鲁安第斯山脉，文化生态系统服务和地方依恋决定了当地人不迁移。因此，尽管环境条件艰苦，人们仍然在此定居。此外，这些研究还发现，环境风险直接影响人们对幸福感、文化完整性和经济机会的看法，气候变化的影响可能是未来移民的更重要的驱动因素。

（二）武装冲突

1. 作为冲突原因的气候变化

有一个特定的研究领域——探索大规模气候破坏与过去帝国崩溃之间的关系，学者们利用统计分析和来自考古和其他历史记录的数据探索二者之间关系。例如，15世纪初湄公河流域高棉帝国崩溃的时间与异常严重的长期干旱相对应。阿纳萨齐、阿卡德、经典玛雅、莫奇卡和蒂瓦纳库帝国等几个强大文明的崩溃都与气候模式的重大变化同时发生。17 世纪中期的小冰河时期与政治动荡和战争的案例比任何其他时期都多。这些研究都表明，在某些社会条件下，气候变化可能会加剧重大的政治变化，这些条件包括生存生产者占主导地位、领土冲突以及外围地区权力有限的独裁政府体制。由于数据的限制，将这些气候变化与文明变化联系起来的确切因果路径尚不清楚。因此，应该注意的是，这些来自历史先例的发现不能直接转移到当代全球化的世界，应谨慎得出未来气候变化将导致大规模政治崩溃的结论。

大多数关于气候变化与武装冲突之间关系的研究集中在现代气候变化与国家内部冲突之间的关系上。多数情况下，这些研究考察了降雨量或温度变化，作为气候变化可能导致的长期变化的代表。几项关于短期变暖与武装冲突之间关系的研究，有些发现了微弱的关系，有些发现没有关系，总体而言，研究并没有得出变暖与武装冲突之间存在强烈的积极关系的结论。绝大多数研究集中在非洲，并使用自 1980 年以来收集的卫星增强降雨数据。一项考虑了多年气候变化的全球研究发现，自 1950 年以来，受厄尔尼诺振荡（ENSO）影响的国家中，在 ENSO 期间，国家内部发生战争的风险上升。其他研究发现降雨偏差与内战之间存在关联，但与之相矛盾的是，其他研究没有发现干旱和洪水与内战之间的显著联系。研究一致认为，在其他风险因素极低的特定情况下（如人均收入高，国家有效且一致），气候变化对武装冲突的影响可以忽略不计。

越来越多的研究聚焦气候变化和非国家冲突之间的联系。研究一致认为，在资源依赖型经济体中，降雨量的增加或减少会增加局部暴力冲突的风险，特别是在非洲的畜牧社会。在这种情况下，存在能够和平处理冲突的机构被认为是调解此类风险的关键因素。为了应对寻找气候变化和暴力之间直接联系的挑战，一些研究检查了气候变化对已知会增加内战风险的因素的影响。人们广泛使用定量和定性技术研究内战，对增加内战风险的因素有很高的共识，这些因素包括近期国内暴力历史、低水平的人均收入、低增长率的经济增长、经济冲击、不一致的政治制度和邻国冲突的存在等。然而，几乎所有的研究都指出，需要有令人信服的理论来解释这些关联。

增加内战和其他武装冲突风险的许多因素对气候变化敏感。例如，气候变化将减缓一些低收入国家的经济增长速度，并阻碍其提高人均收入的努力，特别是在冲突风险最高的非洲。极端事件可能因气候变化而变得更加激烈，也可能产生经济冲击，尽管灾害与武装冲突之间的直接联系存在争议。研究推断，气候变化会破坏提供公共产品的机构的一致性，从而削弱国家并增加冲突风险；然而有一些证据表明，在某些情况下，灾害可以为在冲突环境中建设和平和改善治理机构提供关键机会。

综上所述，气候变化或气候变异性的变化在某些情况下增加了武装冲突的风险，虽然影响的强度不确定，但研究认为普遍存在这种担忧。鉴于对增加内战风险的因素的充分了解，以及有中等证据表明其中一些因素对气候变化敏感，这种担忧是合理的。文献中普遍认为，需要理论和数据来解释从气候变化到暴力的过程，例如，正式和非正式机构如何帮助避免暴力结果。鉴于缺乏关于因果关系的普遍支持的理论和证据，无法对未来气候变化对武装冲突的影响给出确切说明。

2. 与气候政策应对相关的冲突和不安全

研究显示，应对气候变化的减缓和适应措施可能提高武装冲突的风险，并加剧特定人群的脆弱性。这一发现得到了充分的证据支持，特别是在自然资源利益分配上的政治斗争中。因此，在产权和冲突管理机构效率低下或缺乏合法性的环境中，为适应或减缓气候变化而改变资源分配的尝试可能导致或加剧冲突。应对气候变化的行动可能恶化现有的严重不平等，加剧对资源的不满，限制人们获得维持生计所需的土地和其他资源，或以其他方式损害人类安全的关键方面。特别是在产权管理薄弱或偏向特定群体的地区，减缓温室气体排放的努力若与当地优先事项和产权安排不一致，可能增加人口冲突的风险。同时，关于生物燃料生产的快速扩张的研究将土地掠夺、剥夺和社会冲突联系起来，某些研究甚至发现了生物燃料生产增加、食品价格上涨与社会不稳定（例如骚乱）之间的潜在联系。

为生态系统服务项目提供资金，例如，与减少森林砍伐和森林退化排放（REDD）相关的项目，有可能引发资源和产权冲突。例如，确保坦桑尼亚“REDD 准备就绪”的努力和刚果盆地一直存在争议，并使社区与环保主义者和政府发生冲突；肯尼亚的气候变化适应干预措施加剧了周边冲突。缓解气候变化将增加对部署低碳密集型能源形式的需求，包括水力发电，其中一些能源在历史上曾导致社会冲突和人类不安全（例如，被迫重新安置）。其他研究指出，核能使用的增加还增加了核扩散或核恐怖主义事件的威胁。气候政策应对措施也有可能以各种方式减少冲突。

3. 暴力冲突和对气候变化的脆弱性

适应气候变化所需的许多能力受到持续或近期武装冲突的威胁。来自发展研究和政治学的大量证据表明，暴力冲突会破坏人类安全以及个人、社区和国家应对变化的能力。这些观察结果非常有把握地表明，在暴力冲突出现并持续存在的地方，人类适应气候变化的能力将会降低。武装冲突造成贫困并限制生计，是饥饿和饥荒的主要原因。武装冲突严重干扰了个人和社区获取自然资源的能力，限制了其适应气候变化的能力，例如，在受冲突影响的地区故意毁坏庄稼和散布地雷，会降低个人和社区获取自然资本的能力，从而增加了人类对气候变化的脆弱性。一项研究记录了对适应能力的负面反馈，其中武装冲突减少了获得生态系统产品和服务的机会，这可能导致自然资源的低效利用，从而进一步恶化环境，例如，津巴布韦的长期政治不稳定与大量非法狩猎丛林肉有关。冲突和大量人口的迁移也会改变生物多样性的丰度和分布，并可能导致严重的森林砍伐。

集体行动的能力是适应气候影响能力的关键决定因素，暴力冲突的性质和家庭采取的应对策略可能削弱这种能力。当冲突加剧族裔或宗教群体之间现有的横向不平等，激起对地方或政府机构的不信任或孤立个人和家庭时，对适应气候变化很重要的社会资本也会退化。与冲突相关的流离失所还会扰乱社会网络，使实现安全生计的要素变得困难，例如，婚姻、获得土地或获得公共社会安全网。在暴力冲突的情况下，应对气候变化的努力提供了可能被当地精英或非法机构获取的资金或资源流动，这可能会加剧分歧并加剧不满。

武装冲突会降低政府有效运作的能力，进而阻碍适应。例如，研究表明，长期的政治冲突降低了治理机构在多个层面有效管理加沙地带、巴尔干部分地区和中东水资源的能力。不稳定影响了巴勒斯坦和伊拉克地区城市土地利用的规划过程。武装冲突还可能削弱国家预防和应对自然灾害和人道主义危机的能力。缺乏对政府承诺或响应能力的信任，缺乏合法性的警察或军队的存在，或者政府与地方部队之间最近发生的冲突，都阻碍了这些机构提供有效救济的能力。

4. 和平建设促进

在冲突以资源为基础的情况下，人们普遍认为，资源管理通过将对资源的竞争性利益引导到非暴力解决方案中来为冲突管理做出巨大贡献。一项关于环境建设和平与缔造和平的研究认为，自然资源管理以及气候变化适应可以帮助建立和平以避免冲突，并在冲突局势中促成和平。对1948—2008年两个或多个国家之间的双边和多边互动的研究表明，流域沿岸国家之间有重要的合作。跨境流域合作，特别是联合管理、防洪和技术合作，可以为一系列有争议的问题的长期合作奠定基础。流域范围内为降低潜在冲突而进行的制度发展工作的重点，是从主张冲突的流域权转向解决流域的多重价值，并最终实现跨越国界的利益共享。

越来越多的证据表明，加强合作和减少围绕自然资源冲突的努力是有效的。一些被称为"和平公园"的跨境保护区旨在减少冲突并加强跨境合作。然而，"和平公园"有效的证据有限且模棱两可，一些研究记录了政治、经济和保护合作，而另一些研究记录了当地社区、精英和州之间的冲突产生。

（三）地缘政治争端

对国家和安全机构行动的分析表明，许多国家将当前和预期的气候变化视为对地缘政治问题的影响。各国共享资源和提供人类安全的能力受到气候变化影响的挑战。气候变化的影响可能会引发对陆地和海上领土的争议，在极端情况下，可能会威胁到国家的领土完整或生存能力。

对于小岛屿国家和拥有大量软洼地海岸的国家，海平面上升和极端事件有可能侵蚀吞没大量陆地区域及相关的基础设施和定居点。对于完全由低洼环礁组成的国家，海平面上升、海洋酸化和极端海表温度的升高会危及当前或未来更多人口的安全。预计21世纪末海平面将大幅上升，低洼岛屿的物理完整性受到威胁。海平面上升和产生的海岸线变化可能导致自然资源或边界位置的冲突。

生产性海洋渔业已经直接受到气候变化的影响，改变了重要商业鱼类种群的范围。捕鱼作为一种经济活动，适应高度多变的环境和管理条件；然而，鱼类种群的流动会增加跨境竞争。例如，鲭鱼、鲱鱼和毛鳞鱼种群向北迁移正在造成经济和地缘政治紧张局势。

气候引起的水变化对跨境流域的影响构成了一系列地缘政治问题。尼罗河、林波波河、阿姆河、锡尔河、湄公河、恒河、雅鲁藏布江、底格里斯河、幼发拉底河和印度河等跨境河流的高度国际相互依存将河流状况与国家发展轨迹联系起来。气候变化预计会破坏径流动态，例如，气候变暖将使除最冷地区以外的所有地区的融雪季节提前，从而改变季节性水流量，导致跨境紧张局势。

跨境冲突与合作相关的研究并非优先考虑与水冲突风险相关的绝对稀缺性，而是考虑变化率。当通过外交和其他非暴力机制处理争端来适应稀缺性或多变性时，这种对于变化率的关注源于更高的冲突风险感知，包括季节性降雪或冰川融化的减少。跨境流域机构和国际法律机制已被证明可以有效管理冲突，但是这些机构接受的金融和政治投资有限，涉及强国和弱国之间不平等或不公平的合作，并且只存在于数量有限的跨境流域。

地球工程是一种尚未得到证实的应对气候变化的策略，是指有意地大规模操纵环境以减少气候变化的负面影响。地球工程的高度不确定性和不同地理影响的高可能性是国家之间紧张或冲突的预期来源。其中包括太阳辐射管理对亚洲或萨赫勒特定地区降水减少区域的影响以及对粮食生产的负面影响。各国在有限的国际法律机制下单方面部署地球工程，形成了潜在的冲突。

三、问题应对

世卫组织针对卫生、环境与气候变化问题提出了全球战略草案，通过健康环境以可持续的方式改善生活和福祉。人们须改变生活、工作、生产、消费和治理的方式，以各部门综合、主流的方式，针对健康、环境和气候变化的上游决定因素采取行动，并得到适当治理机制和高级别政治意愿的促进和支持。

（1）初级预防：扩大《2030 年可持续发展议程》中针对健康问题决定因素的行动，以促进和保护健康。

《2030 年可持续发展议程》呼吁处理产生环境风险因素的根源，做法是转向初级预防行动和促进健康选择。要减少每年由环境风险造成的 1300 万死亡病例，就要有效扩大跨所有部门和重要利益攸关方都参与的初级预防行动。

积极参与，大幅度增加初级预防活动。扩大初级预防，需要现在和未来都将大量资源转向可持续地处理健康面临的主要风险因素，创造安全、健康的环境以及改善人民的生活。

将初级预防行动纳入疾病防治规划。重要的是，将针对有害健康的环境风险因素采取预防性行动纳入全民健康覆盖，使之成为相关行动的核心组成部分，包括通过针对具体疾病（非传染性疾病和传染性疾病）和风险（例如，抗微生物药物耐药性）的战略和规划这样做。

（2）跨部门行动：处理所有部门政策中的健康问题决定因素，并确保能源、交通和其他对健康有决定性影响的转型有益健康。

对许多健康问题环境决定因素的责任和处理这些因素的工具在个人或卫生部门的直接控制之外。能源、交通和其他主要系统正在发生重大转型，可能会对人群健康产生或负面或正面的深远影响。因此，需要采用针对更广泛社会、跨部门、更具有整体性和基于人群的公共卫生方法。现在已经有一些良好实践的例子，但这种综合方法尚未得到普遍采用，而且很少直接针对健康问题的上游环境和社会决定因素。

在卫生部门以外制定卫生相关政策时，系统考虑健康问题。在能源、交通、住房、劳动、工业、农业、水和卫生设施以及城市规划等关键部门，就健康风险驱动因素做出的决定应以实现和保护良好健康为明确目的。这种将健康融入所有政策的方法包括社区参与、在环境和劳动法规和保障措施中涵盖健康问题以及评估发展项目和政策的健康影响，从而在单一环境、社区或系统中同时处理若干影响健康的环境问题。

获得更可持续政策选择的健康效益，需要全面评估相关政策行动的健康危害和效益及其财政和环境影响。可以在一开始制定政策时就考虑使政策也产生健康效益并且将健康问题考虑在内，从而获得更多有益于健康的好处。

（3）加强卫生部门：强化卫生部门的领导、治理和协调作用。

处理单个环境风险的增量变化还不够多。由环境原因造成的全球疾病负担比例在过去十年间几乎未发生变化。为处理这些环境因素，卫生部门需要装备起来并得到加强，以承担起塑造健康、可持续未来的义务。加强卫生部在以下方面的能力是关键：通过发挥领导、伙伴、宣传和调解作用联系其他政府部门，实现更好的健康结果；建设机构能力和技能，以落实将健康融入所有政策的思路；提供有关健康和不平等问题决定因素及有效应对措施的证据。这种方法反过来也有助于避免当前或未来的经济成本，使节省下来的经费可以再投资于卫生和可持续发展事业。

投资发展卫生部门与其他部门联系协调相关政策的能力。需要发展参与跨部门对话并监督其他经济领域投资及其后果的能力。能力得到提高后，可以促进能够同时保护健康和环境的互利措施。各国卫生部通过发挥领导和跨部门治理作用，开展循证宣传倡导、业务规划以及监测监督，可以推动在处理环境、社会和气候风险方面取得进展，进而获得短期和长期效益。卫生部门的政策协调能力也包括落实将健康融入所有政策的思路所需要的能力。

加强卫生部门联系其他部门促进保护健康的努力。由于议题广泛且涉及众多行动者，卫生部门应就评估卫生风险和影响、实施适当解决方案并监测各部门进展情况提供指导并建立监管框架。

卫生保健设施提供基本环节服务，实现“绿色”卫生部门。在低收入和中等收入国家，有必要弥补卫生保健设施在配备安全管理的水、卫生设施和个人卫生措施以及可靠能源供应方面的欠账，并确保这些设施经得住极端天气事件和其他紧急情况的考验。卫生部门也需要在采购政策和服务、废物管理及能源相关选择方面发挥榜样带头作用，以限制对卫生、环境和气候变化的任何负面影响。

（4）加强支持：建设促进治理以及政治和社会支持的机制。

目前，各部门发展的驱动力主要来自本部门的目标，还不存在多少推动评估单个部门以外的成本和效益的激励措施，例如，对卫生、卫生系统乃至整个社会的影响。治理机制、协议和政治需求需要以更具整体性的思路为基础，并避免单打独斗。这样，做出的政策选择也应以其整体影响为基础，包括对卫生和社会的影响。

加强治理机制，推动可持续的健康保护行动。需要有高效的整体治理机制来促进跨部门工作，并全面考虑成本和效益。需要与卫生部门协调采取更具整体性的方法并保护有益健康的公共产品。鉴于环境卫生行动的成果还很少与政治时间表结合起来，应确保此类机制接纳能带来长期健康效益和回报的环境行动。此类机制比反复开展的卫生保健行动更具有可持续性。

扩大对卫生的需求和领导。需要跨部门利益攸关方广泛参与和行动、卫生部门和社区实施促进健康的政策以及有益健康的设计和管理。环境风险对健康的影响重大：仅靠传统卫生保健系统无法可持续地处理这些风险。社会在承担这些完全可以避免的卫生影响方面还没准备好。需要建立适当机构机制，将健康问题纳入各级跨部门政策制定进程，为综合开展此类合作提供框架和平台。在这个进程中，将健康融入所有政策和整个政府参与的方法会很有用。

发展高级别政治运动和协议。长期以来，处理健康面临的环境风险因素的全球努力已经产生了关键证据和工具。有关决定性地减少不安全环境造成的疾病负担的方案的证据已经逐步积累起来：这些显著成绩显示，相关投资可以带来高额回报。除了《2030 年可持续发展议程》，近年来的高级别政治论坛、承诺和联盟都很可能支持这种变化。

（5）需要新证据：产生和提供有关风险和解决方案以及与利益攸关方高效沟通以指导其选择和投资的证据基础。

加强跨部门行动、强化高层支持和扩大初级保健都需要有关于各项解决方案的卫生影响、成本、有效性和更广泛社会效益的坚实、广泛证据基础，同时也需要得到定期监测和跟踪的支持。通过扩大的网络，和伙伴强化有关卫生、环境和气候变化行动的健康效益的宣传倡导、广泛沟通和意识提升活动，对于触发和维持相关行动必不可少。

继续将环境监测和卫生监测结合起来，评估环境风险和服务的卫生影响。全球和本地影响趋势将继续提供证据，说明环境如何影响人类健康和发展，并指出在哪些领域采取行动最重要。继续编写循证指导文件，支持在国家和次国家级采取有效行动。卫生部门有责任向政策制定者报告相关干预措施（包括法律文书）的卫生影响和经济评价，从而处理环境方面导致疾病的根本原因。有必要与实施者开展互动，以优化其后的实施行动。例如，需要为重要利益攸关方（如市长）提供有针对性的工具，以指导促进健康的行动。

对数据和证据的解读和有针对性的沟通。应提供有关证据和趋势、信息、宣传倡导活动和行动的循证公共卫生信息，供各级利益攸关方参考，支持政策决定，并触发高级别政治行动和支持。

及早识别并应对新出现的健康威胁的机制和能力。必须建设与新技术、工作组织方式或全球环境变化有关的能力并建立相应机制，以处理快速出现的威胁健康的环境问题。这就需要对证据进行权威审查，并评估处理新出现不确定问题（例如，与塑料微粒、内分泌干扰物、纳米粒子和电子废物有关的问题）的控制措施的有效性。

影响研究和推动创新。研究是进行对加快实现可持续发展目标必不可少的战略转型的基础。为推进 2030 年议程，必须相互协调地促进研究，明确研究需求并转化知识，以填补关键知识空白。与卫生相关领域政策和实施科学有关的研究对于通过更安全、更健康的环境改善健康具有特殊意义。

积累支持充足分配资金和影响投资的理由。要扩大保护健康的行动和促进环境更安全，就要提供充足的资金和重新调整投资。应考虑所有成本和所有伴随效益，利用现有循证评估指导资金分配。需要充分、系统地考虑短期和长期不采取行动造成的全部社会成本以及所有部门卫生相关政策的影响，以便防止隐性成本转移给卫生部门和削弱环境可持续性。在还没有卫生和经济影响评价的情况下（例如，对于内分泌干扰物、新工作流程、纳米粒子或各种化学品），应采取谨慎做法。

（6）监测：通过监测实现可持续发展目标的进展情况指导行动。

监测的目标是密切跟踪健康问题的决定因素及其在各个人群之间及群体内部的分布，从而了解已经取得的进展，进而相应调整政策和确保环境正义。

监测实现可持续发展目标和其他指标的进展。各国将酌情与世卫组织和其他相关机构合作，监测卫生、环境和气候变化领域卫生相关可持续发展目标和其他相关指标的进展情况，以便全面处理产生疾病的环境根源。从战略上分解相关数据，将确保发现卫生不平等现象及其驱动因素。从战略上汇编有关健康问题的社会和环境决定因素数据，以理解卫生不平等现象的驱动因素，将有助于促进各级政府政策的连贯性。

监测国家层面的变化和相关策略的实施情况。需要监测相关影响和产出指标，以测量国家层面的变化情况，从而评估进展和指导政策。

第二节　空气污染

空气污染是空气中的气体、水蒸气和微粒物质（PM）的异质混合物。如今，空气质量明显恶化，主要是因为快速的工业化和城市化会影响人类健康和环境。空气质量对人类健康的影响已经到了令人震惊的地步，每 10 个人中就有 9 个人呼吸受污染的空气，据估计，2019 年，99%的世界人口生活在不符合世卫组织空气质量准则水平的地方；城市和农村地区的环境（室外空气污染）导致全世界 420 万人过早死亡（2016 年）；2020 年，家庭（室内）空气污染造成 320 万人死亡，包括超过 23.7 万名 5 岁以下儿童的死亡（世卫组织，2022 年）。

空气污染物主要分为两类：一类是初级污染物，主要包括微粒或颗粒物、硫氧化物（SO_x）、氮氧化物（NO_x）、挥发性有机化合物（VOC）和碳氧化物；另一类是次级污染物，由初级空气污染物产生，如地面臭氧（O_3）。每个人每天都暴露在空气污染中，根据生活方式和社会经济地位的不同，有些人暴露得多，有些人暴露得少。一个人一生平均吸入约 5 亿升空气（每天 12 000～16 000 升），空气质量直接影响到人类健康。流行病学、临床和实验研究提供了大量证据，支持长期和短期暴露于空气污染对人类健康的不利和有害影响。

如果温室气体排放量仍居高不下，到 21 世纪下半叶，全球温度会比工业化前高出 3℃，预计重度污染地区，特别是在亚洲，地表臭氧水平会增加。其中，跨巴基斯坦、印度北部和孟加拉国地区将增加 20%，跨中国东部地区将增加 10%。大部分臭氧增加将由化石燃料燃烧带来的排放量增加引发，但约五分之一的增加将是由气候变化引发，最有可能体现为更频发的热浪，而热浪将加剧空气污染事件。因此，气候变化造成的日益频繁的热浪可能会继续导致空气质量下降。

一、影响人类健康的空气污染类型

（一）根据来源分类

1. 室内空气污染（Indoor Air Pollution，IAP）

室内空气质量（Indoor Air Quality，IAQ）是指住宅区、购物中心、学校和学院、体育馆等内部和周围的空气质量参数。室内空气质量在全球范围内无处不在，并引起了人们的极大关注。城市和农村地区直接受到室内空气污染的影响，但每个地区所接触到的污染物的来源和类型各不相同。在不发达国家或发展中国家，受空气污染影响的风险更大，特别是因为燃烧固体燃料（如煤）和生物质（木材、作物残渣、动物粪便等）所排放的烟雾。煤和其他固体燃料的燃烧会产生各种污染物，如 CO、NO_x、SO_x、PM、苯和多环芳烃（PAH），以及各种有毒元素，如汞、硒、砷、铅和氟。而发达国家大多暴露于半挥发性和挥发性有机化合物。

IAP 的另一个来源是吸烟（Tobacco Smoking，TS）。几个世纪以来，人们都知道吸烟对健康有害，近年来，那些不直接吸烟，而是吸入主要吸烟者的烟雾的人的健康问题被提出，因此被称为被动吸烟者或非自愿吸烟者，特别是儿童和婴儿。烟草烟雾通常与其他类型的烟相似，都是气体、微小颗粒和化学致癌物的异质混合物。最近的文献已经确立了固体燃料的烟雾暴露与各种急性、慢性感染和疾病的发生之间的直接和强烈的相关性，如急性呼吸道感染（ARI）、慢性阻塞性肺病（COPD）和肺癌。

2. 室外空气污染（Outdoor Air Pollution，OAP）

与 IAP 不同，OAP 的来源多种多样，自然和人为活动在决定空气质量方面起着关键作用。然而，室外空气中的污染物大多与室内空气相似，但它们的浓度不同，通常更高。空气污染的自然来源包括火山爆发、闪电、森林和灌木火灾、花粉颗粒等。虽然自然来源一直在我们身边，但在大多数情况下，它从未对人类造成任何威胁。因此，也许由人类活动造成的污染是当今时代的主要关注点。不可阻挡的城市化和社会的现代化对空气质量的恶化负有很大责任。燃烧化石燃料和垃圾，运输、发电和工业的烟雾排放是户外空气污染的主要来源；可吸入颗粒物、臭氧和有毒化合物的远距离传输也应获得迫切的关注。室内和室外空气污染对人类健康具有同等的关注和威胁，因为两者都影响到社会的不同阶层。

（二）根据物理化学性质分类

1. 气态污染物（如 SO_2、NO_x、CO_x、O_3、挥发性有机化合物 VOCs）

气体污染物是非常常见和最普遍的空气污染源，主要由工业、车辆和家庭燃烧化石燃料产生，导致许多有害气体排放，如一氧化碳、硫氧化物、氮氧化物、挥发性有机化合物和烟尘颗粒。在所有的污染物中，一氧化碳被认为是环境中存在的主要有毒污染物之一。像硫氧化物和氮氧化物这样的气体在高浓度吸入时是有毒的，此外，当它们与氨气（主要用于农业）反应时，会参与二次污染物的形成。地面臭氧是一种二次污染物，由光化学反应形成，涉及氮氧化物和有机化合物在阳光下的相互作用。挥发性有机化合物大多是在能源生产和道路运输过程的燃烧过程中释放出来的。挥发性有机化合物大多是有机物，如苯；当大量吸入时，它们会导致血液学问题和癌症，以及严重的呼吸系统损伤。

2. 持久性有机污染物（POPs）（如二噁英）

持久性有机污染物由有机化学品（含有氯、溴或氟的多卤化碳氢化合物）组成，它们在环境中停留的时间很长。持久性有机污染物在本质上是亲脂性的，并根据不同的类型具有不同的毒性、生物累积潜力、持久能力和长距离传播能力。它们通过杀虫剂和某些工业化学品进入环境，无处不在；由于它们的长期持久性潜力，它们倾向于生物累积和生物放大，最终进入食物链。它们的分布不是区域性的，也不局限于某个地方；它们通过空气、水、洋流和被污染的生物体分布在全球。人类可以通过各种方式接触到 POPs，包括吸入、口服或直接接触皮肤。长期接触 POPs 会对人类健康造成严重影响，包括癌症、神经退行性疾病、出生缺陷、不育症和免疫缺陷。与成人相比，儿童更容易受到不同污染物暴露的影响。

3. 重金属

重金属通常是指原子量和密度相对较高的金属（超过 $4g/cm^3$），通常比水大 5 倍，即使存在于低浓度的情况下，也会危害人类健康，同时金属的密度和化学性质也同样令人关注。环境中常见的一些重金属污染物有铅（Pb）、铜（Cu）、锰（Mn）、镁（Mg）、镉（Cd）、汞（Hg）、铁（Fe）、锌（Zn）、铬（Cr）、钴（Co）、砷（As）、钼（Mo）和硒（Se）。它们以微量存在于环境中，因此也被称为微量元素（ppb 范围小于 10ppm）。自然和人为活动都会导致环境中重金属的浓度升高。随着工业的发展和重金属在医疗、技术和国防方面的大规模应用，重金属在环境中广泛分布。众所周知，接触重金属会影响细胞成分（如核酸、蛋白质和脂质）及其细胞器，如细胞核、线粒体、内质网、溶酶体、细胞膜以及参与代谢、解毒和损伤修复的酶。重金属如砷、镉、铬和镍所引起的毒性，可以通过碱基对突变和插入—删除或活性氧对 DNA 的攻击而引发 DNA 损伤。它们可以通过吸入、摄取和直接皮肤接触造成毒性。

4. 可吸入颗粒物（PM2.5 和 PM10）

颗粒物也被称为颗粒污染，是空气传播污染物的主要形式之一。它是由存在于我们周围空气中的不同化学性质和大小的非常微小的固体和液体颗粒组成的复杂混合物。可吸入颗粒物是非常细的颗粒，根据其空气动力学直径分类如下：粗（直径<10 微米，PM10）、细（直径<2.5 微米，PM2.5）和超细（纳米颗粒直径<0.1 微米，PM0.1）。粗颗粒通常是高 pH 值和碱性的，而小颗粒通常是酸性的。细颗粒的主要来源是车辆、发电厂、工业和住宅工厂，可以对人类健康产生更严重的影响。这些细小的颗粒物随空气流动，并沉积到呼吸道中。

不同的可吸入颗粒物，根据其大小和空气动力学直径，对人类健康有不同的影响。PM10 颗粒通常来自道路和农业的灰尘、木材和固体燃料（如木炭）的燃烧、建筑物的拆除和采矿活动。PM2.5 颗粒非常小，由化石燃料燃烧或工业排放过程中的气体或蒸汽凝结而成，由有机化合物和无机化合物组成。据了解，仅 PM2.5 一项就造成了全球每年近 330 万人死亡，长期暴露在 $10\mu g/m^3$ 的 PM2.5 中，可使心血管死亡率增加 11%。

二、空气污染对健康的影响

许多研究已经确定了空气质量和人类健康之间的相关性。空气质量的恶化通常与心肺死亡病例的增加以及发病率和死亡率的恶化有关。空气污染会以多种方式直接影响人类的健康，这取决于各种因素，如接触时间、污染强度、接触的污染物类型以及人口的总体健康状况。不同的污染物可以通过改变不同身体部位的正常功能，以许多不同的方式影响人类的机体。与生活在相对清洁的环境中的人群相比，呼吸污染空气的人群的心脏病发作、呼吸系统疾病和肺癌的发病率明显更高。

（一）呼吸系统

空气污染对呼吸系统有直接影响。随着空气中污染物含量的增加，慢性阻塞性肺病（COPD）、哮喘、呼吸道感染和肺癌等疾病的病例数增加，病情加重。空气中的可吸入颗粒物在呼吸过程中进入呼吸系统并趋于沉积。直径大于 5 微米的颗粒会沉积在上呼吸道或下呼吸道，而直径小于 5 微米的小颗粒则会进入呼吸系统的小区域，如气管、支气管和肺泡。人体设计了几种机制来消除少量的颗粒：沉积在气管和肺泡中的颗粒通常通过咳嗽排出，而沉积在末端支气管以外的颗粒则由巨噬细胞等吞噬细胞来处理。气态污染物对呼吸系统的正常功能有直接的影响。短期接触 SO_2 会对眼睛、鼻子和喉咙造成刺激，而长期接触 SO_2 会导致包括哮喘、肺气肿、支气管炎和肺癌等疾病。在产前和产后的发育期暴露于污染物，如 PM、CO、SO_x、NO_x 和 O_3，会导致肺功能下降，增加日后患呼吸道感染和疾病的风险。

（二）心血管系统

在空气污染导致的总死亡人数中，60%～80%是因为心血管疾病造成的。暴露在不同的污染物中会造成不同类型的损害，对心血管健康的影响也不同。许多研究已经确定了颗粒物污染和血压之间的密切关系，众所周知，血压的升高会增加心血管疾病的风险。短期暴露在空气污染中会激起血压波动等急性影响，长期暴露会使心血管疾病的风险升高，也会使寿命缩短。心血管健康主要受到氧化应激、系统性炎症和影响动脉壁的自主神经系统失衡的影响。

（三）神经系统

研究表明，空气质量下降会导致氧化应激和炎症，然后传到肺部和血管系统之外，对中枢神经系统造成损害。空气污染以许多不同的方式攻击神经系统，对细胞和分子水平造成损害，激活涉及炎症和氧化压力的多种途径，导致神经系统疾病。多环芳烃、氮氧化物、铅和汞等污染物被认为是主要的神经毒物。长期暴露于这些污染物会导致神经发育缺陷。动物研究表明，将动物暴露在高浓度的污染中，如可吸入颗粒物、燃烧和柴油机的烟雾，会导致促炎症细胞因子在脑组织中积累，因此炎症和神经退化之间存在着强烈的关联。呼吸时，微小的纳米颗粒可以进入中枢神经系统，引起神经炎症、氧化应激和神经毒性。空气污染还会影响子宫的生长和胎儿出生后的发育。

（四）消化系统

与分析环境空气污染对呼吸系统或心血管系统影响的大量研究相比，关于空气污染对消化系统的影响的研究最少。口腔途径通常会接触到更多空气中的污染物，因为食物和水都会受到空气质量的显著影响。所有大于 6 微米的颗粒都会随着黏液从肺部排出并被输送到肠道。空气中的污染物可以通过直接影响上皮细胞层、增加免疫反应和改变肠道菌群而造成肠道损伤。接触不同的污染物后引起的系统性炎症会影响肠道，这也是患其他胃病的原因。

（五）生育生殖与孕期

在过去的二十年里，科学家们一直在争论空气污染和不孕不育的影响问题。有许多研究声称，环境空气中的污染物数量没有影响；而许多其他研究发现，不孕不育、分娩和空气质量之间存在正相关关系。尽管不同的污染物在独立或组合的情况下会对人体产生不同的影响，世卫组织认为，空气污染整体水平的增加对孕期有不利影响。

（六）皮肤

皮肤是生物体的第一道防线，作为人体最大和最外层的器官，它暴露于环境中的所有污染物。空气污染物以许多不同的形式存在，因此它们可以直接穿过物理屏障，被皮肤下的皮下组织和皮脂腺所吸收。皮肤长期暴露在污染物中，会改变其正常的防御机制，并产生有害的影响，可能导致各种皮肤病。空气污染物对皮肤健康造成不利影响主要有四种机制：自由基的产生；诱导炎症信号级联，随后损害皮肤屏障；芳烃受体（AhR）的激活；皮肤微生物区系的改变。各种污染物与皮肤相遇会导致氧化应激，通过消耗细胞中的氧化还原酶（谷胱甘肽过氧化物、谷胱甘肽还原酶、超氧化物歧化酶、过氧化氢酶）和抗氧化剂（维生素 E、维生素 C 和谷胱甘肽）破坏平衡。氧化应激可以引起一些转录因子（AP1、NF-kB、cJUN 等）的激活状态的改变，并重新连接各种通用信号通路，如 ERK-1/2/5、p38 和 JNK，导致大分子（DNA、蛋白质或脂质）的损害、皮肤的外在老化、炎症或过敏反应，如皮炎（接触性或特应性）、银屑病、痤疮和皮肤癌。

三、问题应对

为了改善环境空气质量，可以采取不同的措施。众所周知，植物能够净化空气，肆意砍伐植物导致生态失衡问题增加，也阻碍了空气的净化过程。与此同时，源头控制也是有助于改善环境空气质量的重要步骤。人们可以采取一些常见的步骤来控制或管理大气中的污染物浓度，从而改善空气质量。

（一）完善环保法律法规，采取强制手段减轻大气污染

中国历来重视非二氧化碳温室气体排放，在《国家应对气候变化规划（2014－2020 年）》及控制温室气体排放工作方案中都明确了控制非二氧化碳温室气体排放的具体政策措施。自 2014 年起对三氟甲烷（HFC-23）的处置给予财政补贴。截至 2019 年，共支付补贴约 14.17 亿元，累计削减 6.53 万吨 HFC-23，相当于减排 9.66 亿吨二氧化碳当量。严格落实《消耗臭氧层物质管理条例》和《关于消耗臭氧层物质的蒙特利尔议定书》，加大环保制冷剂的研发，积极推动制冷剂再利用和无害化处理。引导企业加快转换为采用低全球增温潜势（GWP）制冷剂的空调生产线，加速淘汰氢氯氟碳化物（HCFCs）制冷剂，限控氢氟碳化物（HFCs）的使用。成立“中国油气企业甲烷控排联盟”，推进全产业链甲烷控排行动。中国接受《〈关于消耗臭氧层物质的蒙特利尔议定书〉基加利修正案》，保护臭氧层和应对气候变化进入新阶段。

随着大气污染问题日益严峻，我国各级政府单位对于大气污染的防治工作越来越重视，并且国家针对大气污染源的排放制定了一系列改善措施，力求改善空气质量，减轻大气污染。在此基础上，国家对于大气污染的防治与治理制定了相关的法律法规，用来约束污染物的排放。例如，国家对于大气污染制定了相关的方针措施，并分解到各地执行。但是在实际执行过程中，对于法律法规的应用还需进一步加强。

（二）优化现有的产业结构，减轻大气污染

大气污染主要是由于前期为了经济发展，对能源的过度使用以及对环保的不重视造成

的，尤其是经济发达地区和重工业地区。针对这种情况的大气污染，国家已经明文规定，优化产业结构，改善能源使用，建议使用清洁能源以及绿色能源，减轻大气污染。更具体的工作就是尽可能淘汰煤炭的使用，更新技术设备，采用燃气系统，降低有害物质排放，加强对环保法律法规的培训，提高环保意识，降低大气污染物排放，提高空气质量。

我国采取若干措施，有效控制重点工业行业的温室气体排放，包括：强化钢铁、建材、化工、有色金属等重点行业能源消费及碳排放目标管理，实施低碳标杆引领计划，推动重点行业企业开展碳排放对标活动，推行绿色制造，推进工业绿色化改造；加强工业过程温室气体排放控制，通过原料替代、改善生产工艺、改进设备使用等措施积极控制工业过程温室气体排放；加强再生资源回收利用，提高资源利用效率，减少资源全生命周期二氧化碳排放。

（三）建立大气污染预警装置，建立大气污染实时监测系统

在对大气污染进行控制的过程中，需要结合当地实际情况，与政府部门的环保政策相结合，采用科学合理的预防措施，建立适合当地的大气污染预警装置，对大气污染做到有效治理。同时工作人员还需建立完整的大气污染实时监测系统，调整当地的环境保护与经济效益之间的关系，做到科学合理，在发展经济效益的同时进行大气污染的防治工作，进而提高空气质量。

我国在重污染天气应对方面，建立了“预测预报—会商分析—预警应急—跟踪评估”全过程的应急技术体系；改进了集合预报技术方案，预报时长由 7 天延长至 10 天；建立了环保绩效指标体系，系统评估了 39 个重点行业、10 万多家企业的应急减排潜力；建立了重污染天气应急管理技术支持平台，研发了大气多证据耦合的污染成因实时分析技术和应急效果评估方法，支撑了应急管控措施动态调整，实现了应急管控的最大效益。

（四）引进除尘设备，提高大气防治技术水平

大气污染中最突出的问题就是污染物超标，最主要的污染物来源就是煤炭燃烧所造成的污染物排放。为了降低大气污染，可以在相关企业中采用除尘设备，目前应用较多的是干湿法、静电法以及过滤法。三者虽原理不同，但目标一致，都是经过处理，对空气中的大颗粒污染物进行去除，有效地改善大气中大颗粒污染物的含量，从而提高空气质量，达到防治大气污染的目的。

（五）增设绿色工程，净化大气环境

对于大气污染，另一个较为重要的改善途径就是绿色工程的实施，尤其是在工业以及经济发达地区增设绿色工程：一方面可增加绿植种植面积；另一方面采用绿色能源以及绿色材料进行城市建设，减少污染物的排放，进一步防治大气污染。

推动城乡建设领域的绿色低碳发展是很重要的一环。建设节能低碳城市和相关基础设施，以绿色发展引领乡村振兴。推广绿色建筑，逐步完善绿色建筑评价标准体系。开展超低能耗、近零能耗建筑示范。推动既有居住建筑节能改造，提升公共建筑能效水平，加强可再生能源建筑应用。大力开展绿色低碳宜居村镇建设，结合农村危房改造开展建筑节能示范，引导农户建设节能农房，加快推进中国北方地区冬季清洁取暖。

同时，在交通体系方面，调整运输结构，减少大宗货物公路运输量，增加铁路和水路运输量。以“绿色货运配送示范城市”建设为契机，加快建立“集约、高效、绿色、智能”的城市货运配送服务体系。提升铁路电气化水平，推广天然气车船，完善充换电和加氢基础设施，加大新能源汽车推广应用力度，鼓励靠港船舶和民航飞机停靠期间使用岸电。完善绿色交通制度和标准，发布相关标准体系、行动计划和方案，在节能减碳等方面发布了221 项标准，积极推动绿色出行，已有 100 多个城市开展了绿色出行创建行动，每年在全国组织开展绿色出行宣传月和公交出行宣传周活动。加快交通燃料替代和优化，推动交通排放标准与油品标准升级，通过信息化手段提升交通运输效率。

持续提升生态碳汇能力。统筹推进山水林田湖草沙系统治理，深入开展大规模国土绿化行动，持续实施三北、长江等防护林和天然林保护，东北黑土地保护，高标准农田建设，湿地保护修复，退耕还林还草，草原生态修复，京津风沙源治理，荒漠化、石漠化综合治理等重点工程。稳步推进城乡绿化，科学开展森林抚育经营，精准提升森林质量，积极发展生物质能源，加强林草资源保护，持续增加林草资源总量，巩固提升森林、草原、湿地生态系统碳汇能力。

（六）共同联动，形成全面的防治管理

在空气质量综合调控科学决策方面，我国开发了以 PM2.5 目标浓度为约束的多污染物环境容量算法，大幅提升了时空分辨率，测算了常年平均、不利气象年、有利气象年等区域和城市大气环境容量，定量解析了气象条件对大气环境容量的年际和月际影响；建立了空气质量—排放快速响应模型，研发了不同空气质量改善目标情景下的大气污染物减排量反算技术，开发了区域空气质量双向调控与综合科学决策技术支持平台，实现了污染物减排措施的成本效益动态评估和优选。

防治大气污染，仅靠政府部门或者环保部门是不够的，要实现大气污染防治工作的有效开展，需要将相关的部门联合起来，划分职责，共同防治。要设置监管上报窗口，加强监督力度，大力弘扬环保责任意识，邀请社会各界共同监督，积极治理，提高大气污染的防治意识；加强对环境污染的监测力度，严格按照国家的法律法规进行操作，对于不符合规定的勒令停产整改，及时纠正，使其达到大气污染物排放标准，减轻污染。

参考文献

[1] SAUERBORN R, EBI K. Climate change and natural disasters: integrating science and practice to protect health[J]. Global health action, 2012, 5: 1-7.

[2] HONDA Y, KONDO M, MCGREGOR G, et al. Heat-related mortality risk model for climate change impact projection[J]. Environmental health and preventive medicine, 2014, 19(1): 56-63.

[3] PUDPONG N, HAJAT S. High temperature effects on out-patient visits and hospital admissions in Chiang Mai, Thailand[J]. Science of the total environmental, 2011, 409(24): 5260-5267.

[4] ZANOBETTI A, O'NEILL MS, GRONLUND CJ, et al. Summer temperature variability

and long-term survival among elderly people with chronic disease[J]. Proceedings of the national acadamy of sciences of the United States of America, 2012, 109(17): 6608-6613.

[5] RAFFEL TR, ROMANSIC JM, HALSTEAD NT, et al. Disease and thermal acclimation in a more variable and unpredictable climate[J]. Nature climate change, 2013, 3(2): 146-151.

[6] EBI KL, MILLS D. Winter mortality in a warming climate: a reassessment[J]. WIREs climate change, 2013, 4(3): 203-212.

[7] ANALITIS A, GEORGIADIS I, KATSOUYANNI K. Forest fires are associated with elevated mortality in a dense urban setting[J]. Occupational and environmental medicine, 2012, 69(3): 158-162.

[8] NERIA Y, SHULTZ JM. Mental health effects of Hurricane Sandy: characteristics, potential aftermath, and response[J]. Journal of the American medical association, 2012, 308(24): 2571-2572.

[9] PARANJOTHY S, GALLACHER J, AMLÔT R, et al. Psychosocial impact of the summer 2007 floods in England[J]. BMC public health, 2011, 11: 145.

[10] MILOJEVIC A, ARMSTRONG B, KOVATS S, et al. Long-term effects of flooding on mortality in England and Wales, 1994-2005: controlled interrupted time-series analysis[J]. Environmental Health, 2011, 10(1): 11.

[11] MILOJEVIC A, ARMSTRONG B, HASHIZUME M, et al. Health effects of flooding in rural Bangladesh[J]. Epidemiology, 2012, 23(1): 107-115.

[12] LUCAS RM, VALERY P, VAN DER MEI I, et al. Sun exposure over a lifetime in Australian adults from latitudinally diverse regions[J]. Photochemistry and photobiology, 2013, 89(3): 737-744.

[13] CORRÊA M de P, GODIN-BEEKMANN S, HAEFFELIN M, et al. Projected changes in clear-sky erythemal and vitamin D effective UV doses for Europe over the period 2006 to 2100[J]. Photochemical & Photobiological Sciences, 2013, 12(6): 1053-1064.

[14] FOLEY JA, RAMANKUTTY N, BRAUMAN KA, et al. Solutions for a cultivated planet[J]. Nature, 2011, 478(7369): 337-342.

[15] GREEN R, CORNELSEN L, DANGOUR AD, et al. The effect of rising food prices on food consumption: systematic review with meta-regression[J]. BMJ, 2013, 346: f3703.

[16] KJELLSTROM T, CROWE J. Climate change, workplace heat exposure, and occupational health and productivity in Central America[J]. International journal of occupational and environmental health, 2011, 17(3): 270-281.

[17] SAHU S, SETT M, KJELLSTROM T. Heat exposure, cardiovascular stress and work productivity in rice harvesters in India: implications for a climate change future[J]. Industrial health, 2013, 51(4): 424-431.

[18] SHUERT CR, MARCOUX M, HUSSEY NE, et al. Decadal migration phenology of a long-lived Arctic icon keeps pace with climate change[J]. Proceedings of the national academy of sciences of the United States of America, 2022, 119(45): e2121092119.

[19] ANDRESEN LC, NOTHLEV J, KRISTENSEN K, et al. The wild flora biodiversity in

pesticide free bufferzones along old hedgerows[J]. Journal of environmental biology, 2012, 33(3):565-572.

[20] ANDERSON K, BOWS A. Beyond 'dangerous' climate change: emission scenarios for a new world[J]. Philosophical transactions of the royal society A mathematical physical and engineering sciences, 2011, 369(1934):20-44.

[21] GEMENNE F. Climate-induced population displacements in a 4℃+ world[J]. Philosophical transactions of the royal society, A mathematical physical and engineering sciences, 2011, 369(1934): 182-195.

[22] MCMICHAEL C, BARNETT J, MCMICHAEL AJ. An ill wind? Climate change, migration, and health[J]. Environmental health perspectives, 2012, 120(5): 646-654.

[23] ANDERSON GB, BELL ML. Lights out: impact of the August 2003 power outage on mortality in New York, NY[J]. Epidemiology, 2012, 23(2): 189-193.

[24] WEST TAP, SALEKIN S, MELIA N, et al. Diversification of forestry portfolios for climate change and market risk mitigation[J]. Journal of environmental management, 2021, 289: 112482.

[25] VERHOEVEN H. Climate change, conflict and development in Sudan: global neo-Malthusian narratives and local power struggles[J]. Development and change, 2011, 42(3): 679-707.

[26] MASYS AJ, RAY-BENNETTe N, SHIROSHITA H, et al. High Impact/Low Frequency Extreme Events: Enabling Reflection and Resilience in a Hyper-connected World[J]. Procedia economics and finance, 2014, 18: 772-779.

[27] HELBING D. Globally networked risks and how to respond[J]. Nature, 2013, 497(7447): 51-59.

[28] BOUCHAMA A, DEHBI M, Mohamed G, et al. Prognostic factors in heat wave related deaths: a meta-analysis[J]. Archives of internal medicine, 2007, 167(20): 2170-2176.

[29] PAGE LA, HAJAT S, Kovats RS. Relationship between daily suicide counts and temperature in England and Wales[J]. The British journal of psychiatry, 2007, 191: 106-112.

[30] KINNEY PL, O'NEILL MS, BELL ML, et al. Approaches for estimating effects of climate change on heat-related deaths: challenges and opportunities[J]. Environmental Science & Policy, 2008, 11(1): 87-96.

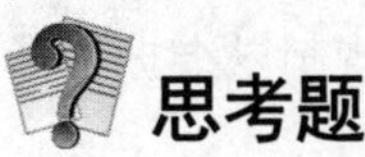

思考题

1．新发传染病大规模暴发，可能导致哪些严重结果？

2．如何理解气候变化与人类疾病谱变化之间的关联性？

3．气候变化与极端天气对健康有哪些直接影响和间接影响？

4．气候变化与极端天气可能造成哪些全球安全问题？

第四章 全球公共卫生安全治理

第一节 全球公共卫生安全治理要素

纵观人类历史，人类一直面临传染病和其他突发卫生事件的威胁。随着人类社会、微生物界、自然环境和人们行为的变化，全球卫生安全的威胁不断增加。维护全球卫生安全是全球健康治理的一个重要议程。

由于经济全球化的发展，越来越多的跨国家和跨地区议题的出现，使如何管理一个相互依赖的世界成为当前国际关系中的一个迫切问题。全球治理在这样的背景下应运而生。全球安全治理是指“全球不同行为体处理和解决全球安全问题的综合方式和过程”。在非传统安全视阈下，公共卫生安全战略需要在健全的国际机制与国际合作的基础上，将决策与科学相结合，建立一个综合卫生安全体系，从而增进全球化时代的安全。全球安全治理的对象，包括已经影响或将要影响全人类安全利益的跨国性问题。这些问题很难单纯依靠某个国家的行动而解决，必须依靠国际社会的共同努力。

治理全球公共卫生安全，属于全球安全治理的范围，是各国政府和国际组织等行为体为尽可能减少对危及不同地理区域以及跨国范围公众群体健康的紧急公共卫生事件脆弱性而采取的预见性和反应性行动。世界卫生组织在《2007 年世界卫生报告》中提出，全球公共卫生安全是一种集体的愿望，也是一种集体的责任。为了降低公共卫生安全风险，应该提高各个国家的发现能力和应对能力，加强其卫生系统，并保证其有能力防控可能穿越国界而快速传播的传染病，并且维持国家间的高水平合作，形成一定的国际规制以维护全球卫生安全。

一、全球公共卫生安全治理的价值理念

如今，人类在地球村正构建“你中有我、我中有你”的命运共同体。2018 年 5 月，第 71 届世界卫生大会一致通过的世卫组织《2019—2023 年第十三个工作总规划》把“做出广泛和持续的努力，推动构建人类命运共同体”纳入该组织的“愿景和使命”，显示了会员国

对全球构建卫生领域的人类命运共同体形成高度共识。2021 年 12 月，第十届全球健康促进大会的成果文件《日内瓦福祉宪章》也呼吁将全球、社会、社区和个人健康及福祉整合在一起，团结采取行动将推动所有国家向福祉社会的转型，不让任何人掉队。

世卫组织在成立之初便提出，国际努力不应局限于检疫和流行病控制，而应更广泛地促进世界上所有公民的“身体、精神和社会福祉”。但由于各种各样的原因，世卫组织早期的显著进展都与传染病相关，包括通过抗生素控制感染，以及在非洲、加勒比和南美洲大规模接种疫苗。国际社会逐渐认识到，各国在增进健康及控制疾病，特别是传染病方面的不平衡发展是一种共同的危害。进入新世纪，已知、新发、再发传染病频现，抗微生物药物耐药性的增加，给各国的卫生体系带来了严重的挑战。国际社会也进一步认识到，全球卫生安全与否不仅会对人类健康造成威胁，而且会对全球经济或政治稳定、贸易、旅游、商品和服务的可及性等产生重大影响；任何一个国家，无论多有能力、多么富有或者技术多么先进，都无法单独预防、发现和应对所有公共卫生威胁；全球卫生安全是一种集体的愿望，也是一种共同的责任；对于一些不能依靠自身力量防控流行病的国家，应提供快速和专业的国际疾病监测及反应网络的协助；维护全球卫生安全，需要各国具备发现疾病的核心能力以及对国际关注的突发公共卫生事件做出反应的国际合作。以上共识，构成了在全球卫生安全领域采取集体行动的价值基础。

二、全球公共卫生安全治理的对象

世界卫生组织把全球卫生安全的风险和挑战归纳为易流行的疾病、食源性疾病、意外和蓄意制造的疾病暴发、人为因素导致的公共卫生安全不良，以及自然环境的灾难。

易流行的传染病疾病既包括原有的传染病，还包括新发的传染病。原有的传染病并未离我们远去，新发传染病又以空前的速度接踵而来。“非典”是 21 世纪出现的第一个新发严重传染病。这个致死率高、人们知之甚少的疾病，虽然只流行了 4 个月，却导致全球 8400 多人感染，900 多人死亡，给公众带来了巨大的焦虑和恐慌，造成重大经济损失。起源于美洲的新型 H1N1 流感从 2009 年 4 月 25 日被世卫组织首次宣布为“国际关注的突发公共卫生事件”（Public Health Emergencies of International Concern，PHEIC）起，在不到 2 个月的时间内就演变为流感全球大流行。4 个月内，160 个国家和地区报告了超过 15 万个病例，死亡 1100 多人。2013 年 12 月在西非开始传播的埃博拉出血热疫情是该病有记录以来最严重和为时最长的疫情，2014 年 8 月 8 日被世卫组织宣布为又一起“国际关注的突发公共卫生事件”。在受灾最严重的几内亚、利比里亚和塞拉利昂 3 国直接造成 1 万多人丧失生命，并带来重大经济损失。被世卫组织宣布为“国际关注的突发公共卫生事件”的还有野生型脊髓灰质炎病毒的国际传播（2014 年 5 月）、寨卡病毒病暴发（2016 年 2 月）、刚果民主共和国埃博拉出血热疫情（2019 年 7 月），以及新型冠状病毒肺炎疫情（2020 年 1 月）。

过去的几十年中，因微生物、化学物质和有毒物质污染造成的食源性疾病暴发屡有发生。2008 年“中国奶制品污染事件”就是惊动全球的食源性卫生安全事件，该事件重创中国制造商品信誉。事发后，数个国际组织联合发布声明，对事件表示担忧，不少国家禁止进口含奶粉成分的中国产品，或对这些产品全面下架，所有存货销毁。3 年后的 2011 年，中央电视台《每周质量报告》调查显示，仍有 7 成中国民众不敢买国产奶粉。

当今，世界上许多国家极度依赖化学加工和核能。公共安全也取决于相关设施的安全。意外的机械故障或人为的错误导致的突发事件会引起灾难性的后果。2011 年 3 月 11 日，一场特大地震袭击了日本东北沿海。地震和随之而来的海啸，引发了东京电力公司运营的福岛第一核电站的核泄漏。这是迄今为止全球发生的最为严重的核事故之一，事故造成大量放射性物质泄漏，对海洋环境、食品安全和人类健康已经产生深远影响。迄今为止，仍有 337 平方千米的区域被指定为“疏散区”，约有 3.6 万名原居民尚未返回家园。2021 年 4 月 13 日，日本政府召开内阁会议，正式宣布将福岛核废水排放入海。日本福岛核事故发生已过去 10 年多，但其核污水处理问题仍未彻底解决，这为遭受事件影响的居民带来诸多精神和心理疾病。

恶意释放危险病原体曾经是不可思议的事情，如今却成为现实。2001 年在美国“9·11”恐怖事件发生当天，有人把含有炭疽杆菌芽孢粉末的信件寄给数个新闻媒体办公室以及政府官员，蓄意制造了一起生物恐怖袭击。炭疽信件造成 22 人感染，5 例死亡，3.2 万人处于潜在暴露危险。美国疾病预防控制中心组成应急队伍，对潜在暴露危险的人分发紧急抗菌药物，总分发量达 375 万片；开展了大量环境样本、临床样本以及可疑恶性事件标本的收集和检测工作。这给美国疾病预防控制中心、公共卫生实验室以及政府机构带来了沉重的负担。

在公共卫生领域，意外的政策改变也会导致致命的后果，付出高昂的代价。2003 年 8 月，尼日利亚北部出现口服脊髓灰质炎疫苗会造成接种儿童将来不育的传言，两州政府下令暂停儿童的使用。结果，该国北部出现大规模脊髓灰质炎暴发，已经宣布消除脊髓灰质炎的南部地区也有民众再次感染，最终导致尼日利亚数千名儿童瘫痪。脊髓灰质炎还蔓延到非洲、亚洲和中东地区的 19 个无脊髓灰质炎国家。最终，为应对这场疫情暴发花费了 4.5 亿美元。

在地球上，局部战争和武装冲突从未断绝。大量人口被迫迁移，在拥挤、脏乱的环境中生活，成为传染病患病的高危人群。1994 年 7 月，卢旺达发生内战后，50 万～80 万人越过边界，到刚果民主共和国戈马市避难。在到达的第 1 个月内，近 5 万难民死于霍乱弧菌和志贺菌的混合感染。在南苏丹共和国，多年针对平民的暴力冲突摧毁了人们的生计，他们被迫逃离家园。到 2019 年，需要人道主义援助的人数高达 700 万。妇女和儿童仍然是受影响最严重的人群，约 220 万儿童失学，近 60 万孕妇和哺乳期妇女严重营养不良。美军 2001 年发动的阿富汗战争在持续 20 年的军事行动中，给阿富汗造成了巨大的生命和财产损失。阿富汗累计有 3 万多名平民被美军杀死或因美军带来的战乱而死亡，另有 6 万多名平民受伤，约 1100 万人沦为难民。据“对武装暴力采取行动”组织统计，2016—2020 年，约 1600 名阿富汗儿童在北约联军主导的空袭中死伤。始于 2011 年，有国内外多股势力介入并至今仍在持续的叙利亚战争，给当地儿童的心理健康和未来成长带来了严重影响。越来越多的儿童出现了“毒性压力”（toxic stress）和创伤后应激障碍的症状。长期处于“毒性压力”之下将对儿童的大脑发育、认知、情绪和心理状态造成终生影响。

病原微生物在持续不断地演变，细菌通过自发的突变以及通过不同菌株与菌种之间基因的交换和重组，产生抗微生物药物的耐药性，严重威胁公共卫生安全。人类的不当行为，如抗生素滥用、不依从医嘱、非法销售抗生素，以及在动物饲养和植物种植中使用抗生素，加速了致病微生物耐药性的形成和传播。耐药性已见于引起广泛耐药结核病（Extensively Drug Resistant TB，XDRTB）、腹泻病、医院获得性感染、疟疾、脑膜炎、呼吸道感染、性传播疾病，以及艾滋病。

每年发生的自然灾害夺去成千上万人的生命，是其直接后果。间接后果包括传染病流行的威胁、急性营养不良的发生、民众流离失所、急性精神疾病及慢性病的恶化。2019 年 4 月飓风"伊代"造成莫桑比克 13 万人流离失所，185 万人需要人道主义援助。飓风过后，出现了近 2000 例霍乱疑似病例。

上述事例有力地证明了全球卫生安全治理的对象既包括传统的卫生安全风险，也包括较新的卫生安全挑战，还包括快速发展的全球和区域环境及现实中的生物安全和生物保障问题。

三、全球公共卫生安全治理的规则机制

集体防御全球卫生安全威胁必须建立在共同的行为准则上。以传染病为治理对象的国际卫生法律制度的诞生可以追溯到 19 世纪末 20 世纪上半叶，当时通过了一系列国际卫生公约和协定，以应对传染病日益严重的威胁。以《联合国宪章》为代表的一系列国际法为满足全球卫生安全治理需求提供法理依据和行动框架，以应对传染病对全球安全的威胁（见表 4.1）。

表 4.1　全球卫生安全治理相关的规则/机制

领　域	规则/机制名称	卫生安全治理相关内容	缔约情况（截至 2022 年 11 月 20 日）
全球治理体系	《联合国宪章》	《联合国宪章》规定了联合国的宗旨包括"维护国际和平及安全"，建立了守护世界和平的黄金法则	193 个会员国
	《世界卫生组织组织法》	《组织法》赋予了世卫组织在全球卫生安全治理中的"指导与协调"地位	194 个会员国
		《组织法》赋予世卫组织在卫生安全领域的"准立法权"，使世卫组织可以在不断应对全球卫生安全威胁中发挥引领、规范和保障作用	
卫生领域	《国际卫生条例（2005）》	《国际卫生条例》是全球卫生安全治理的第一部专门的国际法文件，是全球卫生安全治理的主要工具	196 个缔约方
	《大流行性流感防范框架》	《大流行性流感防范框架》是在世卫组织框架内制定的专门的国际文书，目的是促进迅速获取可能引起世界大流行的流感病毒，进行风险分析以及迅速、公正、公平地分享疫苗和其他利益	

续表

领　　域	规则/机制名称	卫生安全治理相关内容	缔约情况（截至 2022 年 11 月 20 日）
生物多样性	《生物多样性公约》	缔约方有权决定其管辖范围内遗传资源（植物、动物或微生物）的获取。缔约方也有义务采取适当措施分享其利用所产生的惠益。遗传资源所产生的惠益可能包括进行遗传资源研发的结果，利用这些资源的技术转让，以及参与生物技术研究活动	196 个缔约方
	《关于遗传资源获取与公平平等分享使用惠益的名古屋议定书》	它是《生物多样性公约》的补充法律文件之一，其目标是确保遗传资源利益的收益能够得到公平和公正分享；生物遗传资源与卫生安全治理密切相关	128 个缔约方
人权领域	《世界人权宣言》	《世界人权宣言》是联大通过的决议，是人权史上具有里程碑意义的文件。其第二十五条提出“人人有权享受为维持他本人和家属的健康和福利所需的生活水准，包括食物、衣着、住房、医疗和必要的社会服务”	
	《经济、社会及文化权利国际公约》	《经济、社会及文化权利国际公约》第十二条第一款强调“人人有权享受可能达到之最高标准之身体与精神健康”	171 个缔约方
生物化学安全	《禁止生物武器公约》	《禁止生物武器公约》为从和平利用生物技术、防范生物恐怖袭击角度维护卫生安全提供了法治框架	183 个缔约方
	《禁止化学武器公约》	《禁止化学武器公约》是第一个全面禁止、彻底销毁一整类大规模杀伤性武器并具有严格核查机制的国际军控条约，是全球生物安全治理的基石，对维护全球卫生安全起到了保障作用	193 个缔约方
减灾领域	《2015—2030 年仙台减少灾害风险框架》	联大 69/283 号决议。联合国首次提出具体项目和期限的全球性防灾减灾目标，包括大幅减少灾害给卫生和教育等关键基础设施带来的损失以及对基本服务的干扰	

《国际卫生条例（2005）》是实现全球卫生安全的一项重要的具有法律约束力的国际文书。它的通过标志着全球在抵抗有可能跨越国界的公共卫生事件的全球协调与合作方面有了一个新的法律框架。《国际卫生条例（2005）》是对 1969 版的《国际卫生条例》的重要修订。它赋予世卫组织以新的治理权力，对缔约国的义务做出新的规定。它要求缔约国根据规定的标准向世卫组织通报潜在广泛的事件，包括可能构成国际关注的突发公共卫生事

件；世卫组织应要求有关国家对世卫组织通过监测活动所发现的事件进行核实，缔约国必须对这一要求及时做出回应；缔约国有义务向世卫组织通报在其领土以外的可能引起国际疾病传播的公共健康风险的重要证据。国家的归口单位和世卫组织的联络点共同构成国与国之间和国家与世卫组织之间的独特和有效的沟通网络。缔约国还必须在设定的时间内确保国家卫生监督和应对能力满足必需的功能标准。《国际卫生条例（2005）》更新了入境口岸针对国际交通的常规公共卫生措施，并对国家指定的国际入境口岸提出最基本的能力要求。《国际卫生条例（2005）》赋予世卫组织总干事做出构成“国际关注的突发公共卫生事件”决定的权力，以及与外部紧急委员会专家磋商之后，为对防止疾病的国际传播，避免干扰国际交通发布适当卫生措施临时建议的权力。与 1969 年版本相比，《国际卫生条例（2005）》在众多方面都有重大修订，特别是拓宽了健康威胁的范围，由原来的 6 种疾病扩展到所有突发公共卫生事件，调整了活动重点，防线由入境口岸前移到疾病暴发的源头。《国际卫生条例（2005）》的通过是世卫组织及其成员国在公共卫生领域的一个里程碑。其成功实施将大大提高国家和全球公共卫生安全。

除了具有约束力的《国际卫生条例（2005）》，世卫组织还以决议、指南等不具约束力的工具指导全球卫生安全行动。其中，《大流行性流感防范框架》（*The Pandemic Influenza Preparedness Framework*，PIP 框架）是具有重大道义影响力的国际文书。流感大流行在 20 世纪曾经发生过 3 次，最严重的是 1918 年的流感，据估计夺走了数千万人的生命。流感病毒会不断变异，如果高致命性的流感病毒突变成能在人与人之间有效而持久传播的病毒，就会在世界上引起一场严重的流感大流行。世卫组织从 20 世纪 50 年代初就建立了全球流感监测网络（Global Influenza Surveillance Network，GISN），2011 年更名为全球流感监测和应对系统（Global Influenza Surveillance and Response System，GISRS），作为对具有大流行潜在危险的流感病毒突发事件的全球监测和预警机制。

全球流感监测和应对系统建立在流感病毒样本共享的基础上，有助于评估大流行风险的评估、开发候选疫苗毒株、更新诊断试剂盒，以及监测抗病毒药物。2006 年，就在人们普遍担忧在禽类中猖獗流行的流感病毒会突变成能人间传播的病毒时，不具备疫苗开发能力的发展中国家提出，制造商依赖这些国家共享的可能导致大流行的流感病毒开发生产了流感疫苗，但是这些国家却无法负担或获得这些疫苗和其他拯救生命的措施。这种状况必须改变。于是，从 2007 年起，在世卫组织平台上开启了关于病毒共享和利益共享的谈判。最终于 2011 年达成协议，通过了《大流行性流感防范框架》。根据《大流行性流感防范框架》，会员国应当迅速、系统和及时地将可能引起世界大流行的流感病毒所有病例的生物材料提供给世卫组织全球流感监测和应对系统，并同意在符合规定的情况下，将有关生物材料进一步转让给系统外的机构、组织和实体使用（包括将候选疫苗病毒供生产商用于开发流感疫苗）。世卫组织建立了一个透明的追踪机制，以实时跟踪相关生物材料在世卫组织网络内和网络外的流动情况。

在确保病毒共享的同时，《大流行性流感防范框架》也可促进建立一个大流行性流感利益共享的系统，包括向所有国家提供大流行监测、风险评估、预警信息和服务；向会员国提供大流行监测、开展风险评估和预警的信息和服务的能力建设；把发展中国家，特别是受影响又无力生产或取得流感疫苗、诊断试剂和药品的国家作为帮助的首要重点；通过技术援助和技术转让，逐步完善受援国扩大流感疫苗生产的能力等。这个利益系统通过两种方式实现：世卫组织与系统外接收病毒样本和相关数据的实体（如生产厂商或研究机构）签署具有法律约束力的协议，规定作为回报，捐赠实时生产的大流行的流感疫苗、抗病毒药物、诊断试剂等制品；每年向世卫组织提供伙伴关系捐款，总额2800万美元，用于流感大流行的防范和应对工作。《大流行性流感防范框架》是194个世卫组织会员国制定的一个大胆和创新的国际文书，改善了流感大流行全球应对能力和应对工作公平性方面的可信度和可预见性。这被世卫组织总干事陈冯富珍称为“破天荒的、突破性的成就”。

四、全球公共卫生安全治理的主体

在全球卫生安全治理领域，行动主体同样呈现多元化的特点，既有民族国家，也有政府间机构，还有民间社会组织和私营部门、公私合作伙伴关系以及个人。本节以抗击2014年西非暴发的埃博拉出血热疫情为例，介绍全球公共卫生安全治理参与主体日益多样化的特点。

2014年西非暴发埃博拉出血热疫情后，参与救援行动的国家遍及五大洲。首先是非洲大陆，特别是受灾国家的邻国和所在区域的国家以及区域机构，它们是早期应对危机的重要行为体。乌干达、尼日利亚、加纳和南非等国派出医疗卫生工作队，运送关键卫生物资，以支持遭受重创的卫生服务。塞内加尔和南非等国提供了必要的实验室、基础设施、人员、培训和后勤支持。加纳保持边境开放，在促进必要物资和人员进入疫情国方面起到了关键作用。优先动员邻近国家和所在区域的迅速应对行动是埃博拉出血热疫情为今后的突发事件提供的经验。更多提供援助的国家来自其他各大洲，如中国、日本、韩国、英国、法国、德国、俄罗斯、土耳其、美国、加拿大、巴西、古巴、澳大利亚、新西兰等，其中既有发达国家，也有发展中国家。它们以各种方式参与和支持抗击埃博拉出血热的战斗，包括派遣公共卫生专家和医疗队，开展疾病诊治和医护防控人员培训，对人群进行健康教育，援建治疗中心、流动和固定病毒检测实验室，提供药物或捐助医疗卫生、个人防护和通信联络装备以及各类交通运输车辆，供给粮食食品等人道主义物资，派出医疗船只和紧急运送救援人员的直升机，开启空中人道主义运输，还向受灾国家、有关国际组织和在现场开展救治的非政府组织捐赠紧急救援资金。

联合国系统内外的政府间国际组织采取了一系列行动。2014年9月，联合国安全理事会通过决议，呼吁国际社会采取各种措施协助抗击埃博拉出血热疫情。随后，联合国组派了有史以来第一个联合国应急卫生特派团——联合国埃博拉应急特派团（UN Mission for Ebola Emergency Response，UNMEER），全面调动联合国系统的资源，推动捐助国做出政治和财政承诺。世卫组织积极推动埃博拉出血热治疗药物和疫苗的开发，联合国粮农组织发起紧急募捐呼吁，向受灾严重的国家9万个贫困家庭提供帮助。世界银行、国际货币基金组织、欧盟、非洲联盟（非盟）、西非国家经济共同体、西非经济货币联盟等区域性组织，以及非洲开发银行等区域性开发机构也提供了大批救援资金。

无国界医生组织等一些非政府组织一直在西非开展工作。它们在疫情暴发前和暴发早期就提供了大量的一线卫生服务，为保护人群健康做出了重要的贡献。它们还帮助提高国际社会对埃博拉疫情严重程度的认识，推动世卫组织等国际伙伴采取行动。私营机构在埃博拉出血热流行期间也根据所在地点、能力和业务类型，直接和间接地发挥了作用，尤其是在偏远或人口稀少的地区雇用大批劳动力的大型商业企业，它们常常有较大卫生机构，承担着公共卫生的职能。例如，几内亚与利比里亚边境上的采矿业、凡士通利比里亚橡胶树种植园，以及其他油气和钢铁生产企业，疫情期间一直在运转。它们在监测和管理疫情，保护公司员工、家属和当地人群方面发挥了重要作用。比尔及梅琳达·盖茨基金会等私人慈善基金会，以及一些非洲富翁个人都为抗击西非埃博拉出血热疫情提供了资金支持。

特别值得提及的是，公共卫生和人道主义应对工作中出现外国武装部队，是抗击西非埃博拉出血热疫情的行为体的一大特点。非洲联盟为疫情国协调了大量军事人员。联合国也促成了一些国家部署军事人员。美国、中国、法国、英国等国家都派出了军队奔赴疫区。军方的优势领域包括后勤、工程、通信、信息管理、指挥和控制。他们帮助建设诊疗中心、援建医学实验室、提供专业医疗服务、开展人员培训和后勤支持、筹措和运输人道主义援助物资和人员。他们是一股极为重要的增援力量。

在全球化的背景下特别是新冠肺炎疫情背景下，国家主权和国际义务之间的紧张关系持续存在。没有强有力的全球卫生安全合作机制，就无法实现集体行动。全球卫生安全治理行动体的激增增加了对卫生安全领域的资金投入、改善了全球卫生安全治理，动员了广泛的社会参与。但尽管如此，全球卫生安全治理仍然面临领导、协调和问责制方面的挑战。资源和治理格局的分散化，使得一些重要行为体资金不足，也使得全球协调成本进一步升高。

五、全球公共卫生治理的效果

自《国际卫生条例（2005）》于 2007 年 6 月生效以来，世界经历了数次启动《国际卫生条例(2005)》的危及全球卫生安全的重大事件。其中影响最大的三次是 2009 年甲型 H1N1 流感大流行、西非埃博拉出血热疫情，以及新冠肺炎疫情。世卫组织于 2011 年、2016 年、2020 年分别成立了独立的专家审查委员会对三次疫情的防控进行了评估。

就疫情的控制效果而言，2009 年甲型 H1N1 流感大流行死亡的人数相对较少。2011 年的审查委员会认为，“对此所有人都应心存感激。流感病毒是不可预测的。这一次我们是幸运的。”对于所谓“幸运”，世卫组织总干事在宣布大流行结束时这样解释，“大流行变幻莫测，往往令人猝不及防。这一次，我们纯属运气好。在大流行期间这一病毒没有突变为某种更致命的形式。没有出现对奥司他韦的广泛耐药性。”对于 2016 年埃博拉出血热疫情，委员会认为西非埃博拉出血热疫情在暴发的前几个月内没有得到有效控制，给疫区造成了严重后果。截至 2016 年 3 月 13 日，几内亚、利比里亚和塞拉利昂三国出现 28 603 例确诊、可能或疑似埃博拉病毒病例，其中死亡 11 301 人。受埃博拉出血热疫情冲击，国家卫生系统服务能力下降，因其他疾病死亡的人数大量增多。据估计，疟疾、HIV/AIDS 和结核病额外死亡人数超过 10 000 人。疫情还波及了另外 7 个国家，国内生产总值（GDP）损失达 22 亿美元。2016 年的审查委员会认为这是“国际应对的失败”。针对新冠肺炎疫情，2020 年审查委员会认为“一些似乎对发现和应对致命病毒准备最充分的国家居然没有能力在国家、国际或这两个层面预防或控制新冠病毒的传播。为了应对此次大流行，国际合作达到了前所未有的水平，同时也出现了令人关切的孤立主义的例子”。

就《国际卫生条例（2005）》（简称《条例》）在全球应对 2009 年甲型 H1N1 流感大流行中的运行情况，2011 年的审查委员会认为，《条例》还存在结构性的缺陷，如对违规行为缺乏强制执行的制裁措施。对《条例》在应对西非埃博拉病毒出血热疫情中的作用，2016年的审查委员会在认可《条例》不可避免地存在可以做出改进的同时，更强调国际埃博拉出血热应对工作的失败并不是《条例》文本有重大缺陷，而是实施不力。需要的是加强实施，而不是修订《条例》。2020年的审查委员会则认为，《条例》在确定国际关注的突发公共卫生事件后需要采取什么行动，以及应如何正式结束国际关注的突发公共卫生事件都不明确。《条例》也没有对“大流行病”一词进行定义。审查委员会还认为《条例》的范围和目的（在不对国际交通造成不必要干扰的情况下实施应对措施）与第四十三条之间存在矛盾，第四十三条允许缔约国实施限制性措施，条件是这些措施比世卫组织的建议更能保护健康。此外，2020年的审查委员会还发现，在一种新的呼吸道病原体正在全球迅速传播的大流行背景下，很难解释或理解“不必要”一词。委员会还指出，需要修订目前的工具和程序，以考虑新冠肺炎疫情所揭示的大流行防范方面的重大差距（治理、国家以下各级的差距和能力、基本公共卫生职能，如诊断/检测、接触者追踪和治疗能力）；创新（基因组测序监控、数字技术）；卫生危机对心理健康的影响；以及国家在采取“同一健康”处理人类、动物和环境卫生问题方面的跨部门合作。这些都对《条例》本身的内容提出了修订的建议。

三个审查委员会从缔约国和世卫组织两个方面评估了它们在《条例》实施中的表现。审查委员会发现，到2015年11月，在经过一次延期之后，196个缔约国中，仍有84个国家未能实现《条例》要求的核心能力建设。缔约国核心能力的完备程度过度依赖自我评估，导致了对核心能力报告的不完整和不可靠。缔约国通报方面的延误促进了埃博拉病毒无抑制地传播。迅速和透明地报告疫情常常遭受其他国家的“惩罚”：有些国家实施了超出世卫组织建议的额外卫生措施，影响了人道主义援助工作的速度和有效性，也对疫情国家的经济造成了灾难性的影响。此外，缺乏可预见和可持续的资金供应是影响《条例》实施另一个主要障碍。2020年审查委员会认为，一些缔约国不遵守《条例》规定的某些义务，特别是防范方面的义务，导致新冠肺炎疫情成为一个旷日持久的全球突发卫生事件。此外，入境点的突发事件防范和应对能力薄弱。审查委员会指出，仅凭《条例》核心能力的分析并不能很好地预测大流行并应对情况。缔约国根据《条例》采取全社会办法实施卫生措施以应对新冠肺炎疫情的情况参差不齐，力度不够，导致卫生服务严重中断和社会经济动荡。对许多国家来说新冠肺炎疫情的规模和挑战是巨大的，包括那些评估分数高的国家。

审查委员会认为在应对2009年甲型H1N1流感大流行中，世卫组织总体表现良好，尽管也有批评的声音：“但是西非埃博拉出血热疫情则暴露了世卫组织的众多弊病。世卫组织是获得授权领导由30个国际人道主义卫生组织组成的全球卫生集群，但埃博拉出血热疫情暴发后，世卫组织反应迟缓，对现场指导乏力，缺乏行动紧迫感和突发事件应对的灵活性和敏捷性。世卫组织未能提供及时、相关和循证的信息；在宣布成为‘国际关注的突发公共卫生事件’之前的数月期间，世卫组织提供的信息前后不一致；在宣布成为‘国际关注的突发公共卫生事件’时，世卫组织也没有同时做出明确声明。”系统性的供资不足和有技能的人力资源的缺乏，以及缺乏重视被认为是难以有效开展应对行动的原因。2020年审查委员会认为世卫组织本身以及其他国际伙伴也缺乏能力，尤其是在资源方面。

鉴于审查结果，三个审查委员会为确保《条例》的实施，提出了一系列重要建议：包括制订提高公共卫生防范能力的全球战略计划，筹集资金支持《条例》和全球战略计划的实施。2016 年，第 68 届世界卫生大会决定创建一个应急基金，以加强世卫组织对突发事件的应对；2018 年 5 月，第 71 届世界卫生大会上审议并通过了《实施〈国际卫生条例（2005）〉2018—2023 年改进公共卫生防范和应对的五年期全球战略计划草案》。该草案提出了三大支柱：建立和维持《国际卫生条例（2005）》中规定的核心能力、加强事件管理和遵守《国际卫生条例（2005）》的要求、衡量进展和促进问责。对每一个支柱，都制定了目标、可交付成果和时间安排，并确定了评价的指标。世卫组织还汲取抗击埃博拉出血热疫情的经验教训，在 2019 年对该组织的结构做了重大调整，把突发事件的防范和应对从技术规划中分离出来，组成一个独立的核心业务，为全球卫生安全提供了组织上的保障。2020 年审查委员会建议，将实施《国际卫生条例（2005）》的责任提升至政府最高级别，并建议缔约国应考虑制定一项关于大流行防范和应对的全球公约以支持实施《国际卫生条例（2005）》。

第二节　国际卫生条例

随着贸易和旅行在全球范围内的急速增加，疾病更大传播的机会也相应扩大。传染病造成的公共卫生危机和经济影响对人类伤害巨大，并严重破坏一个国家的正常运转。世界卫生大会于 1969 年首次通过了《国际卫生条例》。经多轮修正，2005 年通过的《国际卫生条例》（下文简称《国际卫生条例（2005）》或《条例》），是一项国际法律文书工具，对包括世界卫生组织所有会员国和世卫组织秘书处具有法律约束力。如其第二条所述，《国际卫生条例》的目的和范围，是“以既针对公共卫生风险、又避免对国际交通和贸易造成不必要干扰的适当方式，来预防、抵御和控制疾病的国际传播，并提供公共卫生应对措施”。根据《国际卫生条例（2005）》，世界卫生组织所有成员国都必须报告具有国际公共卫生重要性的事件，各国需参考《条例》确定如何在尽可能开放国际旅行和贸易的同时，预防和控制全球健康威胁。《国际卫生条例（2005）》要求所有国家都有能力做到以下四个方面：检测方面，要确保监控系统和实验室能够检测到潜在威胁；评估方面，要与其他国家开展合作，在突发公共卫生事件中做出决定；报告方面，要通过参与国家协调中心网络，报告特定疾病以及任何潜在的国际公共卫生紧急情况；响应方面，要对公共卫生事件做出迅速应对。《国际卫生条例（2005）》还涵盖了各国可以在港口、机场和过境点采取的具体措施，以减少健康风险向邻国扩散，并防止无根据的旅行和贸易限制。

《国际卫生条例》的前身《国际公共卫生条例，International Sanitary Regulations，ISR》于 1951 年由第四届世界卫生大会通过，并于 1969 年更名为《国际卫生条例，International Health Regulations，IHR》。《国际卫生条例（1969）》最初适用于六种疾病，1981 年，这些疾病减少到三种：霍乱、鼠疫和黄热病。在各国认识到国际传播的风险与《条例》未涵盖的许多疾病有关之后，1995 年启动了修订进程。会员国花了 10 年时间来制定和讨论《国际卫生条例》最新版本，即 2005 年版本的 66 项条款并达成一致。

2001 年，修订过程受到政策转向全球（公共）卫生安全新概念的影响。2003 年，“非典”疫情暴发，世卫组织秘书处和国际社会在没有适当的公共卫生和法律框架来指导其应对行动的情况下采取了行动。“非典”的暴发表明，迫切需要一套新的规则来预防、防范和控制跨境疾病威胁并提供公共卫生对策。在那之后，《国际卫生条例》修订进程成为世卫组织所有会员国的一个高度优先事项，并在 18 个月内磋商制定了一套新的条例。第 58 届世界卫生大会在 2005 年 5 月 23 日一致通过了《国际卫生条例（2005）》并于 2007 年 6 月 15 日生效。

世卫组织《命名规则》（1967 年）、《国际卫生条例》以及《烟草控制框架公约》是世卫组织会员国利用世卫组织《组织法》赋予它们的制定规范的权力来通过的具有法律约束力的国际法文书。根据世卫组织《组织法》的规定，公约必须由会员国“依其本国宪法程序”（即通过批准，即实际上的“选择加入”协定）接受，与此不同的是，条例“在卫生大会适当通知其接受后对所有会员国生效”，除非国家通知总干事拒绝接受这些条例或对其提出保留（即实际上的“选择退出”协定）。换句话说，会员国自动受到《国际卫生条例》的约束，除非它们在规定时间内明确选择退出。在没有正式拒绝或提出保留的情况下，《条例》规定的权利和义务对世卫组织和会员国具有法律约束力，不一定需要其签署或批准。《条例》具有法律约束力的性质根植于世卫组织《组织法》，《组织法》本身就是一项得到所有会员国批准的国际条约。

一、《国际卫生条例（2005）》的原则和主要内容

（一）框架结构

《条例》共十编、六十六条，正文后附九个附件和相应的附录。《条例》的内容分别是：① 定义、目的和范围、原则及负责当局；② 信息和公共卫生应对；③ 建议；④ 入境口岸；⑤ 公共卫生措施；⑥ 卫生文件；⑦ 收费；⑧ 一般条款；⑨ 《国际卫生条例》专家名册、突发事件委员会和审查委员会；⑩ 最终条款。这些条款中既包含一般法律文件所必须有的有关名词解释、原则和宗旨、主管部门和机构等结构性的内容，同时也有为实现有效防控公共卫生风险和防止干扰国际交通核心目标所需的全部实体性要求和相关程序性规定，其中“信息和公共卫生应对”和“入境口岸的相关卫生措施”为核心内容。

《条例》的九个附件，分别是：附件一，关于监测和应对，以及指定机场、港口和陆路口岸的核心能力要求；附件二，关于评估和通报可能构成国际关注的突发公共卫生事件的决策文件；附件三，关于船舶（免于）卫生控制措施证书；附件四，关于交通工具技术要求；附件五，关于媒介传播疾病具体措施；附件六，关于疫苗接种、预防措施和相关证书；附件七，关于特殊疾病的疫苗接种和预防措施要求；附件八，关于航海健康申报单示范格式；附件九，关于飞机总申报单的卫生部分。附件是《条例》的重要组成部分，因为附件内容往往会涉及一些具体的标准、要求、流程和范式表格，具有应用层面的重要指导意义。例如，其附件一是关于监测与应对的核心能力要求，《条例》实施的重要目标就是发展、加强和维持各缔约国预防和控制公共卫生风险的核心能力，《条例》在其附件一中详细列明了对缔约国监测和应对公共卫生风险的各项核心能力，还具体针对缔约国内的不同层级提出了不同的核心能力要求，包括对社区层面和（或）基层、中层、国家层面提出共同但有区别的核心能力标准，以及对指定机场、港口和陆路口岸也列明了平时和国际关注的突发公共卫生事件发生时应分别具备的核心能力。《条例》附件二用于评估和通报可能构成国际关

注的突发公共卫生事件，该决策文件是指导缔约国在发现有关公共卫生风险信息时，用于评估事件的严重性、紧迫性和决定是否需要向世界卫生组织通报相关信息的评估工具。该决策文件以四大方面的问题以及为细化上述问题使评估更具实操性而发展出来的一系列具体问题为主要内容，缔约国仅需根据当前公共卫生风险的实际情况，按部就班地回答决策文件中的问题，即可对当前形势做出科学、及时的判定，从而及时采取通报和控制等相关措施（见图 4.1）。

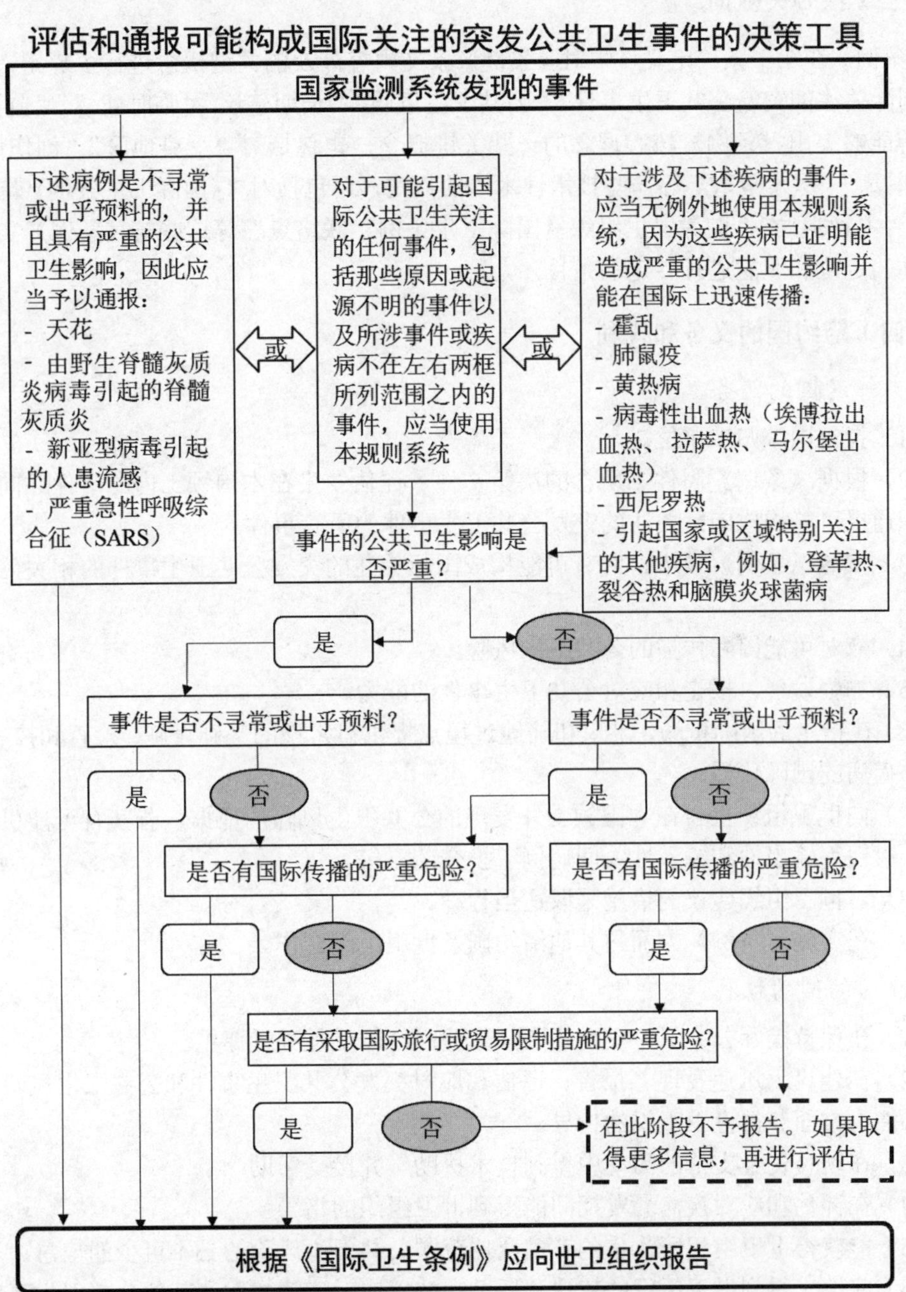

图 4.1　评估和通报可能构成国际关注的突发公共卫生事件的决定

（二）目的和范围

《条例》第二条关注的重点在两个方面：第一，针对由生物、化学、核辐射等因素引起的公共卫生风险的预防、控制和应对，防止其发生国际传播以危及更多人群的生命和健康。第二，在防控工作中，采取必要卫生措施的同时，也要关注到成本、效率以及相应国家和群体的权益，不应做过度的限制和干扰。

（三）核心关键词

《条例》在第一条“定义”中对《条例》条文内容涉及的关键概念进行了界定，其中包括“国际关注的突发公共卫生事件”“公共卫生风险”“长期建议”“临时建议”“监测”“核实”等能够突出《条例》核心理念的一些关键概念，也包括对“受染地区”“创伤性”“除污”“隔离”“医学检查”等一些技术性术语的界定，还包括对“《国际卫生条例》国家归口单位”“主管当局”“世界卫生组织《国际卫生条例》联络点”等这些与《条例》实施相关的主体的定位和职能进行界定的条目。

（四）缔约国的义务和权利

1. 缔约国的义务

（1）指定国家归口单位。

（2）根据《条例》附件二所含的决策文件，评估发生在本国领土内的事件并向世界卫生组织通报可能构成国际关注的突发公共卫生事件的所有事件。

（3）按照《条例》要求，对有可能构成国际关注的突发公共卫生事件的相关信息进行核实。

（4）应对可能国际传播的公共卫生风险。

（5）加强发现、报告和应对公共卫生事件的能力。

（6）在指定的国际机场、港口和陆地过境点提供日常性的基础设施、检查和控制措施，以预防疾病的国际传播。

（7）向世卫组织报告在本国领土外发现的公共卫生风险的证据，若其有可能引起国际传播，表现为输出性和输入性人间病例、携带感染等。

（8）对世卫组织建议的措施采取适当行动。

（9）在实施《条例》方面与其他缔约国及世卫组织合作。

2. 缔约国的权利

（1）在保持国际公共卫生安全的国际事业中合作受益并受尊重。

（2）在建设为迅速发现、报告、评估和应对突发公共卫生事件和公共卫生风险所必需的核心能力方面获得世卫组织的指导。

（3）在动员资金支持的活动中得到技术援助，并接受帮助。

（4）在评估和应对疾病暴发期间能得到世卫组织的指导。

（5）能获得世卫组织所收集的有关全球范围公共卫生风险的必不可少的信息。

（6）应请求得到世卫组织的建议和后勤支持以应对疾病暴发和其他公共卫生事件。

（7）利用全球暴发预警和应对网络协助管理公共卫生风险和国际关注的突发事件。

二、《国际卫生条例（2005）》的实施情况

《条例》规定了各缔约国应根据其附件一的具体规定，在不迟于《条例》在该缔约国生效后五年内，尽快加强其发现、评估、通报和报告公共卫生事件，以及快速和有效应对公共卫生风险和“国际关注的突发公共卫生事件”的能力。《条例》同时规定，如果缔约国在上述时限内没能达到相关能力，可根据合理需要和实施计划向世界卫生组织申请获得两年的延长期；在特殊情况下，缔约国可向总干事进一步要求不超过两年的延长期，总干事可以在考虑审查委员会意见的基础上做出决定。

在《条例》通过之后，世界卫生大会还做出了决议，决定在每一届世界卫生大会上各缔约国应报告《条例》在本国实施的情况。因此，近年来的历届世界卫生大会上，《条例》实施情况的议题都是不可或缺的一项重要内容。

为更好地督促各缔约国在现有基础上持续增强《条例》所要求的各项核心能力，满足应对国际关注突发公共卫生事件防控要求，世界卫生组织组织了有关《条例》的外部评估，由各缔约国自愿申请接受评估，来自国际专业机构的专家和各缔约国内部专家组成联合评估组，对缔约国开展以听取汇报、查阅资料、问答互动、现场查看等形式为主的外部评估，对缔约国核心能力进行评分和分析，并将其作为衡量各国能力建设水平，以及衡量世界卫生组织对相应国家提供支援和帮助效果的重要依据。

（一）应对甲型 H1N1 流感和埃博拉出血热疫情

在 2009 年甲型 H1N1 流感应对和 2014 年埃博拉出血热疫情应对之后，世界卫生组织分别组织专家对应对工作进行了总结评估，其中也包含了对《国际卫生条例（2005）》作为指导事件应对工作的法律依据的效用评估。专家在报告中对《条例》在实践应对中所体现出来的乏力和不足总结了如下三个方面。

（1）没有规定筹资问题，缺乏对应对国际关注的突发公共卫生事件所需资金的长效机制。目前的几次波及全球的疫情应对联合行动中，应急资金来源具有不确定性，多是靠缔约国和相关国际组织的捐赠和提供，缺乏对于全球应急资金的明确规定，给应对工作造成风险和可能的障碍。因此专家建议在《条例》修订之时应增加对全球应急资金的规定，明确其投入机制、主体、金额等具体问题。

（2）缺乏对全球突发卫生事件应急队伍的规定。《条例》中未提及应急力量的建立和储备，历次全球联合应对过程中，都主要是依靠各缔约国支援处置队伍，这不利于在第一时间由世界卫生组织统一、及时调度处置力量开展行动，容易造成实际延误和应对针对性差。因此，专家建议在全球成立若干支应急队伍，如可由相应缔约国负责某些专业应急队伍的筹建和维护，向世界卫生组织报备队伍的专业技能方向、人员构成，应急队伍还可以来自世界卫生组织、联合国和一些非政府组织等。这些专业应急队伍由世界卫生组织统一掌握相关信息，并做到及时更新。在应对国际关注突发公共卫生事件需要时，由世界卫生组织及时调度和派遣。

（3）没有处罚性的措施。专家评估报告提出，《条例》内容多是对缔约国和国际卫生组织职责进行的规定，以及国际关注突发公共卫生事件从监测、通报到应对等环节的工作流

程和判定标准的要求，缺乏对于不遵守《条例》缔约国的相关制约措施和手段，建议增加处罚性的条款。上述建议具有一定的合理性，因为在防止公共卫生风险的国际传播中，缔约国之间的通力协作是非常重要的，如果各自为政，而不在《条例》框架下履行好联防联控的义务，则有可能使联合应对工作功亏一篑。不过，《条例》作为一部有关公共卫生的国际立法，在制定时考虑更多的是软强制，即依靠各缔约国忌惮自己国际形象受损、被同伴孤立、本国人口发病率和死亡率增加、单边旅行和贸易限制、国内经济受损和秩序动荡等来体现其强制力的。因此，在软强制和硬强制的问题上可以进一步探讨和研究，以确定行之有效地促进《条例》得到更好执行的手段。

（二）应对新冠肺炎疫情

WHA73.1 号决议（2020 年）要求《条例》实施情况审查委员会根据第五十条之规定，审查在新冠肺炎疫情应对期间《国际卫生条例》的实施情况。委员会在以下十个关键领域提出了 40 项建议。

（1）国家归口单位的作用和运作。各国应授权国家归口单位履行职能，明确规定国家归口单位的任务、地位、作用和资源。确定能够支持《国际卫生条例》的宣传、实施和监测的其他利益攸关方，如专业组织和学术机构，以加强和促进区域和全球两级的相互支持机制和网络。

（2）防范、监测和应对方面的核心能力要求。将突发事件防范、监测和应对方面的核心能力纳入更广泛的卫生系统和基本公共卫生职能，以确保国家卫生系统具有足够的韧性，能够在大流行和其他突发卫生事件期间有效运作。从当前大流行中吸取的经验教训，继续审查和加强其评估、监测和报告核心能力的工具和程序，包括职能评估，以便在国家和国家以下各级对能力进行准确分析和动态调整。

（3）法律防范。建立了管理卫生风险和突发卫生事件的适宜的法律框架，确保关于突发事件防范和应对的国家立法支持并符合《国际卫生条例》的条款及其实施（例如，《国际卫生条例》已被纳入国内法律制度，实施立法已获通过）；继续开发工具和技术指导，包括快速清单、详细的流程指南、模板和示范立法文本，并针对实施《国际卫生条例》所需的立法的特点和属性。

（4）国家通报和警报系统。分享评估已通报或已核实事件的公共卫生风险所需的相关公共卫生信息，并在通报或核实后继续与世卫组织分享信息，使世卫组织能够进行可靠的风险评估。世卫组织应与世界动物卫生组织、联合国粮食及农业组织和联合国环境规划署以及其他网络和相关利益攸关方和合作伙伴携手，并与缔约国紧密合作，应对人畜共患疾病出现和传播的风险，对紧急事件尽早做出协调一致的快速反应并提供技术援助。

（5）风险评估和信息共享。制定要求提供信息和核实事件的标准表格。世卫组织应加强与缔约国的非正式互动，以便实施高质量的快速风险评估。

（6）预警。对于可能达不到国际关注的突发公共卫生事件标准但还是需要紧急升级公共卫生响应级别的事件，世卫组织应积极提醒全球社会加以注意。

（7）旅行措施。在做出与国际关注的突发公共卫生事件或大流行病有关的旅行限制方面加强证据收集，提供循证建议。应审查“对国际交通造成不必要干扰”这一术语，以便在国际关注的突发公共卫生事件或大流行期间实施旅行措施时，对这一术语做出前后一致的说明。

（8）数字化和沟通。制定与国际旅行相关的数字技术应用规范和标准，并促进包括低收入国家居民在内的所有人公平获取。利用数字技术促进国家归口单位之间的沟通。加强其在信息和“信息疫情”管理、风险沟通和社区参与方面的方法和能力，以建立公众对数据、科学证据和公共卫生措施的信任，并反击不准确的信息和未经证实的传言。

（9）协作、协调和供资。各国应确保为在国家和国家以下各级实施《国际卫生条例》提供充足和持续的资金，并为世卫组织秘书处预防、发现和应对疾病暴发的工作提供充足和持续的资金。世卫组织应建立和实施明确的程序和机制，从而在对国际关注的突发公共卫生事件进行防范、预警和快速应对时，开展部门间的协调和合作，并通过扩大的全球疫情警报和反应网络以及通过与紧急医疗队、全球卫生部门和其他相关网络合作，加强现有行动。

（10）遵从性和问责制。制定并实施普遍定期审查机制，以评估、报告和改进对《国际卫生条例》要求的遵守情况，并通过多部门方式确保对《国际卫生条例》义务的问责制。

（三）缔约国自我评估与联合外部评估

根据《国际卫生条例》，缔约国有义务发展和保持最低限度的核心能力，以监测和应对任何潜在的国际关注公共卫生事件。《国际卫生条例》在确保全球公共卫生安全方面的成功取决于所有缔约国的充分应用、实施和遵守。缔约国使用自我评估工具进行年度报告，该工具称为缔约国自评年度报告工具（States Parties Self-Assessment Annual Reporting，SPAR）。缔约国自评年度报告工具由 35 个指标组成，涉及发现、评估、通报、报告和应对公共卫生风险以及国内和国际关注的紧急事件所需的 15 项《国际卫生条例》能力。对于 15 项能力中的每一项，使用一到三个指标来衡量其状态。这些指标进一步细分为称为特征的几个元素，这些元素可在每一级进一步界定指标。

根据全球自我评估结果，只有三分之一的成员国的自我评估报告达到了《国际卫生条例（2005）》的规定要求。15 项能力当中相对最为薄弱的三项能力是实施《国际卫生条例》的政策、法律和规范性文书（52%）、化学品事件（54%）和辐射突发事件（56%）。不同区域之间相比，非洲地区相对能力不足（49%），然而相对能力最强的欧洲地区，其能力评分也仅平均 75%（见图 4.2）。

联合外部评估（Joint External Evaluation，JEE）是一个自愿的工具，对一个国家的卫生安全准备和应对能力进行独立的点对点多部门评估。由于自我评估存在标准不一、不够客观的不足，2014 年 11 月，世卫组织制定了《国际卫生条例（2005）》监测和评价框架，并在 2018 年 1 月进行了更新，包括 5 个部分：缔约国自我评估年度报告、行动后审查、模拟演习、自愿联合外部评估、监测遵守其他《国际卫生条例（2005）》要求。就 JEE 过程而言，评估分两个阶段完成。在第一阶段，被评估国家利用 JEE 工具进行初步自我评价，并与相关的国内代表和利益攸关方合作，完成自我评价报告。内容主要包括该国在《国际卫生条例（2005）》当中 19 个技术领域方面的能力，以及所有与全球卫生安全议程有关的能力。在自我评价完成后，由来自会员国、世界卫生组织、世界动物卫生组织、联合国粮农组织、国际刑警组织和其他主要国际组织的专家组成的联合环境评估小组与被评估国家一起讨论。然后，被评估国家的专家在与所有相关部门进行为期几天的介绍和讨论后，确定本国在 JEE 工具所涵盖的技术领域的能力。

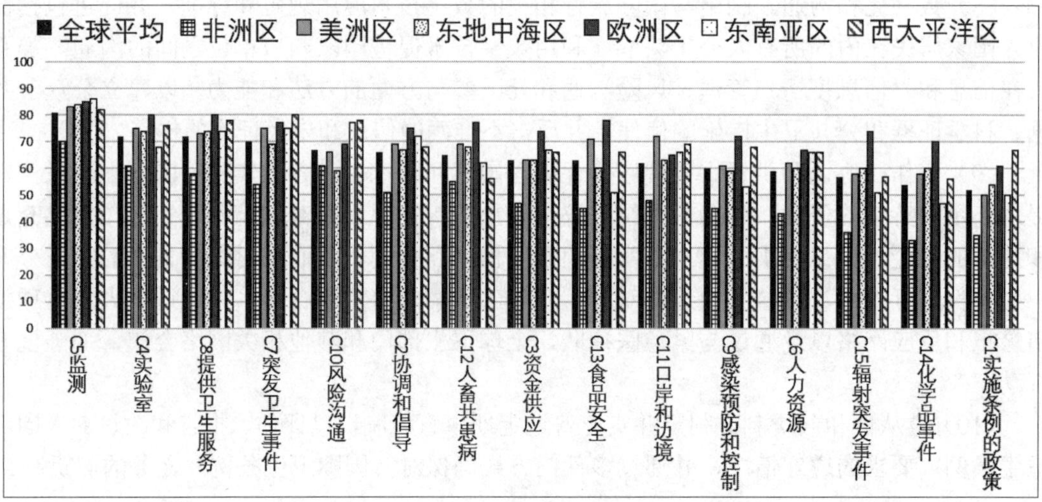

图 4.2 2021 年全球不同区域《国际卫生条例（2005）》核心能力自我评估得分情况

在第二阶段，由专家组成的外部评价小组将与被评估国家密切合作进行国内评价。JEE 小组将前往被评估国家现场，增进他们对该国能力的了解。JEE 小组为每个指标分配分数，并确定每个技术领域的优势和最佳做法、需要加强的领域、面临的挑战和三到五个关键优先行动。一旦完成，初步结果将提交给该国各有关部门的高级别代表，然后在任务结束后两周内编写最后报告。这份最终报告与该国分享以征求反馈意见，然后发布在网上。然后，各国能够利用从评价过程中获得的数据和经验教训，为国家一级制订计划和确定优先事项提供信息，包括制订国家卫生安全行动计划（全球卫生安全议程路线图），定期进行后续评价，跟踪实现 JEE 目标和全面遵守《国际卫生条例（2005）》方面取得的进展。

2015 年 3 月，世卫组织各区域办事处派出埃博拉评估团，独立评估各国预防、发现和应对可能输入的埃博拉病毒的能力。埃博拉评估团的独立评估结果反映了这些国家在发现、通知和应对埃博拉病毒方面的核心能力存在的差距，而年度自我报告监测工具并未发现这些差距，进一步印证了《国际卫生条例（2005）》能力的自我报告可能无法准确反映一些国家的实际能力。2016 年 2 月，世卫组织秘书处和合作伙伴批准了综合自愿联合外部评估工具，作为《国际卫生条例（2005）》监测和评估框架的一部分，涵盖传染病、化学、放射和核威胁的 19 个核心防范和应对能力。世卫组织于 2016 年 2 月批准了标准化的联合外部评估工具，并分别于 2018 年 2 月和 2022 年 6 月更新了该工具。截至 2022 年 5 月，已完成 116 个国家使用第一版和第二版工具请求并完成了自愿联合外部评估。联合外部评估的程序包括：① 请求国使用联合外部评估工具进行涉及所有相关部门（包括食品和农业、动物卫生和安全部门）的自我评估。② 由国际专家组成的外部评估小组为期一周的独立评估，包括一次内部简报、会议和协商、实地考察，并向主要联合外部评估部门、相关部委、合作伙伴、民间社会等进行最后简报。也有研究认为，联合外部评估虽然在评估结果方面更加客观，但对于后续加强国家的核心能力方面，却缺少建树。同时，由于联合外部评估带有一些政治敏感性，未必能获得政府层面的广泛接受。

三、《国际卫生条例（2005）》新一轮修订与“大流行国际法律工具”

新冠肺炎疫情大流行给全世界带来了自联合国成立 77 年以来从未有过的全球卫生危机，即使有了《国际卫生条例（2005）》这部卫生领域专门的国际法，新冠肺炎疫情仍然对国际社会所具备的法律工具的充足性提出了挑战。在新冠肺炎疫情大流行挑战的规模和压力推动下，国际社会开始考虑新的国际法律工具来预防和控制疾病大流行。以 2016 年 5 月成立的世界卫生组织突发卫生事件规划独立监督和咨询委员会（Independent Oversight and Advisory Committee for the WHO Health Emergencies Programme，IOAC）、2018 年 5 月成立的全球防范工作监测委员会（The Global Preparedness Monitoring Board，GPMB）、2020 年 7 月成立的全球防范和应对大流行独立专家小组（The Independent Panel for Pandemic Preparedness and Response，IPPPR）为代表的数个独立的审查委员会和小组都指出，迫切需要一个更强有力的国际制度来应对大流行，特别是考虑到当下许多与新冠肺炎疫情防控相关的需要全球层面解决办法的问题似乎超出了现有《国际卫生条例》的范围和任务规定的范围。

2021 年 11 月世界卫生大会特别会议召开，会议内容主要围绕大流行国际文书的建立，并随后启动了大流行国际文书的起草与谈判的政府间磋商进程。政府间磋商机构分别于 2022 年 2—6 月、2022 年 7 月、2022 年 12 月、2023 年 2—3 月召开了四次磋商会议，按照计划，最终版本将供世界卫生大会于 2024 年 5 月审议。国际社会对于大流行国际文书的推进保持着持续的关注，政府间磋商会议及其成果也受到广泛国家的期盼。大流行国际文书作为未来可能的国际文书对于全球各个国家具有影响和约束作用，是关系国家形象和利益的重要文件。

政府间磋商机构第四次会议于 2023 年 2 月发布了该法律文书的“零草案”并将其命名为“WHO CA+（WHO convention, agreement or other international instrument on pandemic prevention, preparedness and response）”。政府间磋商在零草案的基础上进行，各项法律条款的内容随着谈判的进展可能发生变化，同时其总体框架则更有可能被保留。例如，该法律文书的主要目标目前载于第 3 条：“WHO CA+的目标是，在其中所载的公平、愿景、原则和权利指导下，积极主动加强世界预防、防范和应对大流行及恢复卫生系统的能力，从而预防大流行、挽救生命、减少疾病负担和保护生计。WHO CA+旨在通过大幅降低大流行风险，提高大流行防范和应对能力，逐步实现全民健康覆盖并确保在社区、国家、区域和全球各级合作开展协调和循证的大流行应对行动，稳健恢复卫生系统，在国家、区域和国际层面全面有效地解决这些领域存在的系统性差距和挑战。”

截至 2023 年 3 月底，各方正在就下列问题进行谈判。

- 宣布大流行的标准、方式和程序，以及这在实践中对各国的实际要求。
- WHO CA+如何与《国际卫生条例》协同增效。
- WHO CA+的基本原则有哪些，如人权、主权、公平、团结、透明度、问责制。
- 如何在大流行相关产品的全球供应链中实现公平可及。
- 加强卫生系统的复原力和应对能力。
- 各国和世界卫生组织应如何在大流行防范和应对工作中协调与合作。

- 如何为大流行防范和应对进行筹资。
- 为 WHO CA+设立一个新的缔约方机制。
- 与 WHO CA+有关的其他一般法律问题，如修订、退出和争端解决。

事实上，在磋商新的大流行国际法律文书的同时，世界卫生组织同时还在审查和修订《国际卫生条例（2005）》。根据世界卫生组织的规定，《国际卫生条例（2005）》的目的和范围是“以针对公共卫生风险，同时又避免对国际交通和贸易造成不必要干扰的适当方式，预防、抵御和控制疾病的国际传播，并提供公共卫生应对措施”。由于《国际卫生条例（2005）》已经为应对“受国际关注的突发公共卫生事件（Public Health Emergency of International Concern，PHEIC）”提供了一些法律基础，其中的规定与 WHO CA+的制定相关。有鉴于此，世界卫生组织对这两个进程之间的相互作用解释如下：关于大流行预防、防范和应对的新法律工具的工作将旨在与《国际卫生条例》保持一致并加以补充。成立政府间磋商机构的世界卫生大会第 SSA 2（5）号决定要求，“新文书的制定进程与在实施和加强《国际卫生条例（2005）》方面正在进行的工作之间需要有一致性和互补性”。

世界卫生大会在 2022 年 5 月的会议上商定了一个正在进行中的进程，即考虑对《国际卫生条例（2005）》进行潜在的“有针对性的”修订。这项工作是一个由会员国牵头的专门工作组完成的，该工作组在 2022 年 11 月 14 日至 15 日举行了第一次会议。会议建立了工作组与政府间磋商机制主席团之间定期协调的机制，以调整各自的会议时间表和工作计划，使得《国际卫生条例》和新文书能够共同在今后的大流行病预防、防范和应对工作中发挥核心作用。对于《国际卫生条例（2005）》的修正，会员国共提出了 300 多项修正案。《国际卫生条例》修订审查委员会对这些修正案进行了审查并于 2023 年 2 月 6 日提交了报告，该报告和整个修正案由工作组审议并提交 2024 年 5 月第七十七届世界卫生大会审议。

第三节　全球公共卫生安全议程

全球卫生安全议程（Global Health Security Agenda，GHSA）由美国政府于 2014 年 2 月发起，由国家、国际组织和民间社会自愿加入，旨在“建设各国的能力，从而创建一个安全、免受传染病威胁的世界，并将全球卫生安全提升为国家和全球优先事项”。GHSA 的主要目标是通过多边、多部门合作，加强全球和国家层面预防、检测和应对人类和动物传染病威胁的能力。“预防—检测—应对”基本的指导思想是：多部门和国际协调和沟通、快速和有效的应对、预防和减少疫情暴发以及及早发现新发威胁。GHSA 的提出表明，美国致力于在全球卫生安全治理领域担当领导者的角色，并以促进全球各国以及相关国际组织的共同参与来进一步改善全球卫生安全。

一、GHSA 建立的背景和进程

GHSA 最初启动时，美国共承诺协助 31 个国家和加勒比共同体实现 11 项可衡量的 GHSA 目标。美国向 17 个“第一梯队”国家投资了 10 亿美元，用于提高其传染病预防、检测和应对的能力（见表 4.2）。这些国家制定了五年国家路线图，以实现和巩固 GHSA 的每一项目标。这些路线图旨在确定国家卫生安全优先事项，将主要利益攸关方和部门聚集在一起，确定合作伙伴，并为加强卫生安全能力分配资源。随后，美国与另外 14 个“第二梯队”伙伴国家和加勒比共同体合作（见表 4.2），并调动国际伙伴资源，以实现 GHSA 目标。2016 年，当时的美国总统发布了一项行政命令，为 GHSA 启动了一个全面框架。在美国内部建立了全球安全联盟倡议的高级政策协调机制，并为参与机构确定了具体的角色和责任。该行政命令还提高了美国跨部门合作应对流行病威胁的能力，并利用领导力协调整个卫生系统的援助。

表 4.2　GHSA 第一梯队和第二梯队国家列表

GHSA 第一梯队国家	GHSA 第二梯队国家
孟加拉国	柬埔寨
利比里亚	老挝
布基纳法索	刚果民主共和国
马里	马来西亚
喀麦隆	莫桑比克
巴基斯坦	格鲁吉亚
科特迪瓦	秘鲁
塞内加尔	加纳
几内亚	卢旺达
塞拉利昂	海地
埃塞俄比亚	泰国
坦桑尼亚	约旦
印度	乌克兰
乌干达	哈萨克斯坦
印度尼西亚	加勒比共同体（包含 15 个国家）
越南	
肯尼亚	

自发起以来，GHSA 已成为一个全球协作、多部门和多利益攸关方的倡议，旨在加快和优化全球健康安全。通过 70 多个国家、国际组织和非政府利益攸关方的伙伴关系，推动实现 GHSA 的愿景，即建设一个免受传染病威胁的安全的世界。GHSA 利用并补充了全球伙伴的力量和资源，建设和提高国家层面预防、检测和有效应对传染病威胁的能力和领导力。GHSA 还尝试建立一种方法，加强和鼓励国家和非国家行为体的协调和积极参与。各参与方都承诺将全球卫生安全作为国家一级的优先事项，并激励切实承诺进行规划和调动资源以弥补差距，并提高国家遵守《国际卫生条例（2005）》、世界动物卫生组织《兽医服务绩效路径》和其他相关国际卫生安全标准、框架和战略的能力。GHSA 运营由一个指导小组负责，该小组由大约 15 个国家、国际组织和/或非政府利益攸关方组成，治理结构主要包括 GHSA 联盟和 GHSA 私营部门圆桌会议两部分。指导小组的主要作用是提供战略指导和方向，包括确定全 GHSA 的总体优先事项，跟踪进展情况和承诺，促进 GHSA 成员之间以目标为导向的多部门协调和沟通。

二、GHSA 的主要内容

2014 年，GHSA 成员确定了 11 项 GHSA 行动领域和计划，以促进区域和全球合作，实现 GHSA 的具体目标。每个行动领域都以《国际人权报告》为基础，有牵头国家和参与国家，并包括一个五年目标、一个（或多个）衡量进展的指标以及一项基线评估、规划、监测和评价活动，以支持成功实施。各国在如何履行其承诺方面具有灵活性，各国可以多参与一个行动领域，并在国家、区域和/或全球范围内努力实现共同目标。GHSA 框架下的所有活动和多部门倡议都有助于备灾和加强卫生系统，共同目标是使各国能够预防、检测和应对任何卫生应急风险。行动计划的目的是加快可衡量和协调的行动，并为各国提供问责制，使其不仅做出具体承诺，而且在 GHSA 实践中发挥领导作用。

行动计划详细说明了防范全球卫生安全威胁的具体做法，包括建立国家层面的全球公共卫生威胁识别机制，完善应对威胁所需的工具和能力，建立应急指挥中心等。具体目标包括：防治抗微生物耐药性；防止人畜共患病的出现和传播；推进各国的生物安全和生物安保制度；加强免疫接种；建立国家实验室系统；加强监督；加强疾病信息报告；支持员工队伍发展；建立应急指挥中心；加强公共卫生立法；加强医疗对策和人员调配等（见表 4.3）。

表 4.3　GHSA 的 11 个行动领域

	行动领域
预防行动	抗微生物耐药性（Antimicrobial resistance）
	人畜共患病（Zoonotic disease）
	生物安全和生物安保（Biosafety and biosecurity）
	免疫接种（Immunization）
发现行动	实验室系统（Laboratory systems）
	监督（Surveillance）
	疾病信息报告（Reporting）
	员工队伍发展（Workforce development）
应对行动	应急指挥中心（Emergency operation centers）
	加强公共卫生立法（Public health and law enforcement）
	医疗对策和人员调配（Medical countermeasures and personnel deployment）

三、《GHSA 2024》战略

在 2017 年 10 月于乌干达举行的第四届 GHSA 年度部长级会议上，部长们发表了《坎帕拉宣言》，继续努力加强全球卫生安全，并将 GHSA 延长至 2024 年。《GHSA 2024》战略更具战略性和精简性，推进多部门方法，支持遵守国际人类和动物健康标准，并推动为所有部门的全球卫生安全努力提供可持续的供资。在下一阶段，行动计划将继续侧重于 GHSA 第一阶段最初的 11 个行动领域。为进一步支持 GHSA 的战略目标，指导小组设立了灵活、有时限的工作队，以有针对性地推进优先事项，并确保这项工作利用和补充合作伙伴和其他卫生安全行为体的努力。工作队的优先领域包括多部门利益攸关方的参与、问责制和成果以及宣传和交流。《GHSA 2024》战略旨在进一步协调 GHSA 与“同一健康（One Health）”、加强全球卫生工作人员对大流行病的准备和社区接触、处理受国际社会关注的新发卫生和生物安全威胁、减少系统性障碍并最大限度地发挥包括民间社会和私营部门在内的所有相关利益攸关方的作用。《GHSA 2024》的目标是：① 到 2024 年，多于 100 个国家完成对卫生安全能力的联合外部评估；② 进行规划和资源调动以解决差距问题；③ 已经开展行动计划中的活动以取得效果。这些国家将在至少五个技术领域加强和展示改进，达到通过卫生安全能力评估标准（如世界卫生组织《国际卫生条例（2005)》监测和评估框架）。

四、GHSA 小结与启示

自 2017 年以来美国陆续发布了《国家安全战略》《国家生物防御战略》等卫生安全战略文件，旨在提高卫生安全在美国政治议程中的地位，在全球卫生安全领域发挥领导作用。作为 GHSA 的创始国之一，美国是指导小组的永久成员。美国领导并积极参与 GHSA 多个工作组，与全球卫生安全联盟成员国合作，促进全球卫生安全。另有观点认为，GHSA 作为美国主导发起的小多边机制，并没有发挥提高《国际卫生条例（2005)》核心能力的作用，反而是西方发达国家影响国际政治议程的工具。其方式便是一边削减对世卫组织的供资、拖欠会费，另一方面却不遗余力地向 GHSA 注资，以及利用其主导的多边平台和所谓的“国际规则”为全球公共卫生产品设置门槛，遏制其他国家疫苗进入多边开发银行的采购清单。GHSA 目标与《国际卫生条例（2005)》核心能力也不尽相同，例如，《国际卫生条例（2005)》核心能力框架下并没有涉及针对大流行疾病的疫苗接种规划（见图 4.3)。

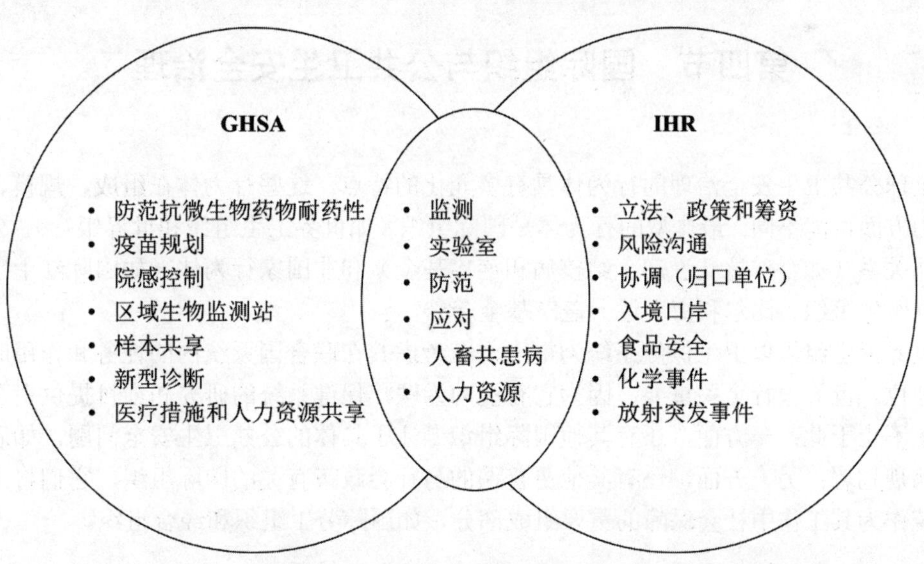

图 4.3　GHSA 目标与《国际卫生条例（2005）》核心能力

2022 年 9 月，GHSA 联盟组织有关专家对 GHSA 效果和挑战进行了评估，认为 GHSA 的不足在于：① 治理结构松散且不稳定。GHSA 没有常设秘书处，其理事会主席由伙伴政府轮值一年，每个主席对 GHSA 领导的优先顺序不同，参与程度、重点和结果也不同。

② 调动资源的能力有限。尽管非洲地区大多数国家完成了联合外部评估，但仍然面临进一步加强国家一级全球卫生安全能力的挑战。③ 外部可见度和宣传不足。虽然全球卫生安全领域人员对 GHSA 非常熟悉，但并没有采用全政府、全社会的宣传策略，因此也没有得到广泛认可。④ 缺乏问责制。GHSA 在推进全球监测和评价框架方面的重要作用并没有转化为伙伴关系本身的成果问责制。

GHSA 由美国主导，虽然不同时期美国政府的卫生安全侧重点不同，但其卫生安全战略一直试图将卫生问题“安全化”。美国建有“联邦—州—地方”的垂直三级公共卫生管理体系，国家安全委员会是负责国家安全的最高决策机构，卫生与公共服务部是负责指导全国公共卫生事业的主要机构。在卫生应急领域，美国建有以疾控中心为核心、地方医院为枝干的三级应急系统。美国的公共卫生治理体系具有健全的法律保障、明确的突发公共卫生事件合作机制以及地方高度自治的灵活性，加之科技优势和物资储备优势，使其在既往传染病防控领域取得了一定成绩。在国际卫生安全合作领域，美国在国际规则制定、药物研发、全球传染病监测以及紧急卫生援助等领域发挥了全球领导作用。面对新冠肺炎疫情，尽管美国拥有相对成熟的卫生安全战略和法律法规体系，但是疫情防控措施由于政治考量被忽略和搁置，使得美国错失了防控时机，加之党派分歧、联邦与州之间的竞争以及在全球卫生领域的参与度下降，最终导致美国新冠肺炎疫情应对不力。美国积极参与国际规则制定，让美国在世界事务中发挥了更多的能动性，为全球卫生安全体系的建立开辟路径，促进国外行为体和本国卫生安全体系的有机结合并为其卫生安全需求服务；同时，美国在这些规则制定的过程中依仗其强大国力占据了有利地位，在议程中往往处于主导地位，促进了美国全球领导力的发展。

第四节　国际组织与公共卫生安全治理

全球公共卫生安全治理的行为体具有多元化的特点。这些行为体在组成、规模、机制或权力方面可能不同。最典型的行为体是国际组织（如世界卫生组织和世界银行）、公私合作伙伴关系（如全球抗艾滋病、结核病和疟疾基金）和非国家行为体（如国际红十字会、无国界医生组织、比尔和梅琳达·盖茨基金会）。

世界卫生组织以卫生保健系统为重点，在考虑其在联合国系统内的任务和作用时处于中心地位。世界银行至关重要，因为它有能力为医疗保健系统的研究和项目提供资金。然而，还不止于此：一方面，还有其他国际组织专注于具体的公共卫生安全问题，如联合国艾滋病规划署；另一方面，还有其他更普遍的与社会政策有关的国际组织，它们将卫生保健系统作为其工作中社会保障的重要组成部分，如国际劳工组织和经合组织。

一、世界卫生组织与公共卫生安全治理

世界卫生组织是联合国系统的专门卫生机构，根据授权负责各级各类卫生政策。

（一）世界卫生组织在全球公共卫生安全治理中的地位

具体而言，世界卫生组织《组织法》规定国际组织在卫生保健系统领域具有制定规范和协调的职能。就“政策内容”或理念而言，总目标是《组织法》规定的“使全世界人民获得尽可能高水平的健康”，并将其明确规定为协助政府加强其卫生服务的任务。然而，世界卫生组织的任务是多方面的，因财政和组织方面的限制以及不断变化的全球架构，其作用和地位随着时间的推移一直在变化。几十年来，世界卫生组织在 20 世纪 70 年代将自己定义为“全球健康意识的发源地”，在 20 世纪 90 年代将自己定义为“全球健康目标的倡导者”，在 21 世纪初将自己定义为“国际卫生工作的指导和协调机构”。自 2010 年以来，人们倾向于对世界卫生组织的一系列角色进行更广泛而精准的描述。

此外，世界卫生组织在健康领域并非孤军奋战，而是全球治理的一部分。这一事实得到了更多的反映：“世界卫生组织是与国际劳工组织在联合国帮助各国制定全面社会保障最低标准倡议的联合牵头机构。”在其最新的（第十三个）工作总规划中，世界卫生组织将自己展现为一个提供公共产品的行动者，一个基于科学和证据制定全球规范和标准的组织，一个将健康作为人权的倡导者，一个“建立一个为人类共同未来而努力的社区”的组织网络以及一个监测全球健康发展的机构。世界卫生组织还积极与各国政府一起制订计划，改善卫生保健系统，实现全民健康覆盖。除此之外，在全球（横向）层面，世界卫生组织在“提高全球对全民健康覆盖的认识”方面发挥了作用。

目前几乎所有国家都是世界卫生组织的成员国，这赋予了世界卫生组织全球影响力、规范权威性和政治合法性。每个国家都有平等的发言权，每个成员国在世界卫生组织最高政府机构——每年召开的世界卫生大会中都有一票。除了设在日内瓦的总部外，世界卫生组织还有六个区域办事处，以及在 150 个国家、领土和其他地区的国家办事处。世界卫生组织寻求通过指导方针和技术援助、咨询和政治对话、制定规范和法律来实现其使命。世界卫生组织《组织法》授权本组织制定具有约束力的法律，包括国际规则和公约。

（二）世界卫生组织治理全球公共卫生安全问题的历史沿革

世界卫生组织的公共卫生安全治理职能包括遏制造成国际威胁的传染病，在紧急情况下提供技术援助和必要援助，并努力根除流行病和传染病等。这些任务与世界卫生组织的起源是一致的。在世界卫生组织的 70 多年的历史里，传染病防控一直是其工作的支柱，也是其显著成就和遭受非议的来源。

在早期，世卫组织专注于结核病、疟疾、天花和雅司病。世界卫生组织的消灭天花运动是一项非凡的成就：1980 年第 33 届世界卫生大会宣布：“全世界消灭天花。”脊髓灰质炎是世界卫生组织的下一个目标。1988 年，世界卫生大会制定了到 2000 年消灭脊髓灰质炎的目标。虽然截至 2021 年脊髓灰质炎尚未根除，但这种疾病现在仅限于阿富汗和巴基斯坦，2018 年只有 33 例野生型脊髓灰质炎病例，2019 年有所增加。新冠肺炎疫情进一步阻碍了根除脊髓灰质炎的进展。在其他传染病防控领域，世界卫生组织的成绩参差不齐。世卫组织于 1955 年发起的全球疟疾传播计划取得了重大进展，但至今仍未成功。鉴于世界卫生组织应对艾滋病的表现，1996 年成立了联合国艾滋病规划署。世界卫生组织曾计划到 2005 年使中低收入国家 300 万人获得艾滋病治疗，但没有达到目标，但它确实有助于加快治疗速度，并在多年后为实现普及艾滋病治疗的目标铺平了道路。自世界卫生组织成立以来，流感一直是头号传染病焦点。世界卫生组织的监测网络和伙伴实验室一直是全球防范和疫苗研发的基础。一些新发传染病，如埃博拉和新冠肺炎，也成为世界卫生组织的重要关注议题。

2014—2016 年西非埃博拉疫情使世界卫生组织走入低谷，迫使世卫组织加大力度进行改革。在预算不足的情况下，世界卫生组织曾削减了卫生应急部门的人员和预算，这使得它在应对埃博拉疫情时显得措手不及。埃博拉病毒被发现后，世界卫生组织在四个多月后才宣布进入公共卫生紧急状态，区域层面和当地世界卫生组织官员被认为表现不佳。此后引发了对世卫组织职能的讨论，世卫组织究竟更应成为一个“技术机构”，还是应该成为第一时间的“疫情应对者”。

事实证明，《国际卫生条例（2005）》在西非埃博拉疫情面前是不够的，这暴露了世界卫生组织在应急准备和应急能力方面的不足。此前多年来，人们对世界卫生组织的信心不断削弱。会员国一直坚决拒绝增加世界卫生组织的预算，而是将注意力转向公私伙伴关系，如抗艾滋病、结核和疟疾全球基金、全球疫苗和免疫联盟以及流行病防范创新联盟（The Coalition for Epidemic Preparedness Innovations，CEPI）。

（三）世界卫生组织改革以应对全球公共卫生安全治理需求

西非埃博拉疫情后，世界卫生组织经历了几次重大改革。2015 年，早在世界卫生组织正式宣布西非埃博拉疫情进入紧急状态之前，世卫组织就为各国建立了应急基金，以便在危机面前迅速调集资金。该基金由捐款供资，目标资本额为 1 亿美元，远远低于全球备灾所需的数十亿美元。对该基金的初步捐款有限，截至 2017 年年底，总额约为 4500 万美元。随之而来的是更多的资金，2018—2019 年的捐款约为 8100 万美元。截至 2019 年年底，该基金已拨款 680 亿美元，其中 80%以上提供给刚果民主共和国。2020 年的资金继续侧重于刚果民主共和国和新冠肺炎疫情，特别是支持关键的卫生用品，尤其是个人防护设备。总体而言，拨款涵盖了一系列自然灾害、流行病以及受武装冲突影响的地区。

在第二项重大改革中，2016 年 3 月，世界卫生组织启动了卫生紧急情况方案，通过一条权力线、一支员工队伍、一个预算、一套规则和程序以及一套业绩衡量标准，建立简化的应急反应，旨在向面临紧急情况或从紧急情况中恢复的国家提供快速支持。该方案通过与联合国各机构、各会员国和无国界医生组织等非政府组织合作，结合专门知识和资源，进行独立监督和监测。作为卫生应急方案的一部分，世界卫生组织建立了一支全球卫生应急工作人员队伍，以解决训练有素的卫生工作者缺乏和全球协调不佳的问题。

尽管世界卫生组织进行了这两项重大改革，但严重的结构性弱点仍然存在。作为一个主要由出资方驱动的组织（2014—2021 年评定会费仅占其总预算的 12.4%），世界卫生组织持续面临资金短缺。世卫组织 2018—2019 年 44.2 亿美元的预算略高于美国疾病控制和预防中心的四分之一，还不到美国一家大型医院的预算。如果没有相应的预算是无法期待世界卫生组织满足世界各地的全球卫生需求的。世界卫生组织预算的很大一部分是指定用途的，故一些优先领域没有资金。例如，世界卫生组织预计，其卫生应急情况方案在 2018—2019 年将仅获得所需资金的 85%。

除了财政困难，世界卫生组织总部、六个区域办事处和国家官员之间缺乏协调。区域办事处在联合国系统内具有独特的独立性，几乎不受世界卫生组织总部的监督、控制或预算限制。在西非埃博拉疫情期间，由于世界卫生组织总部和非洲地区之间的协调出现了一些问题，再次凸现了这种分散结构带来的挑战。由于世界卫生组织的自身不足和面临诸多挑战，其他组织也进入了全球公共卫生安全治理领域，作为不断变化的格局中的关键角色获得了承认。

2021 年 12 月，世卫组织召开特别大会，这是自 1948 年世卫组织成立以来的第二次特别会议，并通过了题为“全球团结合作”的唯一决定。大会决定设立一个政府间谈判机构，负责起草和谈判世卫组织关于大流行预防、防范和应对的公约、协定或其他国际文书，以期根据《世界卫生组织组织法》第 19 条或政府间谈判机构认为合适的其他《组织法》条款予以通过。会员国在 2022 年 2 月至 6 月参与了政府间谈判机构第一阶段工作，商定了会员国的工作方式，并确定如何以包容方式与各利益攸关方妥善交往。会员国于 2022 年 7 月开始了政府间谈判机构第二阶段工作。2022 年 12 月政府间谈判机构第三次会议将讨论大流行文书的概念性零草案，将向 2023 年第七十六届世界卫生大会提交进度报告，并将向 2024 年第七十七届世界卫生大会提交工作成果供审议。该文书的核心是需要确保人人平等获得预防大流行所需的工具（包括疫苗、个人防护装备、信息和专业知识等）以及获得卫生保健服务。

二、世界银行与公共卫生安全治理

世界银行的创立理念与世界卫生组织完全不同，它是一个拥有筹资职能的联合国专门机构。最初，世界银行没有卫生方面的职责，但之后该机构越来越多地将卫生健康视为消除贫困的一个重要领域，并逐步发展为全球卫生体系中的中心之一。

世界银行涉足卫生领域主要始于 20 世纪 80 年代。这一方面反映了国际组织对卫生部门的兴趣和活动有所增加，另一方面也反映了国际社会对卫生保健系统含义和内容的理解及把握也更加全面和透彻。除了根据减贫原则制定卫生任务，世界银行还参与制定卫生部门的具体战略，通过这些战略，世界银行在与卫生政策制定者在合作、实施项目以及促进知识交流方面发挥了非常广泛的作用。世界银行注重发挥比较优势，例如，其发挥在卫生筹资、治理、卫生服务问责制等方面的专业知识。因此在卫生系统领域里，需要世界卫生组织和世界银行协调一致。近年来，这两个国际组织的合作日益密切，特别是在全民健康覆盖和社会保障领域。全民健康覆盖现在是世界银行卫生战略的关键概念，它与世界银行的双重目标（结束极端贫困，增加平等和共同繁荣）都有关，并与可持续发展目标以及其他全球卫生合作倡议相联系。世界银行拥有的工作人员及其所开展的卫生保健系统项目活动，为其提供了明显的比较优势。世界银行总部有许多相关专家，涉及卫生、医药、营养、人口和发展、社会保障等。在对国家卫生系统的影响上，世界银行的作用被认为比世界卫生组织更强，特别是在中低收入国家，或者需要卫生系统采取行动进行卫生应急时。然而，就形成卫生系统的关键理念而言，世界卫生组织的主张被证明更具吸引力，并指导了世界银行的诸多倡议。

在公共卫生安全治理领域，建立传染病监测系统和强大的实验室网络，加强流行病的防范，已经成为世界银行的优先事项。2016年，时任世界银行行长金墉旗帜鲜明地推出了流行病紧急融资基金（The Pandemic Emergency Financing Facility，PEF），作为一项创新基金，旨在迅速为面临重大疫情的低收入国家提供资金。流行病紧急融资基金通过“保险窗口”和“现金窗口”两个保障计划，在有效防范流行病暴发风险的同时，推动开创了流行病风险管理的新型保险市场。2017年，世界银行发行了4.25亿美元的流行病债券，很快被投资者购买，而德国为现金窗口提供了最初的5000万欧元。这些债券涵盖了六种可能引发疫情的病毒：新型流感病毒、冠状病毒（如“非典”、中东呼吸综合征（MERS）等）、丝状病毒（如埃博拉）、拉沙热、裂谷热和克里米亚刚果热。现金窗口可用于支付不符合保险窗口融资条件的疾病。

2018—2019年刚果民主共和国埃博拉疫情期间使用了大流行紧急融资机制资金，包括截至2019年2月已批准的8000万美元。然而，当埃博拉应对措施停滞不前时，大流行紧急融资机制被批评过于僵化和反应迟钝。2020年4月，大流行紧急融资机制分配的1.96亿美元用于援助有新型冠状病毒肺炎感染病例的国家，旨在补充世界银行最初对新冠肺炎疫情应对措施的1600亿美元承诺。大流行紧急融资机制的资金是在世界卫生组织宣布新冠肺炎疫情进入全球关注卫生紧急事件近三个月后获得的，主要是因为世界银行设定的触发标准直到2020年3月31日才得到满足。与埃博拉病毒一样，这一延迟表明，因规定只有在流行病迅速蔓延时才能支持应急行动，大流行紧急融资机制资金的适用性受到限制。这一政策与预防宗旨不完全吻合，不利于迅速跟踪和报告病例和死亡情况。

2022年9月，在二十国集团（G20）的大力支持下，全球大流行防范、准备和应对金融中介基金（Financial Intermediary Fund for Pandemic Prevention, Preparedness, and Response）成立。同年11月，二十国集团财政和卫生联合部长会议同意正式启动该基金，该基金的名字改为“The Pandemic Fund”（大流行基金）。大流行基金是二十国集团主席国印度尼西亚与2021年10月担任主席国的意大利共同制定的，旨在提供专门的额外长期融资，以加强低收入和中等收入国家的大流行防范和应对能力，并通过在国家、区域和全球各级的资源和技术支持，解决重大缺口，改善伙伴之间的协调，鼓励增加国家投资，并作为宣传平台。与会各方呼吁推动大流行基金顺利运营，重点用于发展中国家大流行防范、准备和应对能力提升，并为基金提供可持续资金支持，强调财政和卫生部门协调安排，应有助于完善全球卫生治理，而非碎片化、重复建设。与其他金融中介基金一样，大流行基金包括四个主要组成部分：① 理事会——大流行基金的决策机构，负责制订总体工作方案并做出供资决定；② 秘书处——履行行政职能；③ 财务托管方——交由世界银行；④ 项目实施方——在国家、区域和全球一级执行大流行病基金工作方案。大流行基金理事会包括捐助国、实施国政府的代表，以及基金会和民间社会组织的代表。理事会于2023年年初任命组成了一个技术咨询专家委员会，由世卫组织副总干事担任该委员会主席，对资金申请进行技术评估并向理事会提出建议，并确保与《国际卫生条例（2005）》一致。截至2023年5月，大流行基金已经获得了20亿美元的资金承诺，澳大利亚、加拿大、中国、欧盟委员会、法国、德国、印度、印度尼西亚、意大利、日本、韩国、新西兰、挪威、新加坡、南非、西班牙、阿联酋、英国、美国、比尔及梅琳达·盖茨基金会、洛克菲勒基金会和惠康信托都做出了捐资承诺（见表4.4）。

表 4.4 全球公共卫生安全筹资需求（2022 年）

筹资平台	筹集方式	资金需求（10亿美元）	资助周期	2022年资金需求（10亿美元）
获取COVID-19工具加速计划 Access to COVID-19 Tools Accelerator（ACT-A）	经常性筹集	23.4	2021 年 9 月—2022年10月	17.6
流行病防范创新联盟 Coalition for Epidemic Preparedness Innovations（CEPI）	增资会议	3.5	2022—2026年	0.7
全球抗艾滋病、结核病和疟疾基金 Global Fund to Fight AIDS, TB and Malaria	增资会议	18	2023—2025年	（由此前充资涵盖）
全球融资机制 Global Financing Facility（GFF）	提出资金申请	2.5	2021—2025年	0.7
全球消灭脊髓灰质炎行动 Global Polio Eradication Initiative（GPEI）	认捐活动	4.8	2022—2026年	0.96
大流行基金 The Pandemic Fund	经常性筹集	75	2022—2026年	10
合计		127.2		29.96

三、其他国际组织、公私合作伙伴关系与公共卫生安全治理

联合国大会和联合国安全理事会是全球安全治理的最高层级机制，曾经采取诸多全球公共卫生安全治理行动。例如，2001 年 6 月在纽约联合国总部召开了艾滋病特别会议，这是联合国历史上首次就公共卫生议题召开的特别会议。2014 年 9 月，安全理事会通过决议，宣布西非埃博拉疫情对国际和平与安全构成威胁，并呼吁会员国紧急应对。联合国秘书长潘基文组织成立了联合国有史以来第一个紧急卫生特派团——联合国埃博拉应急特派团，以协调联合国各区域之间的努力。埃博拉特派团改善了跨界协调、信息共享和对病毒传播的监测。2018 年，安理会针对刚果民主共和国的埃博拉病毒通过了另一项决议，谴责武装集团对人道主义救援人员和平民的袭击。第二年，联合国秘书长任命了一名埃博拉紧急应对协调员领导整个联合国的应对行动。2022 年 2 月俄乌冲突爆发后，安理会多次就美国在乌克兰的军事生物实验室、扎波罗热核电站的核安全等公共卫生安全议题召开专题会议。世界卫生组织决议的执行在很大程度上依赖于自愿采取措施，而联合国安理会则有权对会员国和秘书长做出具有约束力的决议，以动员联合国全系统协调一致的应对措施。2020 年 5 月，安理会审议了一项决议，呼吁在新冠肺炎疫情期间全球停火。然而，美国阻止了对该决议的投票。2020 年 12 月 3 日，第 75 届联合国大会在纽约联合国总部举行特别会议，聚焦抗击新冠肺炎大流行疫情。

世界动物卫生组织（World Organization for Animal Health，WOAH；不在联合国系统内）和联合国粮食及农业组织（Food and Agriculture Organization of the United Nations，FAO）也在促进全球健康安全中发挥重要作用。“同一健康”方针承认人类健康、动物和环境之间

的相互联系，相关机构通过制定标准、信息共享，以及通过授权报告事件来共同防范传染病威胁。世界动物卫生组织和粮农组织都制定了国际贸易标准，以避免传播危险病原和害虫。食品法典是世界卫生组织和粮农组织联合倡议制定的国际食品安全标准。这些基于证据的标准有助于防止下一次传染病暴发。世界贸易组织可以通过其争端解决机构调解各国贸易措施。与世界卫生组织通报受国际社会关注的突发公共卫生事件程序类似，世界动物卫生组织也要求会员国向该组织通报与动物健康有关的流行病事件，收集这些信息并通过世界动物卫生信息系统（World Animal Health Information System，WAHIS）共享，并为互联网用户提供了关于潜在疫情的透明实时数据。此外，2006 年 10 月，粮农组织与世界动物卫生组织合作开设了动物健康危机管理中心，以评估、诊断和对流行病学情况做出快速反应。该中心监测和更新疾病信息，并派遣专家对潜在的紧急情况做出反应，在暴发成为流行病或大流行病之前对其进行支持。

多边机构对全球公共卫生安全的影响可以是正面的，也可以是负面的。国际货币基金组织（International Monetary Fund，IMF）的使命是通过贷款和成员国能力发展来保护国际货币体系的稳定。国际货币基金组织长期以来一直因向接受资金应对金融危机的国家施加条件而受到批评；这些条件通常包括预算紧缩要求，这限制了卫生支出，削弱了公共卫生人力。尽管最近的政策发生了变化，但证据表明，“不健康的条件”继续损害保健服务和保健劳动力。然而，国际货币基金组织也对全球卫生安全做出了贡献，例如，将卫生系统核心能力纳入其对宏观经济稳定性的评估，以激励各国投资于流行病防范工作。在新冠肺炎疫情期间，国际货币基金组织呼吁暂停债务，并将其紧急贷款能力增加一倍。

与国际货币基金组织一样，旨在通过促进自由贸易促进商品和服务全球流动的世界贸易组织（World Trade Organization，WTO）有可能损害和促进公共卫生安全。根据《与贸易有关的知识产权协定》，世贸组织成员国必须承诺大力保护知识产权，这可能限制非专利药品的生产并增加基本药物的成本。相比之下，世贸组织的《卫生与植物检疫措施协定》（*Agreement of Sanitary and Phytosanitary Measures*，SPS 协定）保障政府制定措施保护人类、植物和动物健康的能力。《卫生和植物检疫措施协定》鼓励各成员以包括世界动物卫生组织和食品法典委员会在内的权威机构制定的标准为基础采取这些措施。这虽然促进了协调，但限制了各国采取更多预防措施的能力。当政府为应对卫生紧急情况而实施贸易限制时，世贸组织可以呼吁公平的贸易。例如，在 2009 年 H1N1 流感大流行期间，20 个国家在世卫组织建议不要限制旅行和贸易的情况下，仍然禁止从墨西哥、加拿大和美国进口猪肉。尽管此类限制违反了 SPS 协议，但世贸组织反应迟缓，时隔八天之后才与粮农组织、世界动物卫生组织和世界卫生组织发表联合声明，称妥善处理的猪肉产品不是传染源。由于没有收到世贸组织成员的正式通知或投诉，总干事在卫生应急情况期间做出反应的能力受到限制。如果世贸组织能够在疾病暴发期间处理不合理的贸易限制，即使在没有成员国通知的情况下，它也可以发挥强大的作用。世贸组织的争端解决机构有权要求赔偿和允许采取报复措施。世卫组织和世贸组织可以在突发公共卫生事件期间成立一个联合委员会，将世卫组织专业知识和世贸组织的执法权结合起来，以评估和更迅速地裁决与贸易有关的争端。然而，世贸组织往往在为全球公共利益采取行动方面行动迟缓。2020 年 12 月，印度和南非要求世贸组织成员国放弃开发新冠肺炎感染诊断、治疗和疫苗的某些知识产权，以加快医疗资源的普及。2022 年 6 月，世界贸易组织才达成了《关于〈与贸易有关的知识产权协定〉的部长决定》（即新冠疫苗知识产权豁免决定），允许发展中成员豁免世贸组织有关疫苗专利保护的部分义务，在未经专利权人许可的情况下授权生产新冠疫苗，并向其他发展中成员出口，这一决定具有重要的历史意义。

全球抗艾滋病、结核病和疟疾基金（The Global Fund to Fight AIDS，Tuberculosis and Malaria）是全球医药卫生领域的国际性援助机构，旨在加速终结艾滋病、结核病和疟疾等流行病。2002 年在联合国和世界卫生组织的倡议和推动下，由几十个国家政府和国际组织以公私合作伙伴关系模式（Public-Private Partnership）共同建立，秘书处位于瑞士日内瓦，由包括有医学、药学、公共卫生、经济金融等背景的专业人士组成。该机构是世界卫生组织、联合国机构和发展中国家医药卫生项目重要的资助方之一，其理事会成员包括受援和援助国政府、世界卫生组织、世界银行、联合国艾滋病规划署和相关机构、组织等。为应对新冠肺炎疫情，2020 年 3 月 20 日，全球基金发布了新的指导方针，允许受惠国使用最多 5%的已批准赠款用于抗击新冠肺炎疫情。各国利用这些资金开展了防范能力评估、实验室检测、样品运输、院感控制、健康宣传等活动，减轻了新冠肺炎疫情对其抗击艾滋病毒、结核病和疟疾工作造成的影响。

全球疫苗和免疫联盟（the Vaccine Alliance，GAVI）是一个公私合作的全球卫生合作组织，成立于 1999 年，工作宗旨是与政府和非政府组织合作促进全球健康和免疫事业的发展；工作职责是提供技术和财政支持，以及乙型肝炎、流感、黄热病等疫苗。参与成员包括发展中国家和捐助国政府、世界卫生组织、联合国儿童基金会、世界银行、工业化国家和发展中国家的疫苗产业界、盖茨基金会、非政府组织和科研及卫生技术研究机构。为应对新冠肺炎疫情，2020 年 3 月 21 日，全球疫苗和免疫联盟宣布承诺帮助低收入国家抗击新冠肺炎疫情，允许其卫生系统和加强免疫规划的受益者重新分配其赠款的 10%，以填补新冠肺炎疫情应对工作的关键缺口，同时确保常规免疫接种与新冠肺炎疫情应对工作同时进行。

新冠肺炎疫情的流行再次表明，世界仍然没有为如此大规模的公共卫生突发事件做好准备。在全球范围内及时和公平地获得疫苗、诊断、治疗措施，将是实现这一目标的关键。作为获取 COVID-19 工具加速计划的疫苗支柱，新冠肺炎疫苗实施计划（COVAX）机制旨在使世界各地最弱势群体，无论收入水平如何，都能获得新冠疫苗。COVAX 机制汇集了全球疫苗体系中主要机构的专门知识和资源——流行病防范创新联盟、全球疫苗免疫联盟、世界卫生组织和联合国儿童基金会，力求通过公平获得疫苗来保护生命，并加快结束大流行。COVAX 机制在新冠肺炎疫情大流行期间的经验和挑战表明：① 需要始终以公众健康和最弱势人群的需求为中心，为公平地获得服务提供全方位的解决办法；② 需要考虑到疫情期间可能会出现的单边主义、疫苗囤积和旅行限制；③ 全球大流行的成功应对往往面临很大不确定性，因此需要承担风险。

四、全球公共卫生安全的南南合作

南南合作一直以广大发展中国家的实际需求为导向，以强调自助、倡导平等互利、不附加政治条件等合作方式，多年来已经从最初的“政治团结”为目标逐渐拓展到经济、文化、教育、卫生、农业等实质性广泛的合作领域。南南合作的早期主要侧重于促进经济发展，而卫生领域则处于南南合作的边缘。直到20世纪70年代中期，南南合作才开始给予卫生保健领域更多的关注。2011年第64届世界卫生大会期间举行的不结盟运动卫生部长第四次部长级会议，共同发表宣言："加强全球团结，防治大流行病，解决卫生系统筹资和全民覆盖问题，防治非传染性疾病"。

2009年12月在内罗毕举行的联合国南南合作高级别会议上，与会国家达成共识："……南南合作是南方人民和国家的共同事业，源于共同经历和共同情感，建立在共同目标和团结一致的基础上，而且除其他外，依循不附带任何条件的尊重国家主权和自主的原则。南南合作不应被视为官方发展援助。南南合作是一种基于团结一致的平等伙伴关系……南南合作采用多个利益有关方的办法，包括非政府组织、私营部门、民间社会、学术界和其他行为体，协助按照国家发展战略和计划应对发展挑战，实现发展目标。"联合国南南合作办公室自1974年以来一直由联合国开发计划署主持，作为在全球和联合国全系统促进和推动南南和三方发展合作的协调中心。

新冠肺炎疫情大流行影响了全球供应链，凸显了全球实现全球公共卫生产品的必要性。在世界许多地区，减少贫困和不平等、缓解饥饿、加强卫生基础设施建设和社会保障系统、缩小资金缺口方面都需要做出更大努力。疫情应对的复杂性再次表明南南合作和三方合作的重要性。一些国家利用上述模式应对新冠肺炎疫情的直接影响，同时呼吁建立更多基于团结的合作模式，以促进技术开发和转让、知识交流和能力建设，增强卫生系统的复原力。

中国作为世界上最大的发展中国家，对全球卫生安全具有重大的影响力，中国在应对自身卫生领域的困难和挑战的同时，一致积极致力于南南合作框架下的全球卫生合作。最开始，中国在经济很困难的情况下，就开始向其他发展中国家派遣医疗队。近年来，中国参与全球卫生合作的形式不断多元化，既包括帮助发展中国家建设当地医院、诊所、抗疟中心等硬件设施，也包括捐助医药和医疗服务、培训当地卫生人员、通过"光明行动"开展免费眼科手术、积极参与抗击埃博拉疫情、设立公共健康基金、参与和支持多边合作组织等各种医疗卫生合作活动，为全球卫生安全做出了贡献。2015年9月，习近平主席在联合国发展峰会上宣布中国将设立南南合作援助基金，支持发展中国家落实2030年可持续发展议程。

新冠肺炎疫情发生之后，2021年9月习近平主席提出全球发展倡议，对接联合国2030年可持续发展议程，推动各国在抗疫等领域开展合作，推动发展议题重归国际核心议程。2022年6月，为加大对全球发展合作的资源投入，南南合作援助基金升级为"全球发展和南南合作基金"，中国在已有30亿美元基础上再增资10亿美元，支持发展中国家落实全球发展倡议和可持续发展议程。该基金将主要用于拓展全球发展领域的多边合作，重点投向全球发展倡议重点合作领域的项目，支持联合国发展机构和国际组织发挥作用。截至2022年11月19日，已有100多个国家和联合国等国际组织支持该倡议，近70个国家加入"全球发展倡议之友小组"，为2030年可持续发展议程，特别是全球卫生安全的实现注入了新动力。

第五节　全球公共卫生安全治理的挑战与展望

一、全球公共卫生安全治理的挑战

事实表明，国际社会对全球卫生治理的理解已远远超出了世界卫生组织的范围，其他联合国机构及政府间机构和公私合作伙伴关系已经发挥了世界卫生组织没有或无法发挥的治理作用。与此同时，像七国集团（G7）和二十国集团（G20）这样的多边机制，即由 7 个主要工业化国家和 20 个世界上最大的经济大国组成的集团在全球卫生安全领域日益活跃并发挥愈加重要的影响力。

新兴国家的崛起为全球卫生安全带来了新的机遇。新兴国家增加了利益攸关方的参与，采取行动更加迅速，引入了创新的供资和筹资战略等。然而，全球公共卫生安全格局日益碎片化的特点仍然令人担忧。虽然世界卫生组织仍是事实上的核心，但全球卫生行为体数量的激增使单个行为者，特别是那些不隶属联合国系统的行为者，更难参与到统一的治理体系中来。

许多国际组织已经承认这种支离破碎的情况，并承诺开展形式多样的合作，例如，12 个主要卫生和发展组织的负责人——包括全球疫苗与免疫联盟，全球抗艾滋病、结核病和疟疾基金，联合国艾滋病规划署，世界银行和世界卫生组织等于 2019 年 9 月共同制定了《人人健康生活和福祉全球行动计划》。其目标是协调努力实现与健康有关的可持续发展目标，特别是为加速国家的进展在七个增速主题下开展联合行动，其中第五增速主题是以加强脆弱环境应对疾病暴发为重点的创新规划，并支持提供全球公共健康产品，这与实现全球公共卫生安全相关。国际机构之间也有双边合作。例如，世贸组织和世界动物卫生组织于 1998 年达成了一项正式协议，就共同关心的问题，特别是《卫生和植物检疫措施协定》的适用问题进行合作。双方交流了信息和技术文件，并应邀参加对方的相关委员会会议等。

随着越来越多的机构进入全球卫生治理领域，世界卫生组织的权威有可能会被削弱。资助者可以把资金转移到其他地方，专注于免疫接种或其他领域的机构可以制定与世界卫生组织规范相冲突而不是加强规范的政策，或者确定自己的优先事项。例如，他们可能会推广世界卫生组织尚未推荐的疗法，或者他们的研究重点可能与世界卫生组织完全不同。一个支离破碎的治理体系，由多种权力主导不同的任务，带来的挑战最终可能威胁全球健康，并直接冲击全球安全。

在其他情况下，公私合作伙伴关系组织直接关注全球健康，但议程较窄，只关注几种疾病，甚至一种疾病。为了维护出资者的利益，各组织可能会寻求能够产生快速结果的行动，而不是解决长期的公共卫生安全需求。由于全球卫生的很大一部分资金以捐赠为基础，这意味着除了创新融资机制之外，将资金投向一个领域往往意味着将资金从另一个领域拿走。

与世界卫生组织的一国一票政策不同，并非所有利益攸关方在公私合作伙伴关系中都拥有平等的发言权。尽管有包括民间社会在内的治理结构，但正式参与并不意味着平等的发言权。数额众多的捐赠者——公共捐赠者，如美国；私人捐赠者，如盖茨基金会——通常对资金该如何使用有更大的发言权。他们可能有公共利益以外的动机或利益。捐助者可能更感兴趣的是资助那些引人注目并引起媒体关注的热门话题。与此同时，每年影响 10 多亿主要贫困人口的被忽视热带疾病等其他疾病获得的研究资金，不到用于疟疾、结核病和艾滋病资金的 10%。

二、全球公共卫生安全治理的展望

支离破碎的全球卫生治理体系需要进行整合和调整，而其中全球协调是关键。世界卫生组织对全球卫生安全仍然具有独特的重要性。世界卫生组织必须继续在全球卫生治理方面处于领先地位。新冠肺炎疫情大流行使人们更加关注世界卫生组织在维护全球公共卫生安全方面的作用，并提供了一个前所未有的机会来改革该机构，使其获得必要的资金和权力，以保护世界免受重大健康威胁。世界卫生组织也需要自身的结构性变革，以解决其权威开始削弱的根本问题。作为其改革的一个组成部分，世界卫生组织必须开辟途径，通过战略伙伴关系利用上述各种全球卫生组织的能力，同时领导、协调努力，以满足全球卫生优先事项。

目前，世界卫生组织微薄的年度预算可能是其履行全球卫生领导者角色的最大限制因素。世界卫生组织的预算多年来基本上保持不变，尽管该机构承担了更大范围的责任和更复杂的挑战，如新发传染病、抗微生物耐药性、非传染性疾病和气候变化。由于资金已经捉襟见肘，世界卫生组织被迫依赖不可预测的捐款来实现其组织法规定的目标，如帮助政府加强卫生系统，并在紧急情况下提供技术援助。会员国必须成为世界卫生组织的真正出资方，筹集捐款以支付基于需求的预算。2018 年，世界卫生组织估计，2019—2023 年需要 141 亿美元。评定会费应至少占世界卫生组织预算的 50%。此外，世界卫生组织总部被要求应更多地监督区域办事处及其人员，充分披露每个区域办事处持有的资金以及各区域如何实现卫生目标，并提供监测和成功的基准。如果权力下放的决策仍然是常态，世界卫生组织应在各区域采用同样的尺度开展绩效评估。

世界卫生组织必须成为全球治理透明决策的全球典范。2018—2020 年刚果民主共和国埃博拉疫情进一步表明，政府根深蒂固的不信任延伸到国际人道主义组织，可能导致紧急情况下拒绝治疗、预防和信息。治理过程的透明度将有助于消除这些情绪。在与各国政府保持良好工作关系的同时，世界卫生组织必须被视为一种独立的资源，其不容置疑的目标是促进健康。世界卫生组织必须更进一步，在全球卫生治理中，促进透明度。努力确保发展中国家不被高收入国家和实体所掩盖，而且在影响其人民健康的决策中拥有强大的发言权。

世界卫生组织需要确定并开辟可行的途径，以促进民间社会和其他全球卫生合作伙伴的更包容参与。否则，随着各类新兴机构开辟出新的、不同的治理道路，世界卫生组织可能会陷入越加被动的局面。在世界卫生组织作为中央领导的情况下，各机构和伙伴关系应探索创新和合作的新方法，以加强在全球公共卫生安全领域广泛而深入的合作，例如，与国际货币基金组织和世界银行合作，利用国际货币基金组织的宏观经济稳定评估和世界银行的大流行紧急融资机制等履行《国际卫生条例（2005)》义务。

虽然世界卫生组织仍然是全球卫生的核心，但它的使命关键取决于其他机构的意愿、问责制和协调行动。世界卫生组织必须证明自己有能力领导团结一致的国际紧急救援队加强卫生系统，制定和执行规范，在防范失败时迅速动员资源开展国际应对，并推动更加完善和科学的卫生治理，确保全球卫生安全。

参考文献

[1] 刘培龙．全球健康教程[M]．北京：北京大学医学出版社，2022．

[2] 李东燕．全球安全治理与中国的选择[J]．世界经济与政治，2013（4）：40-54．

[3] 邓蕊，王洪奇．公共卫生领域非传统安全威胁及应对[J]．医学与哲学，2004，25（6）：28-29．

[4] 余潇枫．非传统安全概论[M]．杭州：浙江人民出版社，2006．

[5] MOHAMMED A, SABITU K, NGUKU P, et al. Characteristics of persons refusing oral polio vaccine during the immunization plus days - Sokoto, Nigeria 2011[J]. The pan African medical journal, 2014, 18 Suppl 1(Suppl 1): 10.

[6] SAMHOURI D, IJAZ K, THIEREN M, et al. World Health Organization Joint External Evaluations in the Eastern Mediterranean Region, 2016-17[J]. Health security, 2018, 16(1): 69-76.

[7] GULLAND A. WHO to set up emergencies programme[J]. BMJ, 2016, 353: i3052.

[8] SRIDHAR D, GOSTIN LO. Reforming the World Health Organization[J]. JAMA, 2011, 305(15): 1585-1586.

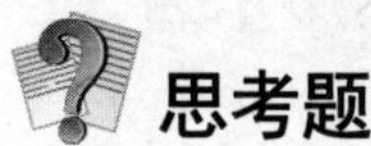

思考题

1．全球卫生安全议程的主要内容是什么？

2．全球公共卫生安全治理的行为体有哪些？

3．世界卫生组织在全球公共卫生安全治理中占有什么地位？起到什么作用？

4．全球公共卫生安全治理面临哪些挑战？

第五章 各国公共卫生安全体系比较

第一节　日本的公共卫生安全体系

一、日本国家概况及主要公共卫生安全问题

日本国土面积约为 37.8 万平方千米，作为君主立宪制国家，实行议会制，全国分为 47 个一级行政区（1 都、1 道、2 府、43 县），下设市、町、村，横跨多个小群岛以及四个主要岛屿。2021 年日本人口数达 1.21 亿，人均预期寿命为 83.7 岁。日本是世界第三大经济体，2021 年人均 GDP 为 3.93 万美元，老龄化进程迅猛，截至 2016 年，65 岁及以上人口比例达 27.3%。

日本地处环太平洋火山地震带，面临诸多自然灾害，如地震、海啸、火山喷发、台风等，对日本公共卫生安全造成了巨大的直接与间接损害。作为全球金融港之一的日本也面临着新发、突发传染性疾病的严重威胁，2003 年暴发的“非典”、2009 年暴发的 H1N1 流感、2014 年暴发的埃博拉病毒以及 2020 年开始流行的新冠病毒等对日本的公共卫生安全体系造成不同程度的影响。除此以外，日本同样面临肺结核、登革热、风疹等传统传染性疾病的威胁。日本还存在其他公共卫生安全危机，如大规模的食物中毒、化学品泄漏、核事故与恐怖袭击等。老龄化及高人口密度进一步加剧了公共卫生安全防范和应对的难度。

二、公共卫生安全治理体系

（一）法律法规

日本公共卫生安全法律体系以《传染病预防与患者医疗法》为核心，由 50 余部相关法律共同构成，内容涵盖传染病防控、食品安全、药品安全、公共场所与行业卫生等内容。在传染病防控方面，日本早在 1897 年就制定了《传染病预防法》，该法被 1999 年实施的《传染病预防与传染病患者医疗法》（简称《传染病防治法》）取代。《传染病防治法》共 15 章 83 条，从整体上规范了各级政府的传染病对策，对传染病信息收集公开、就业限制、消毒措施、传染病调查研究、费用负担等方面做出规定。日本政府围绕传染病防控制定了专门法律，如《结核病预防法》《狂犬病预防法》《预防接种法》《检疫法》《流感特别措施法》等，其中《预防接种法》对预防接种基本计划、定期预防接种工作实施、接种疫苗造成健康损害的救济措施等做出规范，《检疫法》制定了检疫规则、明确了检疫站站长职责，并赋予了检疫站卫生中心的地位，要求其为从日本出发的人员提供防疫信息。日本食品安全相关法以 1947 年制定的《食品安全法》与 2003 年出台的《食品安全基本法》为主体。1968 年发生食用油中毒事件后，日本政府通过制定《化审法》等加强对化学物质的管理。日本重视动物疫病可能造成的公共卫生风险，立法设定严格的标准及程序，如《屠宰场法》《食用禽类处理法》《疯牛病特别措施法》等。为规范农药、肥料和饲料使用，日本农林水产省制定《农药取缔法》《肥料取缔法》《饲料安全法》等。《日本 JAS（Japanese Agricultural Standards）标章制度》和《景品表示法》禁止对食品进行虚假标志和夸大作用的标志。药品安全相关法以《药品法》为核心，专门法规包括《安全血液制剂安定供给确保法》《麻醉及精神药品取缔法》。日本政府还出台了《药品副作用被害救济法》保障患者及其家属权益。公共场所与行业卫生相关法包括《自来水法》《旅馆业法》《公共浴池法》《理发师法》《餐饮业者法》《确保建筑物卫生环境法》《废弃物处理法》等。医疗活动相关法包括《医疗法》《医师法》《救济救命士法》《健康促进法》《地域保健法》在内的一系列医疗活动相关通用法律也涉及公共卫生组织体系建设、卫生资源调配、急救人员培训、大众卫生宣传等内容，是公共卫生安全法律体系的重要补充。

（二）机构职能

在中央层面，厚生劳动省主管日本医疗卫生等事务，是日本公共卫生安全的主要负责机构之一。在厚生劳动省内设诸多部门中，健康局、医药及生活卫生局、劳动标准局与公共卫生安全治理息息相关：健康局是与传染病防控最为密切的部门，下设预防接种室、肝炎对策推进室、结核感染病科，负责落实各项传染病（艾滋病、肺结核、肝炎等）的防治工作，负责处理因传染病引起的严重公共卫生危机，也负责口岸、机场的检疫事项；医药及生活卫生局与食品药品安全管理最为密切，下设药品审评与管理司、化学物质安全对策室、食品安全规划司、检疫站业务管理室、食品标准审查司、食品安全监督司、进口食品安全办公室、供水科等；劳动标准局负责劳动环境卫生管理，下设石棉对策室、电离辐射对策办公室、化学物质控制司等。此外，厚生劳动省统管全国检疫所、公立医院、疗养院及研究机构，其中包括开展传染病研究的国立感染症研究所（National Institute of Infectious Dieases，NIID）与开展食品、药品安全研究的国立食品药品卫生研究所（National Institute of Health Sciences，NIHS）。厚生劳动省在全国划分地区，设 8 个地方分局，负责各地公共卫生安全相关政策实施，管辖区域内的保健所、县立医院与卫生研究所。在各市町村（与中国的县区类似）设卫生主管科，管辖区域内保健所。同时，日本全国共设 13 处由厚生劳动省健康局管辖的检疫所（Quarantine Station），负责日本各口岸的检疫工作（见图 5.1）。

保健所是支持日本地方居民卫生事业的重要公共机构，由都道府县、政令指定城市（政令指定都市）、核心城市等根据《地域保健法》指定设立。都道府县一级保健所同时接受中央政府厚生劳动省及地方政府卫生主管部门指导，承担居民日常保健、疫病防控、食品药品管理及公众健康教育职能，是日本公共卫生安全的一线机构。保健所承担公共卫生安全突发事件前的日常管理与准备工作，具体包括：信息收集与研判，评估风险并发出预警；与地方各级行政职能部门、医疗机构、警务、消防、自卫队建立协调关系，制作危机应对手册，确保多部门联动及操作流程统一；组织培养公共卫生人员，开展演练活动；开展公共卫生安全相关宣传教育，提升公众防范意识，推动专家、企业、社区居民对话，共享信息；发动民间团体，建立社区互助机制等。目前日本全国有 480 多个保健所，包括医师、保健师、咨询员 2.8 万人。

日本卫生管理体系内部的信息收集、汇总及反馈共享机制较为完善。纵向上，厚生省中与公共卫生安全业务相关的部门常设“健康危害信息”（Health Crisis and Risk Information）采集窗口，作为接口接收由“厚生劳动行政综合信息系统”平台汇集的来自地方厚生局、保健所、检疫所、疗养院、公立医院、研究机构及相关专家学者的“卫生安全危险信息”。横向上，由厚生省主导、国立保健医疗科学院运营的“健康危害信息网络支援系统”（Health Crisis and Risk Information Supporting Internet System，H-CRISIS）将全国各地方保健所、检疫所、医院等主体汇集在同一平台上，建立了紧密的信息传递与共享网络，以利于各地、各部门根据公开透明的信息结合本地具体情况实行相应举措（见图 5.1）。

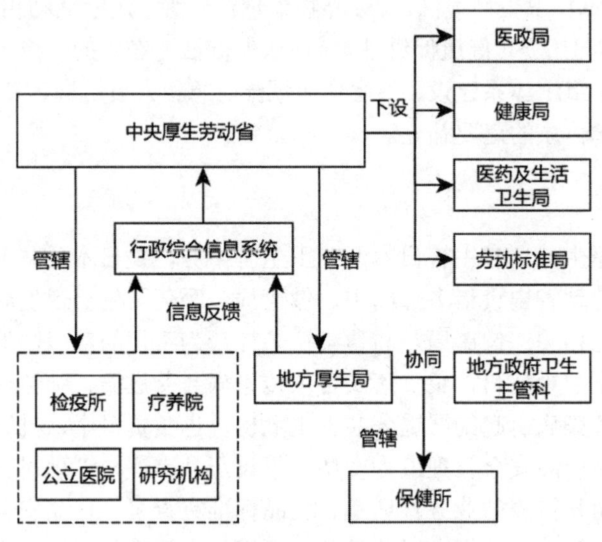

图 5.1　日本公共卫生安全治理体系

三、公共卫生安全应急治理机制

（一）应对策略

1961 年日本颁布《灾害对策基本法》，该法案与其修正案为日本构筑了一套综合灾害管理系统。这套系统对防灾组织体系、策略与责任做出了明确规定。应急治理专门法律有《活动火山对策特别措施法》《原子能灾害对策特别措施法》、各种地震相关法律等自然灾害法令等。2012 年日本遭受甲型 H3N2 流感病毒侵袭，内阁会议及时颁布了《新型流感对策特别措施法案》，规定了流感期间各级政府应对新型流感的应急举措。随着新冠肺炎疫情扩散，2020 年日本参议院通过了《新型流感等对策特别措施法修订案》，在原法案的基础上增加了新冠肺炎感染的相关内容。

针对公共卫生突发事件，日本构筑了较为完备的对策预案，如《卫生危机管理基本指南》《传染病危机管理实施指南》《地方卫生危机管理指南》《地方厚生分局卫生危机管理实施指南》。前二者界定了公共卫生危机的概念、工作内容以及各部门责任；后二者明确了地方在应对公共卫生安全事件中的责任角色。日本厚生劳动省针对具体的公共卫生突发事件制定了不同种类的对策与预案，如《药品等健康危机管理实施要点》《传染病健康危机管理实施要点》《食物中毒健康危机管理实施要点》等。

（二）应急机制

1. 中央（国家）—都道府县—市町村三级危机管理机制

日本将传染病等公共卫生突发事件与地震、台风、核泄漏等灾害共同纳入国家统一危机管理机制，这一机制覆盖中央（国家）—都道府县—市町村三级。中央层面，首相官邸设“紧急灾害对策本部”，首相本人担任本部长，负责危机管理的重大决策。内阁设防灾担当大臣，负责具体领导危机管理。非特别紧急情况下，危机管理（除国防）事务由设在内阁官房的危机管理中心负责。都道府县与市町村均设有“一般灾害对策本部”，由地方行政首长兼任本部长。同时，都道府县与市町村也设有防灾会议，负责制订防灾基本计划及研究相关事务。紧急情况发生后，厚生劳动省派遣主管部门到事发地保健所组建临时应急指挥中心，并与地方政府、警察、消防、医师协会展开协调工作。

2. 公共卫生安全应急机制

日本厚生劳动省在公共卫生危机应对过程中扮演“第一责任人”的角色，以厚生劳动省为中心的常态化公共卫生安全治理体系可在必要时直接转化为公共卫生应急体系。为加强公共卫生安全组织协调工作，厚生劳动省内设健康危机管理协调会议，平时负责制定并更新《卫生危机管理基本指南》，并研究制定相关政策。

日本各研究机构、地方政府、检疫站、国内外学者共同组成全天候监控调查体系，采集来自国内外的卫生危机信息，当厚生劳动省与国家传染病研究所磋商评估后认为构成公共卫生紧急情况时则成立“公共卫生危机对策办公室”，其统一指挥各地采取应急行动。地方厚生分局在厚生劳动省的指挥与指导下具体承担各地公共卫生安全突发事件的指挥协调工作，具体工作包括：信息收集分析，评估风险并及时发出预警；与各部门建立协调关系，确保应急措施多部门联动与流程统一；组织培养公共卫生专业人员，定期开展演练；开展公共卫生安全宣传教育；发动民间团体，建立社区居民互助机制，提前对弱势群体进行摸底；充分掌握当地医疗资源储备状况，为一线救治行动提供支持。以保健所为中心实施的应急措施包括：协调跨部门联防联控；组织现场调查；确立污染区与非污染区；制订救助方案；确保信息管理机制有效运转；保障其他基本医疗服务有序提供；特殊保护（如心理疏导）；为参与应急的全体人员提供后勤保障；持续监测公共卫生安全时间走势，开展突发事件后“结果管理”，开展应急工作评估。在更大范围的危机管理工作中，由于公共卫生系统只能发挥有限的作用，大范围的灾害管理需要涉及大量其他部门，如国民自卫队与火灾与灾害管理局。厚生劳动省公共卫生危机与灾害对策办公室在汇总所有卫生危机相关信息后，将与内阁及其他部门进行信息共享，与健康危机管理相关部门进行协调，共同磋商应对策略。

紧急救援方面，国家级灾害医疗中心、区域性中心、地区中心指定医疗机构及灾害医学救援队组成紧急医学救援体系。位于东京都立川市的日本国家灾害医疗中心是日本公共卫生紧急救援核心管理机构，平时负责相关临床医学研究、培训专业急救人员，进入紧急状态时则转为全国医疗急救指挥中心。国家灾害医疗中心建立了覆盖全国的紧急医学救援信息系统（Emergency Medical Information System，EMIS），实时收集汇总相关信息，了解各地伤员救治情况，并与各级政府实现实时信息共享，为政府及时决策和分配医疗救援力量提供重要参考。此外，日本厚生省于1985年成立了由专业的医疗急救人员组成的灾害医学救援队（Disaster Medical Assistance Team，DMAT），作为医疗急救的“快速反应部队”随时派往事发地支援当地医疗机构并收治患者。

3. 公共卫生安全教育与动员

日本地处环太平洋火山地震带，火山、地震活动频繁，日本民众危机意识强烈。为加强民众面对灾难时自救与他救的科学性、有效性，日本全面落实平民化、日常化的应急教育，向公众宣传防灾避灾知识，公共卫生应急教育也是应急教育的重要一环。同时，政府急救队伍定期招收社会兼职人员并加以培训，将这些人员作为专业救援力量的补充。厚生劳动省协同多部门定期修订《食物中毒处理要领》《水污染事故危机管理实施要领手册》《防灾工作计划》等文件，要求地方政府与保健所领会文件要旨并结合本地情况制定面向各行各业的公共卫生危机指导手册。地方政府制定手册后，保健所等卫生机构应向民间进行宣讲。此外，日本也同样重视私人机构或民间力量参与公共卫生应急，这些民间力量在危机响应方面发挥了巨大作用。公共卫生应急中志愿者、社会团体的广泛参与受到日本立法提倡，相关法律鼓励个人做好防备与提供志愿服务。

四、日本公共卫生安全体系特点

日本注重公共卫生安全法治建设，相关法律内容细致全面，各项公共卫生安全工作有法可依。公共卫生安全计划自上而下贯穿各层级，各地可根据自身条件制订相应的应对计划。保健所在日本地方的公共卫生安全治理中担任着十分重要的角色，拥有先进的设备，具有丰富的卫生行政经验和专业全面的医疗技术，对辖区内医疗卫生情况、地理环境特点、民风习俗较为熟悉，有利于对公共卫生突发事件的精细化治理。此外，日本非常重视公民在突发公共卫生事件中的作用，通过教育、动员等方式鼓励民间力量充分参与到公共卫生安全治理工作中。然而，因为日本各地都有属于自己的公共卫生安全计划，中央难以对各地进行全局控制，各地公共卫生安全工作也难以进行统一评价。日本在公共卫生安全实践中跨部门协调机制较为复杂，由于厚生劳动省缺乏常设的、专门的紧急事件协调中心，难以在事件发生后第一时间保障迅捷、畅通的跨部门应对工作。为应对这一局面，日本拟于未来在内阁官房设立“内阁感染症危机管理厅”，在首相的领导下负责传染病对策的起草与统筹协调。该机构将以美国疾病控制和预防中心（CDC）为蓝本，充当“日本 CDC”的角色。

第二节　韩国的公共卫生安全体系

一、韩国国家概况及主要公共卫生安全问题

韩国地处朝鲜半岛，与朝鲜接壤，国土面积约为 10.3 万平方千米。韩国经济水平在近数十年来经历了较大幅度的提升，2021 年人均 GDP 达 3.48 万美元。韩国采取总统共和制，其一级行政区称为“广域自治团体”，包括 1 个特别市、1 个特别自治市、6 个广域市、8 个道及 1 个特别自治道。2021 年人口数达 5174.5 万，人均预期寿命为 83.55 岁。

依据韩国疾病管理本部（Korean Diease Control and Prevention Agency，KDCA）传染病监测数据，水痘、肺结核、流行性腮腺炎、丙肝、猩红热、腮腺炎是近年来传染性疾病防控的重点。韩国卫生安全部门数次面对的紧急状况，如 2015 年韩国中东呼吸综合征（MERS）疫情，造成了 186 人感染，38 人死亡，16 693 人隔离的国家危机事件，给当时韩国的社会经济造成一定程度的损失。此外，韩国也经常发生自然灾害，遭受洪水、台风、山体滑坡、地震、极端气温、沙尘暴的侵袭，对公共卫生安全产生了重要的影响。除此以外，韩国在过去的几十年中经历了一系列重大事故，如 2012 年龟尾化学品泄漏事件等。

二、公共卫生安全治理体系

（一）法律法规

韩国在公共卫生领域最重要的法律为《传染病预防和管理法》（*Infectious Disease Control and Prevention Act*）与《检疫法》（*Quarantine Act*）。《传染病预防和管理法》制定的初衷是规范韩国传染病防控措施，保障公民健康。《管理法》对传染病的定义和分级名录、各级政府职责、卫生人员职权、公民权益、传染病防控规划、相关机构运作方式、传染病报告/监测/流行病学调查、预防接种、传染病危机控制措施的制定和实施、传染病患者的管控措施等方面进行规定。该法授予了韩国保健福祉部对公共卫生安全事件做出响应的权力；《检疫法》的目的是实施国境卫生检疫，对检疫传染病的定义、国家及国民的职责、需要检疫的交通工具范围、检疫通报/场所职责/时间/措施/费用、受污染交通工具的控制、禁止入境措施、检疫官员的管理及罚则等进行规定。其他公共卫生安全相关法律包括《公共卫生和医疗服务法》《公共卫生控制法》《食品卫生法》《食品安全框架法》《健康功能食品法》《进口食品安全管控特别法》《结核病预防法》《获得性免疫缺陷综合征预防法》等。

（二）机构职能

韩国公共卫生安全管理由国家安全保障会议、国家情报院、中央灾害对策本部等部门统一组织协调。安全保障会议主要由总统、总理及各部部长组成，主要研制国家层面的预防对策；国家情报院负责搜集、评价各类安全情报并向安全保障会议报告；中央灾害对策本部是政府为应对大规模突发事件而特别设立的部门，主要职责为推动各地的防灾建设、

审议国家防灾基本计划等。韩国保健福祉部（Ministry of Health and Welfare，MHW）的主要责任是协调、监督与卫生和社会福利相关的政策与事务，提升民众健康福利水平。在韩国常态化公共卫生安全治理中，隶属于保健福祉部的疾病管理本部扮演了重要角色。KDCA在2015年韩国遭受中东呼吸系统综合征冠状病毒的严重打击后被升为次官级（副部长级），并于2020年9月升级为韩国疾病管理厅，作为独立的中央行政机构自主行使预算、人事、组织等权限，其任务是做好各类传染病防治工作，建立保健医疗研究中心，强化疾病研究，承担国家传染病生命科学研究及管理等工作。KDCA下设公共卫生应急准备与响应中心、疾病预防中心、传染病控制中心、传染病研究中心、传染病实验室控制中心等部门，并在全国范围内设立检疫所，负责国内及国境卫生检疫工作（见图5.2）。

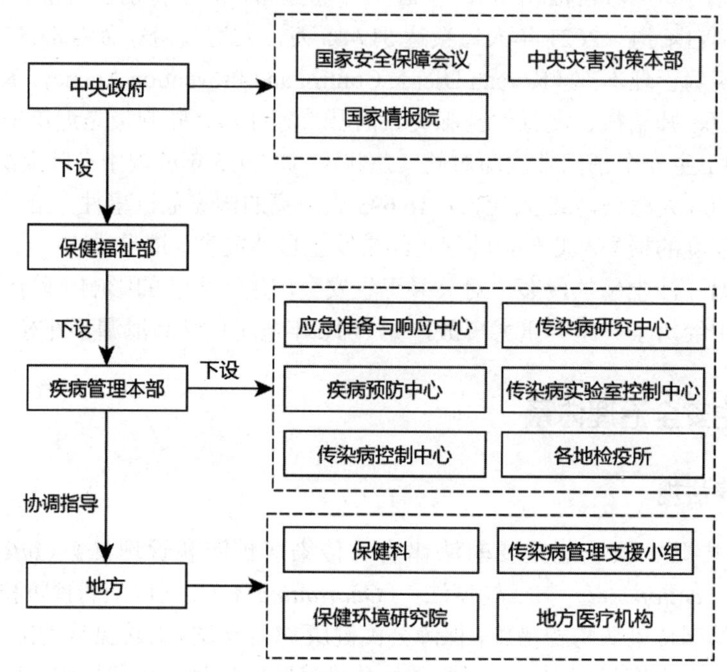

图5.2　韩国公共卫生安全治理体系

在地方层面，公共卫生安全相关任务由当地政府保健科、传染病管理支援小组、保健环境研究院和地方医疗机构共同承担。保健科负责从地方层面制定和调整传染病应对策略，及时组建流行病学调查组开展调查，收集、分析传染病数据并进行横向与纵向信息反馈等；传染病管理支援小组负责在地方开展传染病监测、流行病学调查与分析，对当地传染病管理提供支援与技术咨询；保健环境研究院负责在地方层面开展病原体检验与检测，并对相关部门进行技术培训；地方医疗机构负责传染病（疑似）患者的诊断和申报，必要时协助保健科进行流行病学调查与管理。

三、公共卫生安全应急治理机制

（一）应对策略

2004年出台的《灾害与安全管理框架法》（以下简称《框架法》）（*Framework Act on the*

Management of Disasters and Safety）为韩国建立了较为全面的应急管理系统，此前，韩国在 13 个不同机构的管辖范围内有 70 多项与灾害相关的法律和行政命令，为突发事件的治理和协调带来了巨大的挑战。《框架法》明确了从中央到地方各级政府在灾害应对周期中担负的责任，将灾难及突发事件划分为自然灾害、人类灾难、社会灾难三类。在大分类下，韩国针对各灾害、突发事件特点进行应对手段细化，如针对不同疾病类型制定了《呼吸道感染症疫情应对》《传染病风险管理标准手册》《公共卫生风险沟通操作标准》等；针对自然灾害制定了《自然灾害对策法》，规定了风暴、洪水、雪灾、干旱等自然灾害的防备、信息与应急支持、灾后恢复等程序；针对社会灾难制定了《灾难与安全管理基本法》《国家危机管理基本准则》，规范各级政府应对突发事件采取的措施，缩短政府的反应时间，提高救援效率。

（二）应急机制

韩国采取中央与地方交叉式公共卫生应急方式，要求无论发生何种突发事件，中央与地方应开展协同应急工作。韩国应急管理机构按归口主管、审议统筹、一线指挥、具体实施、紧急救助分为五大部门：保健福祉部主管公共卫生应急事务，牵头制定相关政策与规划安排；内政和安全部（Ministry of the Interior and Safety，MOIS）与中央及地方安全管理委员会负责协调，联通中央和地方、协调国家灾害治理工作，其中 MOIS 的主营业务包括制定应急政策、规划协调应急系统，内设规划协调部、地方行政与权力下放办公室、地方财经政策办公室等部门，有利于协调纵向（中央—地方）与横向（不同职能部门）间在应对突发事件时的对策；中央和地方灾难对策本部是最高一线应急指挥机构，通常由行政安全部长官或事发领域主管部长牵头；实施机构即中央和地方事故处置本部，负责全线指挥，提高地方医院、门诊中心和其他保健部门的救援能力；由消防厅管辖的中央和地方紧急救援管理团负责抢险救灾和恢复重建。

KDCA 是韩国公共卫生预警及应对指挥部，是公共卫生危机应对的技术中枢，其下设紧急状况中心（Emergency Operations Center，EOC）集中管理所有与传染病有关的信息，支援指导相关机构进行公共卫生安全事件应对。EOC 下设危机应对及生物反恐处、危机分析国际合作处、新型传染病应对处、检疫所等职能部门。危机应对及生物反恐处负责全天候收集国内外传染病信息，迅速判断危机严重程度，必要时迅速向相关组织发布情报，并与相关部门协同进行现场指挥。检疫所负责管理和监督检疫区域内传染病媒介，检测传染病病原体，对传染病污染地区入境人员进行检疫，对疑似患者、高风险人员进行跟踪调查并通报各市（道）注意防范。

此外，韩国政府尤其重视与国民的沟通，加强民众配合力度，协力抗击疫情灾害。为此，韩国政府设置了危机沟通相关部门，并制定指南以规范各级政府的沟通举措。韩国也十分注重公共卫生突发事件演练，在相关卫生安全部门的网站上，韩国公开发布了由公共卫生部门和安全部门开展公共卫生安全演练的相关信息，供各国参考。

四、韩国公共卫生安全体系特点

从公共卫生安全体系的顶层设计来说，韩国重视完善和健全公共卫生安全相关法律，建立起以《传染病预防和管理法》与《检疫法》为核心的传染病预防和应对机制，还在近年来的改革中将此前分散的法律政令统筹在《框架法》之下，细化各病种应对策略，提升了公共卫生安全治理的效率。与其他许多国家一样，韩国在公共卫生安全的常态化治理中形成了从中央到地方的疾病预防控制体系，虽然地方政府拥有较强的自治权力，但中央仍保有对公共卫生安全治理的话语权以防止出现政出多门现象。在应急机制方面，韩国注重加强不同部门与政策之间的协调，为此专门成立 MOIS 以将公共卫生安全举措与经济社会政策相衔接，有利于将应急工作融入政策。从法治建设与机构职能的变革趋势来看，韩国政府的公共卫生安全治理相关视野正在逐步开阔，对于公共卫生安全与其他政策的整合协调程度近年来正不断加强。

第三节　俄罗斯的公共卫生安全体系

一、俄罗斯国家概况及主要公共卫生安全问题

俄罗斯横跨欧亚大陆，与 14 个国家接壤，国土面积约为 1709.82 万平方千米，是世界第一领土大国。俄罗斯采取半总统共和制，其行政区划较为复杂，设 85 个一级行政区（称为联邦主体，包括 3 个联邦直辖市、22 个自治共和国、9 个边疆区、46 个州、1 个自治州、4 个民族自治区），下设县与市镇。中央与联邦主体间的管理监督机构称为联邦区，共 8 个。2021 年俄罗斯人口数为 1.43 亿，人均预期寿命为 83.55 岁。俄罗斯是经济大国之一，基础科学研究实力较雄厚，特别是在航天、核能、军工等尖端技术研究领域较领先，拥有丰富的能源及矿产资源。俄罗斯也是联合国安全理事会常任理事国，其外交对世界有较强的影响力。

传染性疾病是俄罗斯面临的主要公共卫生安全问题，下呼吸道感染、结核病和艾滋病始终是导致俄罗斯伤残调整寿命损失最高的三类传染病。尽管 2005 年后俄罗斯结核病和下呼吸道感染的伤残调整生命年（DALY）呈现逐年下降趋势，但依旧高于其他传染病。艾滋病导致的 DALY 在 1990—2019 年呈现持续上升趋势，2019 年已成疾病负担最重的传染病。俄罗斯境内的突发公共卫生事件较少，根据 WHO 疾病暴发新闻，俄罗斯自 2010 年以来仅报告过一次潜在的突发公共卫生事件，即 2021 年 2 月 18 日报告的一起人类感染甲型禽流感（H5N8）事件。

二、公共卫生安全治理体系

（一）战略规划

俄罗斯的国家卫生安全观近年来逐步清晰，卫生安全开始融入国家安全体系。俄罗斯将卫生安全议题写入国家安全保障领域最高层次的指导文件《俄罗斯联邦国家安全战略》（2009），指出大规模传染病、艾滋病、结核病等是国家安全在公共卫生领域的主要威胁，俄罗斯联邦在卫生领域的国家政策旨在预防和防止社会危险性疾病升级。2017 年，俄罗斯批准《防治艾滋病毒传播国家战略实施计划》，目标是扩大艾滋病毒感染体检和抗逆转录病

毒治疗的覆盖面，提高公民对艾滋病毒感染的认识。2021 年，俄罗斯颁布第三版《俄罗斯联邦国家安全战略》，分析了俄罗斯国内外安全环境的变化趋势和发展机遇，从人民福祉、领土主权、社会法治、信息安全、经济发展、自然环境、文化主权和国际合作等方面界定了俄罗斯的国家利益，并对未来俄罗斯国家安全战略的优先方向和政策目标做了详细规划。第三版《国家安全战略》首次将保护俄罗斯人民、发展人的潜力、提高公民生活质量和福祉置于国家战略优先方向首位，并将卫生安全作为人民福祉、国家公共安全、经济安全以及国际合作等多方面的重点领域，具体措施包括：提高疫苗接种和药物供应等医疗服务的质量和可及性；确保医疗保健系统可持续性，建立药品和医疗产品储备以应对新兴挑战和威胁；开发生物风险监测系统，防范和应对生物威胁；发展社会卫生监测系统，确保公民健康和流行病学福祉；使民众免受可能在卫生和流行病学领域造成紧急情况的危险传染病的侵害；研发生产应对部分传染病的国内疫苗；协助国际社会降低自然和人为紧急情况风险、打击生物威胁、防止危险传染病传播。

（二）法律法规

俄罗斯重视通过立法保障公民福祉和国家卫生安全，建立了以《公民卫生与流行病学福祉法》为核心，以《传染病免疫预防法》《结核病防控法》《防止艾滋病毒引起的疾病传播法》为配套，以《生物安全法》和《紧急状态法》为补充的卫生安全法律体系。1995 年《防止艾滋病毒引起的疾病传播法》出台，从医疗保健、社会支持和流行病学监测等方面对防止艾滋病毒及相关疾病的传播做出规定。1998 年，《传染病免疫预防法》出台，为传染病免疫领域的国家政策建立了法律基础，该法律旨在预防、限制和消除传染病，对传染病免疫领域的具体措施、政府职能、公民权利和义务、财政支持、组织实施等做出规定。1999 年，《公民卫生与流行病学福祉法》出台，对确保公民卫生和流行病学福祉的基本原则、具体防范措施以及联邦政府在卫生和流行病学领域的管理机制等做出了明确规定，这些内容构成了俄罗斯卫生安全国内治理的核心框架。该法律对卫生和流行病学领域包含的基本概念进行了解释和界定，规定了确保公民卫生和流行病学福祉的措施，对国家卫生和流行病学监测系统以及卫生监督的管理人员进行了说明。2001 年，《结核病防控法》颁布，为俄罗斯联邦防止结核病传播的活动建立了法律框架，指明了国家、医护人员、公民以及社会在结核病防控领域的权利和义务，并对防止结核病传播的具体措施做出规定，包括抗结核护理、用药监督、患者的强制检查治疗和国家统计观察等。2011 年《关于俄罗斯联邦公共卫生保护基本准则法草案》（*Federal Draft Law on Fundamentals of Public Health Protection in the Russian Federation*）开始实施，它整合了自 1993 年《联邦公共卫生保护法》（*Federal Law on Public Health Protection*）颁布后出台的各相关法律法规，明确了公共卫生保护的基本原则，包括在卫生保护领域保障人权、确保相关政府保障，在公共卫生保护方面将预防性措施放在首位等。此外，俄罗斯是较早关注生物安全及其相关立法工作的国家之一。1995 年，俄罗斯联邦批准了《生物多样性公约》，并签署《生物安全议定书》。2020 年上半年，《俄罗斯生物安全法》通过二审，成为俄罗斯在生物安全领域较全面和权威的法律规定。

（三）机构职能

俄罗斯公共卫生安全常态治理体系以总统与国家安全委员会为首脑，以联邦消费者权益保护和卫生监督管理局为核心，联邦卫生与社会发展部、联邦医学生物署及地方卫生防疫委员会各司其职（见图 5.3）。

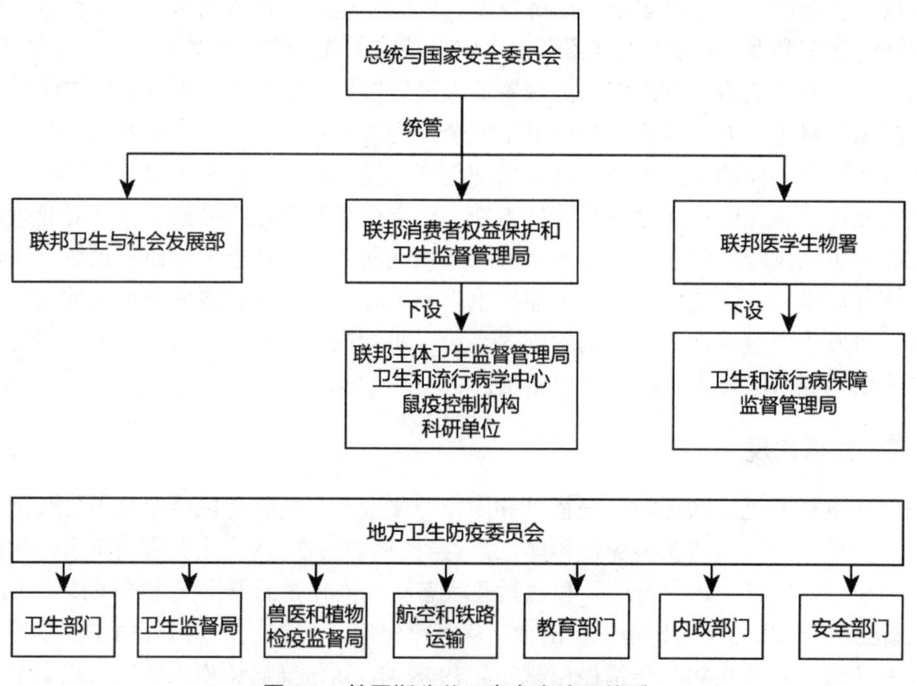

图 5.3　俄罗斯公共卫生安全治理体系

俄罗斯卫生安全治理决策体系以总统为最高决策者，国家安全委员会及相关分委会为其提供咨询。国家安全委员会中与卫生安全直接相关的是疫情防控国家体系部门间委员会，该委员会于 2020 年 10 月由普京以总统令的形式设立，旨在应对与传染病和抗微生物耐药性相关的威胁，加强各部门在公共卫生安全事件中的协调运作，由安委会副主席担任该委员会主席，成员包括联邦总统府、联邦政府、联邦政府相关部门以及科研单位的高官。

联邦消费者权益保护和卫生监督管理局（Federal Service for Surveillance on Consumer Rights Protection and Human Wellbeing）于 2004 年由卫生流行病监督局与国家贸易、商品质量监督和消费者权益保护局合并后成立，由联邦政府直接授权，是独立的俄罗斯国家卫生安全核心机构。2012 年 5 月，联邦消费者权益保护和卫生监督管理局不再受联邦卫生与社会发展部（Ministry of Health of Russian Federation）的监督，直接向俄罗斯政府报告。其具体职能包括流行病学监测、实验室检测、应急管理实施与协调行动、制定和批准卫生规则和标准、对相关卫生活动进行卫生监督和处罚。联邦消费者权益保护和卫生监督管理局下属机构包括各联邦主体卫生监督管理局、卫生和流行病学中心、鼠疫控制机构、科研单位等，由联邦消费者权益保护和卫生监督管理局垂直领导，形成全国统一的垂直管理体系，不受地方政府干预。环境健康和传染病控制，以及传染病的通报和监测等职能由俄罗斯联邦消费者权益保护和卫生监督管理局下属卫生和流行病学中心及其实验室承担，这些机构呈纵向分层的组织体系，即在大多数城市拥有一个中心，在各个地区有分支网络，铁路网也设有一个并行的中心网络。同时，俄罗斯有消毒站和 12 家防瘟疫站组成的疾病防控网络，每家医院也都雇有公共卫生医生和流行病学家以跟踪和报告机构内发生的所有传染病。

联邦卫生与社会发展部是全国卫生系统最高的行政管理机构，是中央卫生政策制定的主体。其主要职责为：制订和实施联邦政府关于健康教育、健康促进、疾病预防的联邦卫生计划，保障医学教育和人力发展，开展流行病学监测和卫生统计，制定卫生法规等。但与联邦消费者权益保护和卫生监督管理局相比，联邦卫生与社会发展部与卫生安全直接相关的职能较少，其涉及公共卫生安全的主要工作内容为传染病免疫预防、艾滋病和结核病防控，包括免疫接种疾病清单、接种程序、登记程序的制定，以及艾滋病和结核病检测、强制体检、诊断、治疗和管理规则制定。

俄罗斯联邦医学生物署（Federal Medical-Biological Agency，FMBA）是生物、化学和放射安全领域的联邦执行机构，于 2020 年从联邦卫生与社会发展部独立，直接隶属于联邦政府，是卫生安全领域的重要部门。医学生物署下设卫生和流行病保障监督管理司，负责对存在辐射、化学和生物损害风险等特殊工作的职业人群进行卫生和流行病学监督，是对卫监局卫生和流行病学监督职能的重要补充。同时，医学生物署也是辐射、化学和生物事故、传染病和大规模非传染性疾病（中毒）等紧急情况的应急响应部门，并负责管理联邦传染病电子报告监控系统。

联邦各地区政府都有常设的卫生防疫委员会，负责定期开会协调预防措施，并在紧急情况下迅速响应行动。委员会由该地区的州长担任主席，成员包括卫生部门（负责临床治疗）、卫生监督局（负责流行病控制）、兽医和植物检疫监督局（负责人畜共患病管理）、住房和公共服务（负责水灾）、航空和铁路运输、教育部门、内政部门、联邦安全部门等相关机构代表。

三、公共卫生安全应急治理机制

（一）应对策略

目前俄罗斯突发事件应急的核心法律为《俄罗斯联邦紧急状态法》，将流行病对公民造成的健康威胁作为紧急情况的一种，纳入《紧急状态法》进行统一管理，该法律提供了一个卫生应急模式下的管理框架，授权总统在公民生命安全受到直接威胁的情况下宣布全境或某地区进入紧急状态，并对紧急状态下的应采取的措施和临时限制做出了规定。

（二）应急机制

俄罗斯的公共卫生安全应急体系为“联邦—区域—地区—组织—地方”纵向组织结构，采取集权管理原则，每个层次的公共卫生安全管理系统均设有协调管理单位。俄罗斯总统（核心）、联邦安全会议（决策中枢）、联邦国家首席卫生医师扮演着指挥决策的作用。总统具有较强的行政权、立法权，在突发事件中能够调集一切力量应对公共卫生突发事件。联邦安全会议在公共卫生安全事件中以其特殊的职责发挥着中枢指挥与协调的作用。

俄罗斯卫生应急组织包括紧急事务部、联邦卫生流行病防疫局、联邦卫生防疫委员会、专业化救援救灾机构。联邦流行病防疫局负责从技术层面对于控制流行病的发生和蔓延提供指导。俄联邦民防、应急与减灾部在各个地区中心设立了分支机构，形成了统一的信息空间检测与反馈系统，旨在为俄联邦降低自然和人为灾害事故风险和后果。财政部是公共卫生安全事件应对的主要资金支持部门，是俄罗斯危机应对保障系统的重要组成部分。

联邦消费者权益保护和卫生监督管理局是突发公共卫生事件应急响应的主要协调机构，形成了一套明确的应急响应组织制度，从信息搜集、分析和组织三个阶段对联邦及疫情发生地所在联邦主体的卫生监督局应急响应的具体活动顺序做出了明确规定。收到紧急报告后，联邦消费者权益保护和卫生监督管理局的卫生防疫旅（Specialized Anti-epidemic Brigade，SPEB）立即进入高警戒状态，根据卫生监督局负责人的部署迅速赶往发生突发公共卫生事件的地区，利用其专业技能、技术和实验室设施加强和支持地方当局和有关机构的应急响应活动，负责对紧急地区的流行病学情况进行流行病学考察、检测、分析和预测，从人和环境中抽取样品进行研究，进行实验室诊断，检测环境中的病原体，参与制定和实施防疫措施，提供每日报告，参加紧急委员会。

四、俄罗斯公共卫生安全体系特点

在规则体系上，俄罗斯的《国家安全战略》《生物安全法》《紧急状态法》均将传染病、突发公共卫生事件等问题作为重要内容，体现了联邦政府对于公共卫生安全事业的高度重视，为卫生安全融入国家安全提供了法律保障。在机构设置上，联邦消费者权益保护和卫生监督管理局在多个国家安全领域部门设置联络办公室，是联邦安委会疫情防控国家体系部门间委员会的重要一员，形成了卫生安全融入国家安全的组织架构基础。俄罗斯公共卫生安全治理以联邦消费者权益保护和卫生监督管理局为核心，由联邦政府直接授权，独立于负责传统卫生事务的联邦卫生与社会发展部，通过垂直管理体系和行政管理赋权强化了其在卫生安全领域的职能，集卫生监督、流行病学监测和科学研究于一体，是卫生安全领域的强势局署。该机构的垂直管理和行政赋权有利于协调全国范围内的卫生安全治理行动，但由于历史原因，其部分职能（如流行病学监测）与联邦卫生与社会发展部相关业务有所重合，有学者认为这样的管理模式存在政出多门、资源浪费的弊端。

第四节　欧盟的公共卫生安全体系

一、欧盟概况及主要公共卫生安全问题

欧洲联盟（简称欧盟）由欧洲共同体发展而来，现拥有 27 个会员国，总面积 432.2 万平方千米，人口 4.7 亿，2020 年人均预期寿命为 80.4 岁。2021 年欧盟人均 GDP 为 3.82 万美元。欧洲强传染性流感、艾滋病及疯牛病的暴发等问题是欧盟公共卫生领域共同政策的萌芽。尽管近年来欧盟的传染病发病率有所下降或保持稳定，但 2009 年的大流行性流感（H1N1）、2011 年的德国大肠杆菌疫情、2014 年的埃博拉病毒、2016 年的寨卡病毒、2022 年的猴痘与儿童不明原因肝炎的流行都表明欧洲仍面临严峻的公共卫生安全挑战，欧洲境内新的传染病随时可能出现。

二、公共卫生安全治理体系

（一）法律法规

1993 年《马斯特里赫特条约》（*Maastricht Treaty*）生效，明确了欧盟在公共卫生领域的职权。1999 年《阿姆斯特丹条约》（*Amsterdam Treaty*）签署执行，进一步强化了欧盟在公共卫生安全领域的作用，强调欧洲共同体应从政策和行动上履行卫生保护职责。《欧盟运行条约》（*Treaty on the Functioning of the European Union*，TFEU）第 168 条是欧盟卫生政策的主要法律依据，规定在确定和实施欧盟所有政策和行动时，应确保高水平的人类健康保护。TFEU 第 3 条、第 4 条规定，农业和渔业（海洋生物资源除外）、环境、消费者保护、自由、司法和安全、与公共健康有关的共同安全问题是欧盟和成员国共享的权能领域。公共卫生安全、生物安全都属于欧盟和成员国共享规制权能的范围。欧盟公共卫生安全治理权能包含两个层面：一是负责事前风险预警、事中行动协调和事后经验交流；二是维护欧洲大市场内流通的生物产品和欧洲生态环境的安全状态。欧盟负责提出一体化的公共卫生安全风险防控与治理规则，成员国依照这些规则并根据本土情况具体制定和承担职责。

在食品安全方面，欧盟于 2002 年开始实施《通用食品法》（*General Food Law*），针对风险预防、信息、进出口的基本义务、追溯的基本要求、食品从业者和主管部门的责任做出了规定，并根据不同事项划分了食品添加剂、污染物、食品接触物质、卫生、信息规制、营养等方面的内容。欧盟对动物易感流行病进行了专门立法，2016 年通过了《动物健康法》（*Animal Health Law*），对成员国的动物疫情通报义务、病情诊断方法、疑似和确诊病例采用的措施进行了规定。欧盟还致力于监测整个食品和动物饲料链中的人畜共患病病原体，建立了沙门氏菌和其他食源性人畜共患病的控制计划，制定了适用于生产现场和市场的食品微生物标准，防止消费者通过食物暴露于微生物病原体带来的危险中。

为解决欧盟成员国因数据收集平台不一致导致的信息互通难等问题，欧盟于 2016 年出台《通用数据保护条例》（*General Data Protection Regulation*，GDPR），强调构建欧盟公共卫生数据共享框架，在数据主体权利限制、数据共享交流等方面予以特别规定，协调促进成员国之间的信息交流及数据交换。

（二）机构职能

欧盟委员会（European Commission）、欧盟理事会（European Council）和欧盟议会（European Parliament）共同负责欧盟公共卫生安全问题，其中欧盟委员会负责卫生提案，议会与理事会共享决策权。在公共卫生领域，欧盟委员会发挥的主要作用包括发布总体战略、制订行动计划和协调信息沟通、倡导扁平化合作模式和科学精准的公共卫生服务、汇集成员国力量组建医疗卫生高级别专家小组。

欧盟委员会在 2001 年美国发生恐怖袭击以及炭疽热病菌事件后设置成立了下属机构“卫生安全委员会”（Health Security Committee，HSC），用于协调共同体的公共卫生与安全事务。2013 年《严重跨境健康威胁决定》（*Cross-border Health Threat Decision*）正式确立并加强了卫生安全委员会的作用，其作用是确保成员国采取一致行动保护人类健康，向公众和医疗专业人员进行风险和危机沟通，以适应国家需求和具体情况。欧洲议会和理事会第2119/98/EC号决定建立了传染病学监测和控制网络，它负责提供监测传染病趋势和早期发现疫情的信息，有助于确定风险因素和干预领域。2013年该网络依据新规交由欧洲传染病预防与控制中心协调管理。

为应对生物恐怖主义威胁，欧洲理事会负责制定立法战略指南和业务行动计划，可根据欧委会提出的立法建议，协调成员国与欧委会的行动措施和安排。对于非传统生物安全威胁，具体的应对和危机处置工作仍取决于成员国的政策，欧盟的权能在于加强成员国在执行CBRN（化学、生物、放射或核）法规中的协调与合作。打击生物恐怖主义，主要依靠欧盟成员国间开展警务合作，欧盟强化改善各国执法机构在结构、操作和信息交换方面的协调与合作。欧盟成立"内部安全业务合作常设委员会"（Standing Committee on International Security Operational Cooperation）作为欧盟层面的生物安保协调机构，负责在欧盟内部加强成员国在安全业务间的合作，制定和执行欧盟内部安全战略。

为加强欧盟传染病防控工作安排效率，保护欧洲公民的健康，欧洲疾病预防和控制中心（European Centre for Disease Prevention and Control，ECDC）于2005年由欧盟全额资助建立，后期经费也主要来源于欧盟。ECDC作为独立机构不能对欧盟成员国发号施令，但在欧洲公共卫生安全中发挥着举足轻重的作用，其主要任务是加强对传染病的防控，确认公共卫生威胁，对威胁进行评估。ECDC的核心功能包括科学建议、流行病学监测及备灾响应。在欧盟发生的任何传染病疫情都必须通过欧盟预警和反应系统（Early Warning and Response System of the European Union，EWRS）向ECDC报告。ECDC有权对来源不明的传染病进行识别，评估疾病对人类健康构成的风险以及进行信息交流。如若发现有故意释放传染性病原体的情形，将由欧洲刑警组织（The European Union Agency for Law Enforcement Cooperation，Europol）继续进一步调查。ECDC下设五个中心：科学方法及标准中心、疾病项目中心、公共卫生功能中心、电子转化服务中心、资源管理服务中心。目前ECDC共有300名员工，专家数量较少，一般在发生突发公共卫生事件后，联系各成员国公共卫生研究所和科学院，调用成员国相关领域专家。

除ECDC外，欧洲药物管理局（European Medicines Agency，EMA）也在欧盟公共卫生安全中扮演重要角色。EMA成立于1995年，是欧盟的分支机构之一，负责欧洲范围药品的科学评估、安全监测和上市许可，其工作重点在于促进药物的创新与开发。其在欧洲打造更强大的临床试验基础设施、应对病毒的药品开发和疫苗研发等方面负有重大责任（见图5.4）。

新冠肺炎疫情凸显了欧盟范围内加强卫生应急相关协调一致行动的重要性，为了提高对突发卫生事件的准备和反应的有效性，需要建立一个专门的中央机构协调各部门公共卫生安全相关工作。在欧盟2020年发布的通讯报告《建立欧洲卫生联盟：加强欧盟应对跨境健康威胁的能力》中，欧盟不仅对上述各公共卫生安全机构提出了新的职能要求，还提出了建立卫生应急管理局（Health Emergency Preparedness and Response Authority，HERA）的构想。目前该机构已经投入运转，用于在卫生危机来临前和大流行期间制定采购医疗应对措施，以应对卫生紧急情况，将在未来欧盟防范、应对大流行等公共卫生危机中发挥重要作用。

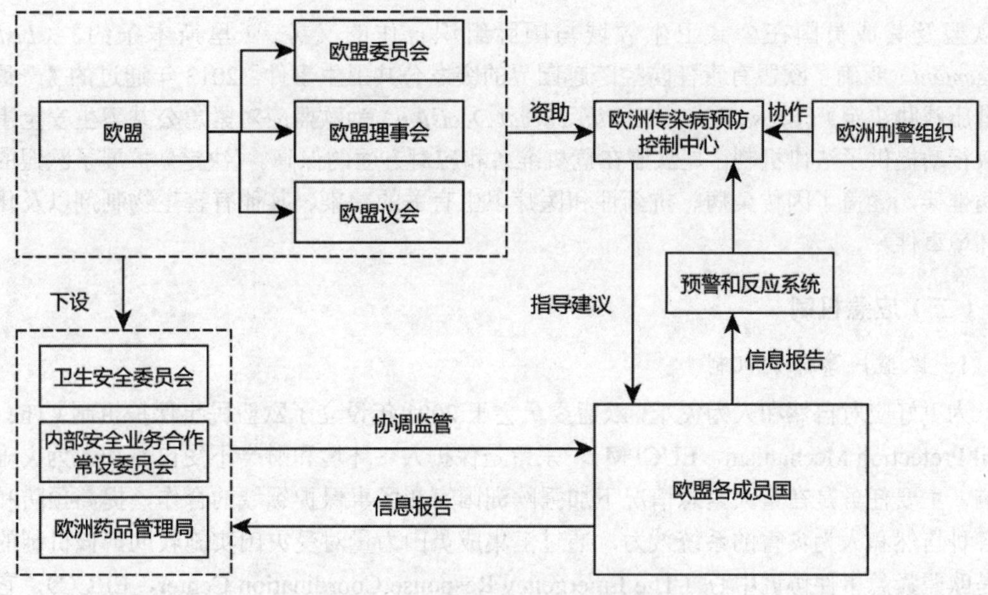

图 5.4 欧盟公共卫生安全治理体系

（三）技术网络

1999 年开始，欧盟委员会在成员国间特别合作的基础上建立了传染病网络（European Communicable Diseases Networks，ECDN），以整合欧盟成员国公共卫生子网络或公共卫生微生物实验室资源，提高公共卫生安全治理效率。截至目前，ECDN 共有 6 大类 23 个子网络，涉及问题包括抗生素耐药性与医疗保健相关感染、新发及新媒介传播疾病、食源性疾病与人畜共患病、HIV/STI 和血源性传播疾病、呼吸道疾病、疫苗可预防疾病，典型子网络包括欧洲抗生素耐药性监测网络（EARS-Net）、欧洲抗生素消费者监测网络（ESAC-Net）、新型病毒专家实验室网络（EVD-LabNet）、欧洲食源性疾病和水源性疾病及人畜共患病网络（FWD-Net）等。

此外，健康和消费者保护总司（Directorate-General Health and Consumer Protection，SANCO）建立了传染病监控和早期预警响应机制，成为传染病网络的两个支柱。传染病监控系统的主要工作是提供信息以便及早发现潜在疫情，帮助识别疾病趋势、危险因素和干预需求。为促进欧盟与成员国的生物反恐合作，SANCO 成立了生物恐怖主义特别工作组，协调成员国之间的活动，该工作组由六名欧委会官员和来自不同成员国的九名专家组成。

为加强欧洲范围内的卫生信息共享性与透明度，更好地服务医疗、科研和决策，欧盟委员会于 2022 年 5 月启动了建设欧洲健康数据空间（European Health Data Space，EHDS）的公众咨询。依照规划，EHDS 将确保公民完全掌握自身健康数据，完善成员国间的数据跨境流动。

三、公共卫生安全应急治理机制

（一）法律法规

欧盟应对突发公共卫生事件的主要责任归属于欧盟成员国。《马斯特里赫特条约》赋予了欧盟及其成员国在公共卫生领域与国际组织合作的义务。《里斯本条约》（*Lisbon Agreement*）明确了欧盟有责任防控跨越国界的突发公共卫生事件。2013 年通过的《严重跨境健康威胁决定》（*Cross-border Health Threat Decision*）为欧盟应对紧急公共卫生安全事件采取行动提供了法律机制，是欧盟在危机准备和应对方面的保障。《决定》扩展了欧盟的传染病框架，涵盖了因传染病、抗药性和医疗卫生有关的感染、其他有害生物制剂以及化学和环境事件。

（二）应急机制

1. 欧盟民事保护机制

为更好应对自然和人为灾难，欧盟委员会于 2001 年设立了欧盟民事保护机制（The EU Civil Protection Mechanism，EUCPM），宗旨是保护人、环境和财产不受自然和人为灾难的影响，主要任务是在重大紧急情况下加强欧洲国家在民事保护领域的合作，提高预防和应对各种自然和人为灾害的系统效力，通过汇集成员国力量对受灾国实施救助。该机制的核心是欧盟紧急事件协调中心（The Emergency Response Coordination Center，ERCC），它全天候运作，负责协调向受灾国提供相关援助，包括救灾物资、专业知识与专业设备。

2. 欧盟预警和反应系统

由欧洲议会和欧盟委员会共建的预警响应系统（Early Warning and Response System，EWRS）是一个基于互联网的信息平台控制包括传染病在内的对健康构成严重跨境威胁的一套制度和措施，当严重跨界健康威胁暴发时，该系统将欧盟委员会、欧洲疾病预防和控制中心以及各成员国公共卫生当局联系起来，以便交流关于风险评估和风险管理的相关信息，开展联合风险评估，提出协调行动协议以更及时、更有效地开展公共卫生行动。

3. 整合政治危机应对机制

根据欧盟第 2018/1993/EU 号规定，欧盟理事会可以启动“整合政治危机应对机制”（Integrated Political Crises Response Mechanism，IPCRM）来应对严重跨境健康威胁。该机制在政治层面为分享信息和协调重大跨部门危机应对措施提供工具和创造平台，其根据危机的严重程度包括三种模式：监测模式（monitoring）、信息共享模式（information-sharing）和完全激活模式（full activation）。监测模式可以做到欧盟范围内的现存危机报告共享与全天候联络，信息共享模式在监测模式的基础上增设分析性报告与信息收集交换网络平台，完全激活模式将召集欧盟重要官员举行危机会议共商行动建议。

四、欧盟公共卫生安全体系特点

欧盟在公共卫生安全事件的整体协调应对方面起到了重要作用，改善了欧洲各国应对公共卫生安全问题时各自为政的现象，起到了促成共识、信息与知识等资源互通共享、凝聚科技力量的作用。以欧盟委员会为核心的欧洲公共卫生安全体系建设较为健全，公共卫生领域立法也明确了欧盟及其成员国的权利和义务。而尽管相关法律明确了欧盟对欧洲各国传染病治理的责任，由于没有强制性法律约束，欧盟缺乏对成员国自上而下的监管能力，使得欧盟在传染病控制领域的协调和整合在客观上存在困难。例如，依照欧盟相关法律要求，欧洲疾控中心和欧洲民防机制在欧盟应对公共卫生安全问题的过程中应发挥政策指导和协调救助的关键作用，前者的主要作用是收集疾病相关数据与编制疾病防控指南。虽然欧盟所做的种种努力加强了欧洲的公共卫生安全凝聚力，但成员国在应对公共卫生突发事件时易陷入各自为政局面的问题仍未根除，欧盟的公共卫生安全决策过程容易受到个别成员国短期利益的影响，加大了欧洲公共卫生安全工作开展的难度，这也是欧盟未来在公共卫生安全治理方面所需继续努力改善的方向。

第五节　英国的公共卫生安全体系

一、英国国家概况及主要公共卫生安全问题

英国全称大不列颠及北爱尔兰联合王国，本土位于欧洲大陆西北部的大不列颠群岛，国土面积 24.41 万平方千米，采取君主立宪制政体。英国分为英格兰、威尔士、苏格兰和北爱尔兰四部分，大多数情况下，医疗卫生在英国属于下放项目，意味着苏格兰、威尔士、北爱尔兰地区可以自主决定如何组织卫生服务的开展方式，但主体框架需保持一致。2021 年英国人口达 6732.7 万，人均预期寿命为 86.15 岁。英国是高度发达的资本主义国家，国民拥有极高的生活水平和良好的社会保障体系。

近年来英国多次遭遇疯牛病、口蹄疫、猪瘟等重大突发卫生事件，流行性腮腺炎、猩红热多次在英国境内暴发，2020 年报告流行性腮腺炎 12 537 例，猩红热 7895 例。此外，食物中毒、肺结核也呈多点散发态势。同时据英国卫生安全局统计数据显示，呼吸道疾病是英国人的主要死因之一，急性呼吸道感染为英国的初级卫生保健带来了沉重的负担。

二、公共卫生安全治理体系

（一）国家战略

2014 年英国发布《全球卫生战略 2014—2019》（*Global Health Security 2014—2019*），将改善全球卫生安全、及时应对国际公共卫生实践、建设公共卫生能力、加强全球卫生行动伙伴关系作为优先战略，并将能力建设、知识资源共享、合作、学习、员工支持作为优先工作。2019 年，英国发布新的五年战略（PHE Strategy 2020 to 2025），指出了在公共卫生领域的 10 个优先发展事项，包括有效应对重大公共卫生事件的能力、减少抗生素耐药性风险、进行预测性预防、加强数据采集和监测能力、减少大气污染等。

2018 年 7 月，《英国生物安全战略》（*UK Biological Security Strategy*）出台，总结了英国政府在生物安全方面做出的努力，阐述了未来提高英国生物安全事件应对能力的途径。两个主题贯穿战略始终：政府应对策略的所有要素必须以科学认识和能力为基础、在利用生物技术为英国创造发展机会的同时需要考虑其潜在风险。该战略提出了生物安全跨政府

部门响应工作的四大支柱，即通过广泛的数据收集充分了解英国现在与未来面临的生物威胁（understand）；防范生物安全事件危害英国利益（prevent）；及早识别与报告生物威胁（detect）；及时应对威胁，及早恢复常态（respond）。战略强调所有的反映工作必须建立在科学能力上。

2019 年 9 月，英国公布了《2020—2025 年传染性疾病应对战略》（*PHE Infectious Diseases Strategy 2020—2025*），这是英国第一个应对传染病的战略，目的是进一步增强公共卫生部门预防、发现、应对并降低传染性疾病影响的能力。

（二）法律法规

英国于 1848 年通过的《公共卫生法》（*Public Health Act*）是世界第一部现代意义上的公共卫生法律，也是英国政府致力于改善公共卫生安全的重要举措。此后，英国政府于 1872 年和 1875 年通过了两部《公共卫生法》，加强了政府公共卫生管理权，奠定了英国现代公共卫生安全体系的基础。英国政府于 1984 年颁布实施了一级行政法规《公共卫生（疾病控制）法》（*Public Health* (*Control of Disease*) *Act*），1996 年颁布了《传染病免疫法》（*The Green Book*），1999 年通过了《公共卫生法案》，在传染病监测和防治方面建立了较为完整的法律体系。新冠肺炎疫情发生后，英国于 2020 年 2 月紧急通过二级行政法规《2020 健康（新冠病毒）保护法规》（*The Health Protection* (*Coronavirus*) *Regulations 2020*）。2020 年 3 月，《新冠病毒法案》（*Coronavirus Act*）通过，较全面地规定了特殊时期政府具有的权力，各行业专业人员职责，以及可以采取的应对措施。

除了传染性疾病防治，1998 年颁布的《食品标准法案》还针对食品从业者和主管部门的责任做出了规定。2006 年修订的《反恐怖主义法》对生物武器、化学武器、核武器的防范与处置进行了规定。此外，2015 年英国《国家安全风险评估》（*2015 National Security Risk Assessment*，NSRA）将流行病、新发传染病和抗生素耐药性列为一级风险。2018 年 3 月，英国在 NSRA 的基础上进行了国家安全能力评估（National Security Capability Review），将“影响英国的疾病和自然灾害”提升为未来 10 年可能推动国家安全优先事项的六大挑战之一。

（三）机构职能

英国的医疗卫生事宜属于权力下放领域，只有在发生对国家安全产生重大威胁的突发公共卫生安全事件时才由中央政府统一领导（最严重的事件由国家安全委员会统一领导）。英国卫生和社会保健部（Department of Health and Social Care，DHSC）是英国中央政府主管医疗卫生事业的最高权力机构，在公共卫生安全治理中负总体责任（见图 5.5）。

DHSC 负责整个英国医疗卫生领域的战略性和政策性事宜，为地方部门提供智力支持，并对地方工作绩效进行评价。DHSC 在公共卫生治理中扮演决策者的角色，地方卫生医疗机构仅接受 DHSC 的战略性指导，自主管理本地区公共卫生事务，承担执行者的角色。DHSC 下设 25 个机构，其中与公共卫生安全相关的机构包括药品和保健品监管局、英国卫生安全局、食品消费品和环境中化学品致突变性委员会。

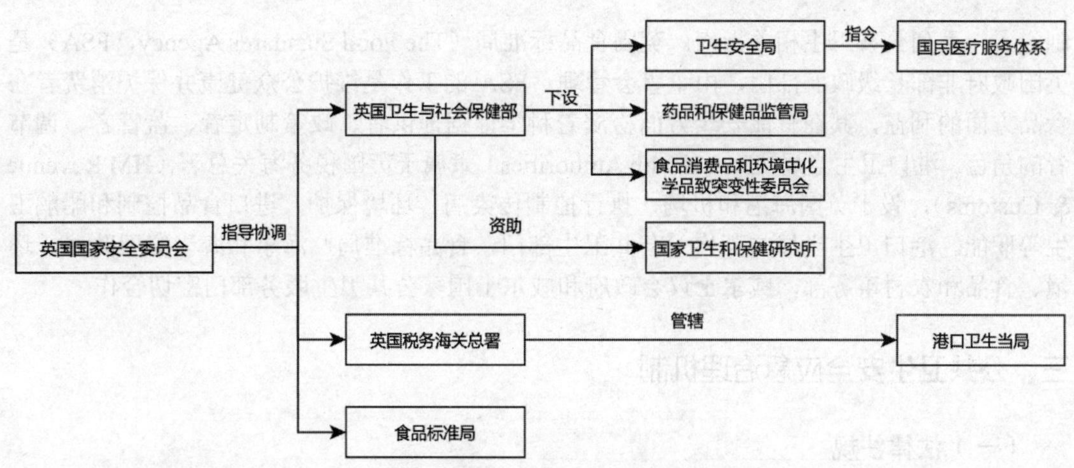

图 5.5 英国公共卫生安全治理体系

英国卫生安全局（Health Security Agency，HSA）隶属于 DHSC，是英国公共卫生安全新兴成立的重要执行机构。HSA 在历史上经历了多次变革，其前身是卫生保护局（Health Protection Agency，HPA）、公共卫生局（Public Health England，PHE）。2003 年成立的 HPA 主要通过减少传染病、化学品、毒物和放射性物质的危害，从而达到保障国民健康的目的。其具体任务主要有召集卫生专家、协调传染病控制、突发事件规划、实验室安全以及减少毒物、化学和射线危害等。2013 年 HPA 关闭，其功能并入 PHE 和其他三个地区的卫生相关管理部门。2021 年 4 月，HSA 被列为中央政府组织，行政上属于执行机构，成为英国准备、预防和应对传染病和其他健康威胁的常设机构，其首要任务是确保英国在任何时候都为大流行做好充分准备。其职能包括：预测对健康的威胁并帮助建立国家卫生安全准备、防御机制；使用尖端环境和生物监测技术主动检测和监测传染病和健康的威胁；持续监控和评估健康威胁，确定如何最好地控制和减轻风险；在国家和地方采取快速、共济和有效的行动以减轻对健康的威胁。HSA 是迄今为止世界范围内唯一以卫生安全命名的机构。

药品和保健品监管局（Medicines & Healthcare Products Regulatory Agency，MHRA）隶属于 DHSA，负责监管药品、医疗器械和血液制品，在保护和改善公共卫生安全方面发挥着重要作用。该机构具体负责确保药品、医疗器械、疫苗、血液制品供应链安全可靠，促进与协调国际标准化工作，保障生物药的有效性和安全性，教育公众和医疗保健专业人员药物、医疗器械和血液成分的风险和益处，支持有益于公共卫生的创新和研发工作，为英国、欧盟和国际药品和保健品监管框架的制定建言献策。

食品消费品和环境中化学品致突变性委员会（The Committee on Mutagenicity of Chemicals in Food, Consumer Products and the Environment，COM）是一个咨询机构，隶属于 DHSA。COM 没有监管职权，但它可以向具有监管职能的机构提供建议。COM 就化学品的潜在致突变性和遗传毒性（是否可能导致细胞突变）向政府部门和机构提供独立建议。该委员会还就重要的一般危害（物质的固有特性）或风险（给定暴露后发生诱变或遗传毒性影响的可能性）提出建议，并就遗传毒性测试提出建议。

英国国家卫生和保健研究所（National Institute for Health and Care Excellence，NICE）由 DHSC 赞助，下设指导中心、科学证据分析局等部门负责利用公共卫生情报信息进行卫生技术的评估和诊疗标准的制定，为英国政府提供全国性的卫生指导和建议，为英国民众制定了一系列公共卫生相关指南。英国食品标准局（The Food Standards Agency，FSA）是英国政府非部长级政府部门，由董事会管理。FSA 的工作是维护公众健康并保护消费者在食品方面的利益，其在食品安全方面扮演着科学证据提供者、政策制定者、监管者、调节者的角色。港口卫生当局（Port Health Authorities）隶属于英国税务海关总署（HM Revenue & Customs），设于英国海港和机场，执行控制传染病、环境保护、进口食品控制和船舶卫生等职能。港口卫生当局与英格兰公共卫生部门，食品标准局，海事和海岸警卫队局，环境、食品和农村事务部，威尔士议会政府和威尔士国家公共卫生服务部门密切合作。

三、公共卫生安全应急治理机制

（一）法律法规

英国在突发公共卫生事件领域的核心法律是 2004 年通过的《民事突发事件法》（*Civil Contingencies Act*）与《国民健康服务系统突发事件应对计划》（*NHS Emergency Planning Guidance*）。《民事突发事件法》对“突发紧急事件”进行了界定，将突发公共卫生事件划分为三个类别、四个等级。三个类别分别是：业务持续性事件（Business Continuity Incident）、重要事件（Critical Incident）和重大事件（Major Incident）。其中，最高等级的“四级事件”指的是十分严重的、要求整个英格兰医疗服务体系提供支持并采取行动的事件。紧急情况下，政府有权要求议会在几天内通过临时性立法，有关部门有权宣布地区性紧急状态。2006 年的《国民医疗服务法》和 2012 年的《医疗与社会照顾法》进一步明确和强化了各机构在突发事件中的应对原则，强调各层级协同合作。2015 年的《民事突发事件法（应急规划）条例》对《民事突发事件法》进行了补充，并根据上述法律制定了多个重要的指导性文件。

《应急反应与恢复指南》（*Emergency Response and Recovery*）和《英格兰 NHS 严重事件应急方案》（*NHS England Incident Response Plan*）是总体性指导方案，详细规定 NHS 应如何应对国家层面任何与卫生相关的事故或紧急情况，地方层面应按照这些方案制订本地的应急响应方案以确保与 NHS 步调一致。NHS 建立了应对公共卫生事件的一套流程，包括以下 6 个步骤。

（1）准备阶段：具体工作包括风险评估和风险管理、制定应急规划、开展人员培训和演习等。

（2）预警：明确卫生部、NHS 地方应急团队、其他政府部门、国际机构或媒体均可向 NHS 发出预警。

（3）激活：经 NHS 应急官员评估后，如有必要，激活应急响应程序。

（4）采取实际应急响应行动：实际行动由 NHS 应急管理团队负责，并与 NHS 的各个地区管理机构和应急团队、医疗机构相互合作，开展必要的行动。

（5）升级和降级：根据既定标准，随时间的性质、规模和复杂程度的变化对应急等级予以升降。

（6）应急退出：启动退出机制后，召开相关事件汇报，提交专门报告，总结经验教训。

（二）应急机制

突发公共卫生安全事件发生后，DHSC 在战略层面直接接受国家安全委员会领导，它与下设英国卫生安全局、突发事件计划协作机构（European Policy and Co-ordination Unit，EPCU）共同负责相关政策的制定和管理、各部门间的应急协调、信息系统构建和信息传达、对任务执行情况的评估和监督，DHSC 的突发事件规划协调小组（Strategic Co-ordinating Groups and Tactical Co-ordinating Groups）是整个突发应急管理的核心，主要负责协调突发事件规划，其具体职责包括：发布、维护和更新国家公共卫生安全指导战略并敦促地方开展重大公共卫生安全事件演习；定期总结公共卫生安全演练与实战经验教训；为必要的实践提供国家层面的协调，实时确保卫生部和其他政府部门之间的互动关系。

突发公共卫生事件应对工作的具体落实主要由国民医疗服务体系（National Health Service，NHS）及其委托机构（包括急救部门、救护车部门等）负责。从管理体制来看，NHS 直属于英国卫生和社会保健部。在政策层面，它接受英国卫生和社会保健部、英国卫生安全局、突发事件计划协作机构的指令；在具体操作层面，其负责人为地区公共卫生行政首长，行政首长也可以授权应急官员监督 NHS 在重要的国家级（四级）事件中采取的行动。行政首长还可以任命“事件指挥”和副指挥，负责领导管理团队、签署命令、发布文件和事后总结经验教训。NHS 设有战略顾问，对应急管理团队提供专业性技术支持和建议。英国在突发公共卫生事件应对中采用综合性整体机制，即要求 NHS 体系框架下的各级管理和医疗机构在应对突发事件的同时，维持正常的医疗服务，被称为“应急准备—韧性—响应”（Emergency Preparedness, Resilience and Response，EPRR）机制。

医疗救助方面，英国初级卫生网络与公共卫生应急机构通力合作，在接收中央发出的公共卫生警报后，全科医生等医疗从业者将按照要求不再为患者开具抗病毒药物，由当地医疗委员会小组对患者病情进行评估，进而完成针对患者的特定防疫指示；伦敦紧急救助服务中心（London Ambulance Service）由 NHS 管理，是世界上最大的免费急救机构之一，由地面和空中两大系统构成，它与医院急诊科和重症监护病房共同构成了立体的急救联动体系。

其他应急相关机构包括：卫生部地方办公室，主要针对各地区具体情况统筹规划各部门应急行动；流动医疗救护局，负责开展针对突发事件现场的发病情况评估鉴定及救助；紧急事件局，负责向事发地派遣卫生专家和流动医疗组；国防部军事和应急医学咨询小组（Advisory Group on Military and Emergency Response Medicine，AGMERM），就针对化学、生物和放射威胁的防御医学方面向国防部提供专家建议。

四、英国公共卫生安全体系特点

英国是第一个建立现代意义上公共卫生法律的国家之一，在传染病防治方面的法律建设较为完备，且公共卫生应急治理中主张采用快速立法程序，尽可能提升疫情法制应对的时效性。在应对突发公共卫生事件时，由于有指南引导，以 DHSC、NHS 为核心的公共卫生安全体系能有效协调各部门开展全周期闭环工作。就机构职能的改革情况来看，英国重视对公共卫生安全机构职能兼并调整，公共卫生安全核心机构 HSA 经历多次调整，其职能得到了整合与增强，在公共卫生工作中的话语权得到提升。由于历史原因，英国四大地区（英格兰、威尔士、苏格兰、北爱尔兰）的政府机构、议事机制、权力架构各有不同，虽然英国政府也在相关法律制度中对不同地区进行了区分，但英国各地区仍常常在公共卫生安全治理实践中发生各自为政的现象，这也是未来英国公共卫生安全事业的发展面临的挑战。

第六节　美国的公共卫生安全体系

一、美国国家概况及主要公共卫生安全问题

美国位于北美洲中部，北与加拿大接壤，南靠墨西哥湾，国土面积约为 937 万平方千米。美国采取总统共和制，全国共分 50 个州和 1 个特区（哥伦比亚特区）。2021 年美国人口数为 3.33 亿，人均预期寿命为 76.1 岁。美国是高度发达的资本主义国家，其国内生产总值居世界首位，拥有高度发达的现代市场经济，工业生产保持稳定，信息、生物等高科技产业发展迅速。美国是联合国安理会常任理事国，也是北约、世贸组织、亚太经济合作组织等国际组织成员国，其经济、文化、工业等领域对世界均有较强影响力。

以艾滋病、肝炎、流感为代表的传染性疾病是近年来美国公共卫生安全领域的应对重点，2021 年美国本土新增艾滋病患者 3.1 万人，2010—2019 年报告的急性丙型肝炎感染人数增加了 4 倍多。流行性感冒同样在美国肆虐，每年约有 5%的人口感染流感，超过 20 万人因季节性流感相关并发症而住院，约 3.6 万人死因与季节性流感相关，给美国社会造成了巨大的经济与健康负担。美国食源性疾病也是较为严重的公共卫生安全问题，美国已知的食源性病原体高达 31 种，每年造成约 940 万病例、5.6 万人次住院。美国卫生安全部门在历史上也数次面对恐怖袭击事件，如发生在 2001 年的“9·11”事件和炭疽袭击事件、2019 年的“独狼”恐怖主义袭击等，这些事件给美国造成了巨大的生命财产损失。此外，恶劣天气和自然灾害事件频繁发生，地震、洪水、飓风、山体滑坡等一系列极端事件对美国社会造成了严重的社会经济影响，还对社区和国家医疗保健系统带来了损害。

二、公共卫生安全治理体系

（一）国家战略

美国《国家安全战略》是美国行政部门定期编制的文件，列出了国家关注的各项安全问题及政府应对这些问题的计划。自 21 世纪初，美国《国家安全战略》开始重视卫生安全问题。2002 年布什政府发布的《国家安全战略》（*National Security Strategy*）强调提高美国本土和盟友的医疗卫生水平，提升防范应对传染病和生物威胁的能力，为贫困国家提供卫生援助以加强美国公共卫生外部环境安全，向部分公共卫生安全基金会提供资金支持已保障卫生安全项目落实。奥巴马执政时期的《国家安全战略》承诺通过全球卫生安全议程发展美国与盟友的埃博拉病毒预防、监测与快速应对能力，继续投资支持总统艾滋病救援计划。在最新的美国国家安全战略（Biden-Harris Administration’s National Security Strategy 2022）中，美国政府将预防下一次大流行，持续加强生物安全能力建设作为工作重点之一。

美国自 2001 年炭疽邮件生物恐怖袭击事件后开始大力加强包括反生物恐怖在内的监测和应对系统建设，陆续制定《21 世纪生物防御行政命令》（*Biodefense for the 21st Century*）、《国家生物威胁应对战略》（*National Strategy for Countering Biological Threats*）、《国家生物

监测战略》（*National Biomonitoring Plan*）等国家战略，为生物安全相关的策略制定、技术研发、应对方式提供了抓手。2018 年美国政府发布了《国家生物防御战略：推进战略有效施行的新举措》（*National Biodefence Strategy: Additional Efforts Would Enhance Likelihood of Effective Implementation*），该战略是针对生物战争、生物恐怖、自然暴发疾病及致病制剂意外泄漏等对国家安全威胁的一体化应对战略，通过实行集权化措施，重塑政策协调机制。该战略有五个总体目标：一是通过风险评估为生物防御体系提供决策信息。通过分析和研究，确定蓄意、意外和自然生物风险的特征，在战略层面开展风险评估，在业务层面通过监测和检测活动，发现和识别生物威胁并预测生物事件；二是确保相关企业预防生物事件的能力，通过预防自然疾病的暴发与扩散，将生物实验室发生意外生物事件的概率最小化。美国将通过强化生物安全，防止敌对的行为体出于恶意目的来获得或使用生物物质、设备或技术，采取“全政府”路径应对大规模杀伤性武器恐怖主义；三是确保生物防御企业做好准备，以减少生物事件的影响；四是通过信息共享、协调性等迅速反应，以限制生物事件的影响；五是促进生物事件后社区、经济和环境的恢复，承诺采取行动，恢复关键基础设施服务和能力。

（二）法律法规

美国法律分为联邦法和州法，联邦政府与州政府均有立法权。迄今为止，美国制定了一系列公共卫生安全法律法规，明确规定各部门常规状态下传染病防控的工作职责、行动计划和措施，此处简要介绍已经生效的联邦法律。

1944 年颁布的美国《公共卫生服务法》（*Public Health Service Act*，PHSA）是美国应对突发公共卫生安全事件的母法，详细规定了严重传染病的界定、控制条例，同时明确了检疫官员的职责，构建了系统的公共卫生安全应对框架。1994 年通过的《美国检疫法》（*Federal Quarantine and Inspection Law*）是预防和治疗传染病的重要法律依据。《社会保障法》及《夏威夷原住民医疗保健改善法》等规定了联邦政府和医疗服务机构在防灾、抗灾及灾后的工作权力，以及有资格获得实体捐款的人群范围。2002 年美国通过《全球疾病监测法》（*The Global Pathogen Surveillance Act*），用以改善美国公共卫生安全外部环境。近年来，美国加快了公共卫生安全法制建设工作的步伐，分别针对不同时代特点与面临的特殊问题在 2005 年、2006 年、2013 年、2019 年对 1944 年颁布的《公共卫生服务法》进行修订，其中 2019 年修正案名为《大流行和所有危险防范与推进创新法案》（*The Pandemic and All-Hazards Preparedness and Advancing Innovation Act*，PAHPAIA），修正案内容包括增加公共卫生安全相关负责人权力、授权新的公共卫生和医疗准备方案、重新授权公共卫生应急准备合作协议计划和其他公共卫生计划资金的权限等。

美国也针对不同类型传染病设置了相应的法律法规，如针对病毒性肝炎问题，2009 年颁布的《平价医疗法》（*Affordable Care Act*，ACA）通过提高医疗补助价格、提供免费的预防保健服务、培养初级保健队伍等方式加强对慢性病毒性肝炎患者的诊断护理，强化社区卫生服务，预防病毒性肝炎感染。随后在该法案指导下，美国卫生部制订了《美国国家病毒性肝炎行动计划》，以消除肝炎为最终治理目标。此外，美国在食品安全方面的立法可以追溯到 1906 年的《肉类检查法》，到 2016 年，美国出台了多项法律法规加强食品安全建设，防控食源性疾病，其中最为重要的法律包括《联邦食品、药品和化妆品法》与《食品安全现代化法》等。

（三）机构职能

美国公共卫生安全治理工作由国家安全委员会进行总体指挥，卫生与公共服务部与国土安全部进行协调，疾病控制与预防中心、食品药品监督管理局等部门执行落实，非营利组织和企业界进行有力支撑（见图 5.6）。此外，美国国务院与美国国际开发署（USAID）与美国维护自身及全球公共卫生安全直接相关。

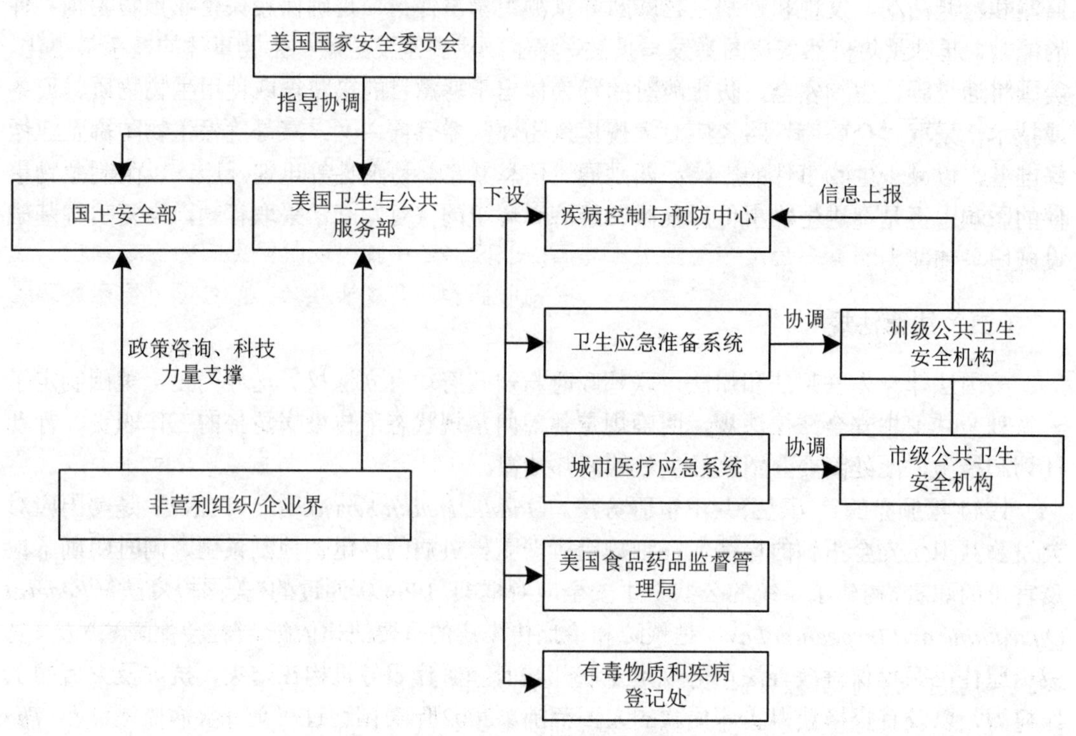

图 5.6　美国公共卫生安全治理体系

美国国家安全委员会（National Security Council，NSC）是总统与高级国家安全顾问、内阁官员一起制定国家安全和外交政策决策的机构，也是负责国家安全的最高决策机构，主导制定国家安全和外交政策事项。

美国卫生与公共服务部（U.S. Department of Health and Human Services，HHS）是最重要的公共卫生行政部门，参与国家卫生体系法治建设、编制年度卫生预算、组织卫生领域的研究与应用。其职能可概括为：领导与管理、筹资与人力、预防与准备、监测与报告、应急与响应。在其下设的 15 个秘书办公室中，主管准备和应对事务助理秘书办公室（Office of the Assistant Secretary for Preparedness and Response，ASPR）与全球事务办公室（Office of Global Affairs，OGA）和公共卫生服务相关。ASPR 设事件指挥与控制办公室（Office of Incident Command and Control，ICC）、业务和资源办公室（Office of Operations and Resources，OOR）与生物医学高级研究和发展管理局（Biomedical Advanced Research and Development Authority，BARDA），其中 ICC 负责整合卫生情报、进行信息分析以指导 ASPR

和 HHS 在公共卫生和医疗准备应对方面的战略方向，OOR 负责管理应对健康安全威胁的国家计划，BARDA 则为开发必要的疫苗、药物、疗法和诊断工具提供了一系列综合系统的方法与资源。

HHS 下设 11 个业务部门，与公共卫生安全常态化治理相关的部门包括疾病预防控制中心（Centers for Disease Control and Prevention，CDC）、食品药品监督管理局（U.S. Food and Drug Administration，FDA）、毒性物质和疾病登记局（Agency for Toxic Substances and Disease Registry，ATSDR）。其中 FDA 专注于食品药品安全管理，ATSDR 保护社区免受与接触天然和人造有害物质相关的有害健康影响。疾病控制与预防中心成立于 1946 年，是 HHS 11 个主要业务部门之一，是负责开展疾病监测、检测和应急行动的核心部门与负责维护海内外公共卫生安全的执行机构。CDC 致力于改善公共卫生安全，加强对流行病学的监测、公共卫生政策改革，完善预防体系，防控疫情，提高决策的科学性与精准性。CDC 与各级政府部门通力协作，共同进行监测调查，制定防控策略。

国土安全部（United States Department of Homeland Security，DHS）是美国卫生安全事务的重要力量，通过管理国家突发事件，监测高危生物威胁，开展备灾、预防等工作。DHS 大规模杀伤性武器应对办公室（Countering Weapons of Mass Destruction Office）致力于通过对战略伙伴的及时支持，防止大规模杀伤性武器对美国进行攻击，也能协助全美包括大流行病和传染病威胁在内的公共卫生安全事件。DHS 下设的联邦紧急事件管理局（Federal Emergency Management Agency）负责突发事件系统运作，开展备灾工作。

州级层面，卫生管理委员会与美国卫生与公共服务部协作，通过制订公众服务计划和出台政策满足社区和个人的卫生安全需求。地方层面，公共卫生职能机构、卫生委员会和专业医疗部门分别承担相应职责，开展疾病防治、卫生系统监测、临床医疗等实际工作。

非营利组织为美国公共卫生安全提供了强大的支撑。学术方面，哈佛大学、约翰·霍普金斯大学、华盛顿大学等高等学校及其建设的全球健康数据库为美国政府的公共卫生安全决策提供了科学支持。美国战略与国际研究中心（Center for Strategic and International Studies，CSIS）与兰德公司（Rand Corporation）等民间智库也对美国公共卫生安全问题抱有极高的兴趣，其专家顾问人员构成与联邦政府渊源颇深，能通过报告撰写、政策咨询等方式直接或间接影响当局公共卫生安全治理决策，在 H5N1、MERS、Ebola、Covid-19 等公共卫生安全事件的应急决策中扮演了重要角色。以比尔和梅琳达·盖茨基金会（Bill and Melinda Gates Foundation）为代表的慈善机构为美国传染病防治提供了经济、技术等方面的帮助。此外，财力雄厚，具备强大创新能力的美国医药企业与政府保持着紧密合作关系，是美国维护卫生安全力量的重要补充。此外，跨国医药公司（如辉瑞、强生等）对公共卫生安全起到了极强的科技支撑作用。

三、公共卫生应急治理机制

（一）国家战略

2021 年 1 月拜登政府针对新冠肺炎大流行发布了《新冠肺炎应对和大流行准备国家战略》，主要内容包括：恢复美国人民的抗疫信心；开展安全有效而全面的预防接种活动；通过促进个人防护措施、扩大监测、利用数据、加强治疗、提升人力资源和明确公共卫生标准来缓解传播；扩大应急救援，行使《国防生产法》；在保证安全的前提下重新开放学校、企业和旅行，同时保护工人；保护高风险人群，促进公平；为未来的威胁做好准备。2021年3月，拜登政府发布《临时国家安全指导战略》，表达了与国际社会共同抗击冠状病毒和其他具有大流行潜力传染病的决心，指出应推动改革，改进机构和联合国在应对流行病方面的作用。2022年美国国家安全战略中将预防下一次大流行，持续加强生物安全能力建设作为工作重点之一。

（二）法律法规

早在1935年，美国政府便在《社会保障法》（*Social Security Act*）中赋予了HHS在必要时临时修改医保条款的权力，以加强政府对于突发卫生事件中的反应性。1938年颁布的《联邦食品、药品和化妆品法》（*Federal Food, Drug and Cosmetic Act*，FD&C）授予了FDA在正当情况下紧急授权相关药物投入生产使用的权力。1974年颁布实施的《罗伯特·斯塔福德救灾和紧急援助法案》（*The Pobert T. Stafford Disaster Relief and Emergency Assistance Act*）明确指出，如果突发事件超出州、部落和辖区政府的综合响应能力，总统可以宣布重大灾难或紧急情况。美国1976年颁布实施的《全国紧急状态法》对突发事件进行分类，将生化武器、细菌武器列为管理对象。2000年由克林顿政府出台的《公共卫生威胁和突发事件法》（*Public Health Threats and Emergencies Act*）是美国历史上第一部系统阐述公共卫生安全事件应对策略的联邦法律，通过拨款以提高全国各级公共卫生机构突发公共卫生事件的响应能力。2002年，布什签署《美国防备生物恐怖及突发性公共卫生事件法案》（*National Security Strategy*），授权在更广泛的层面资助公共卫生安全事业，增强公共卫生人员应对生物恐怖威胁的能力。同年美国出台《国土安全法》，将突发事件管理与其他国家安全保障措施进行结合，形成了从国家到州及地方的分层应急机制。2006年，美国政府颁布了《大流行和所有危害防备法》，旨在提高国家卫生体系应对大流行病的能力，赋予HHS更多卫生安全相关职权。通过该法，HHS增设了公共卫生应急的核心机构，并制订四年一次的《国家卫生安全战略》计划。

州级层面，一般由州长根据具体情况宣布紧急状态，紧急状态下州政府可以向受灾地提供援助，或者向联邦政府请求援助。根据各州法律，各城市或县也有权宣布紧急状态，但必须向议会报备公开。各州可根据美国《州卫生权力示范法》（*The Model State Emergency Health Powers Act*）制定针对性的流行病疫情防控强制规定。美国还制定了《州级应急管理互助协议》（*Emergency Management Assistance Compact*，EMAC）以加强各州在突发事件中的跨区域协同工作。

（三）应急机制

《国家反应框架》（*National Response Framework*）是美国公共卫生应急管理的圭臬，建立了以总统和国家安全委员会为核心的应急指挥中心，组织起由HHS牵头，以联邦应急管理局、环境保护局、国防部、联邦调查局、能源部等部门为成员单位的应急联动网，形成了集信息收集、情报分析、风险预警、现场应对、沟通协调、组织保障等于一体的运作系统。

在公共卫生安全突发事件的纵向管理上，疾病预防控制系统（CDC）、卫生资源与服务管理系统（Health Resources and Services Administration，HRSA）、城市医疗应对系统（Metropolitan Medical Response System，MMRS）分别负责国家、州、地方三个层面的应急活动：CDC 是纵向系统的协调中心，负责信息监测、疫情防控、资源配置等工作，指挥各级政府机构、医疗机构、企业有序工作；HRSA 是 HHS 11 个主要业务部门之一，负责州级层面的部门协调，提供专业人员培训、医疗设施供应和社会服务。HRSA 以州为单位实现联动，统筹区域资源应对突发公共卫生事件；MMRS 由 HHS 直接管理，是地方层面应对突发公共卫生事件的运作系统，协调地方现场工作人员、执法部门、灾害处理部门、公共卫生机构的应对工作，也负责储备、发放药品，早期预警，建立沟通机制，转移伤员等工作。此外，美国组建起由多学科专业人员共同构成的公共卫生服务军团（Commissioned Corps of the U.S. Public Health Service，USPHS）是以保护、提升和促进美国人民的健康和国家卫生安全为使命，是美国公共卫生应急队，发挥应急医疗和卫生保障职能。2008 年 USPHS 与国防部建立了健康伙伴关系。

（四）相关系统

1. 公共卫生信息系统

美国强调突发公共卫生事件信息管理的重要性，注重在国内与国际两个维度收集公共卫生安全信息：国内方面，CDC 应急行动处下设的应急管理中心在纵向上通过网络疾病监测报告系统、大都市症状监测系统等平台收集来自社会各界的卫生安全威胁信息。隶属于联邦紧急状况管理局（Federal Emergency Management Agency，FEMA）的联合信息中心（Joint Information Center，JIC）在横向上整合公共卫生安全信息，定期制作报告向社会公众发布，促使公众关注健康。在突发事件发生时，JIC 可作为危机沟通平台，汇集众多流行病学专家及医务工作者共同研讨应对策略。由 JIC 管辖的联合信息系统（Joint Information System，JIS）是一个横向信息共享系统，能够将联邦政府不同部门及部门内部不同单位间的突发公共卫生安全信息进行整合管理并适当公开，确保了部门间信息的畅通，也为公众提供了掌握突发事件发展状况的渠道。

国际方面，美国的公共卫生安全信息渠道包括由美国国防部维护的“全球新发感染监测和应对系统”（Global Emerging Infections Surveillance and Response，GEIS），负责在全世界范围内收集公共卫生安全威胁情报信息。CDC 在全球范围内也有 100 多个关于传染病危险因素和风险暴露的监测系统。

2. 全国公共卫生实验室快速诊断系统

快速诊断系统以实验室响应网络（Laboratory Response Network，LRN）为核心，由美国各级各类公共卫生实验室组成，负责对各类疾病进行快速有效的诊断。LRN 于 1999 年由 CDC 建立，目的是整合生物、化学以及其他公共卫生实验室网络资源以第一时间科学应对各类公共卫生突发事件。运行 20 年来，LRN 已拥有约 120 个生物实验室成员、53 个化学试验室成员。

3. 现场流行病学监测系统

现场流行病学监测系统负责收集流行病学资料，研究疫情发展规律并制定针对性举措。

美国在国家和地方各级推行国家法定传染病监测系统（National Notifiable Diseases Surveillance System，NNDSS），该系统依托国家症状监测计划（National Syndromic Surveillance Program，NSSP）的生物传感平台收集信息，通过云共享的信息分析工具实时共享和分析数据，能够跨越地缘政治便捷实现流行病学监测数据的互联互通。

4. 紧急医疗服务系统

美国紧急医疗服务系统（Emergency Medical Services，EMS）负责公共卫生突发事件中的紧急救援工作。EMS 覆盖全美所有大城市，是一个集公立与私立医院、通信和交通网络、康复设施等于一体的协调响应和紧急医疗护理系统。

5. 全国应急物品救援快速反应系统

美国应急物品救援快速反应系统负责维持充足的医疗产品供应并授权紧急药物使用的决定权。药品储备方面以疾控中心管理的全国药品储备为核心，全美至少有 12 个存放抗生素、神经毒气解毒剂等战略物资的专用药品存放地，当局要求各地在公共卫生安全事件发生后能在半天内获得相应的所需物资。审批方面，美国食品药品管理局也可在必要时灵活审批新药上市与使用。

四、美国公共卫生安全体系特点

美国不同时期的国家战略在一定程度上代表了不同阶段当局者的核心价值取向，从其数量庞大的公共卫生安全战略可以一窥美国对于公共卫生安全问题一致的重视态度。这种来自最高层的战略共识也保障了美国各级政府对公共卫生安全问题的重视，这些战略规定了每一阶段在公共卫生安全领域的重点发展方向与任务，起到了重要的指引作用。与其他公共卫生安全体系建设较为完备的国家一样，美国公共卫生相关法律体系全面，各级政府、公共卫生部门分工明确，在应对突发公共卫生事件时有较为完备的合作机制。相比于主张采用体制机制改革以加强公共卫生风险防范的国家相比，美国最突出的特点是不忘传统机构改革的同时重视科技力量对公共卫生安全的常态与应急治理中的价值支撑，近年来不断加强公共卫生安全资金投入并主张科技力量先行，不断推动公共卫生安全体系向智能化、精细化、远程化迈进。此外，美国非政府部门、民间机构与政府相关部门建立了密切的协作关系，在资金、技术、教育等方面支撑了美国公共卫生安全事业的发展，有力提升了美国公共卫生安全治理水平。然而，数据显示新冠肺炎疫情在美国造成了 106 万人死亡，这与大流行初期美国将疫情政治化、联邦与地方统筹协调不佳、公共卫生相关人力与物资储备不足有着较大的关系。

第七节　各国公共卫生安全体系对中国的借鉴

上文对有关国家或地区公共卫生安全体系进行了描述与特点归纳，虽然不同的体系建立于不同国家各具特色的历史与国情之上，但从各自取得的成效与面临的挑战中可一窥高效、科学的公共卫生安全体系应当具备的特质和条件，包括强有力的统筹和动员能力、完善科学的法律法规、完备的预案策略、强干的执行部门、各机构间有序的协调机制、强大的民间力量及科技支撑等，这些都是中国未来公共卫生安全改革的努力方向。

一、健全公共卫生安全法律制度，完善公共卫生安全预案体系

建立细致完备、与时俱进的公共卫生安全法律体系是公共卫生安全治理的重点，良法善政是科学有序的公共卫生安全决策的先决条件。改革开放以来，中国公共卫生安全法制建设取得了显著成就，全国人大常委会陆续颁布了《药品管理法》《传染病防治法》《国境卫生检疫法》《食品卫生法》《中华人民共和国突发公共卫生事件应对法》等法律，组建起越发完备的具有中国特色的公共卫生安全法律体系。然而，有学者认为中国的公共卫生安全法律体系尚存在“缺少有效衔接、时而互相冲突”的弊病。在日本、韩国、美国等地，《传染病预防与传染病患者医疗法》《灾害与安全管理框架法》《公共卫生服务法》“母法”的制定起到了定调与统御众法的作用。中国于 2020 年通过了《基本医疗卫生与健康促进法》，该法对中国公共卫生安全法律制度的健全意义重大。同时，中国公共卫生安全相关法律的制定存在较为明显的“事件推动”现象，即某一方面的法律往往在事件发生后才得以制定或修订，如在“非典”疫情暴发后，国务院颁布《突发公共卫生事件应急条例》以应对灾害。由于公共卫生安全问题具有时效性、突发性、复杂性，相关法律的制定应未雨绸缪，在事件发生前便有所考虑，为具体事件的应对赢得时间；由于公共卫生安全事件的发生具有一定的不可预知性，在必要时可采取“快速立法”程序针对突发公共卫生事件制定临时法律，以避免延误应急处置工作的状况发生。

预案是针对不同突发事件的类别和影响程度而事先制订的处置方案，规定了各行各业在面对灾害时应依据怎样的流程以在最大限度降低损失，提高效率。中国政府十分强调预案在突发公共卫生事件中的作用。目前，中国编制的应急预案总数已超过 240 万件，但有学者认为已有的应急预案内容过于宏观与抽象，其中原则性规定多、具体实施方案少，未能落到实处，欠缺操作性，这一状况在最需要详尽预案指导的基层尤为明显。本书涉及部分国家制定的公共卫生安全相关预案，具有自上而下、涉及多主体、注重效果评价等特点。例如，日本制订了从中央到地方，针对不同部门设立的工作预案，在遭遇突发公共卫生事件后，各部门均可按照各自的预案进行应对工作；英国 NHS 建立了涵盖公共卫生事件准备、预警、激活、行动、升级/降级、退出、评价在内的一套全流程预案体系，令各部门在突发事件中的角色功能得以充分发挥；韩国注重根据预案定期进行演练并公布成效结果等。

二、设置公共卫生安全核心部门，健全跨部门协调机制

公共卫生安全事件事前、事中、事后阶段集多功能与权限为一体的主导部门能够保证协调工作井然有序，避免各自为政现象出现。通过对各国公共卫生安全治理体系的梳理总结可以发现，许多国家设置了公共卫生安全方面的强势部门，如俄罗斯的联邦消费者权益保护和卫生监督管理局、英国的卫生安全局、美国的疾病控制与预防中心，它们在历经数次功能改革与整合后成为公共卫生安全治理中的核心部门，不仅具备常规的疾病监测职能，

更被赋予了重要的指挥协调能力，增强了治理效率。而缺乏强势部门的日本、欧盟时常陷入统御效果不佳，各部门、各地方自行其是的状况，在面对突发事件时难以形成合力。长期以来，我国疾病预防控制机构存在发展瓶颈问题，一方面应当在监测预警、流行病学调查、实验室检测、应急响应处置、信息化与大数据、科学研究等方面提升能力，另一方面应在补偿激励、医防协同、考核评估、人才发展等方面推进疾控机构体制机制创新。此外，设置拥有较大行政权力的公共卫生安全核心部门对于加强疾控工作推进效率至关重要。未来应继续推动中国疾病预防控制机构改革，不断加强国家疾控局的治理能力，同时提升地方疾控中心卫生监督职能，组建省、市级疾控局，重组市、县级疾控中心（整合卫生监督职能），疾控局和疾控中心应形成明确的业务领导关系。

此外，由于突发公共卫生事件带来的影响并不局限于卫生领域，各部门间的有序协调尤为重要。在新冠肺炎疫情大流行初期，国家卫健委牵头建立了应对新型冠状病毒肺炎疫情联防联控工作机制（国务院联防联控机制），成员单位共 32 个部门，该机制在中国抗击新冠肺炎疫情事业中扮演了至关重要的角色。但目前中国公共卫生安全部门协同机制尚未成熟，缺乏建立在法治基础上能够自行启动的机制，且部门间信息共享机制存在缺陷，部门协同问题在同一层级不同部门之间体现得尤为明显。为提升部门间的协同能力，一方面应当明确各部门职责与权力，避免权责相重导致的政出多门现象；另一方面建立专门的协调机制，对各部门利益和职责履行统一进行精细化管理。此外，应当重视部门间信息共享机制，建立网络状、可双向互动的公共卫生安全信息系统，并整合信息情报资源，加强工作效率。

三、重视公共卫生安全民间力量，强化公共卫生安全科技支撑

为克服政府部门或公共卫生安全专业组织自身资源和能力的局限性，充分吸收和整合社会资源，解决公共卫生安全问题，政府应注重民间力量的作用。民间力量是一个较为广义的概念，高公共卫生安全素养的公民是其中的代表，应当充分加强公民安全意识，如日本十分注重针对公民进行卫生安全应急演练，一旦发生灾害，公民可及时有效地进行自救和他救。中国 20 世纪开展的各项“爱国卫生运动”已成为发展中国家改善公共卫生环境的优秀样板，在新的形势下，应持续注重培养公民的公共卫生安全素养，利用灵活多变的手法针对不同人群开展公共卫生安全教育活动，发动群众力量防范与应对公共卫生安全事件；同时也应充分发挥非政府机构在公共卫生安全治理中的资金、技术与人才优势，将民间力量从公共卫生安全应对中的“参与者”转化为“推动者”。

科技是一国强盛之基，公共卫生安全的精细治理同样离不开科技力量的扶持，应当不断强化科研支撑体系建设，健全公共卫生安全决策咨询体系。未来应进一步抓紧公共卫生安全科技攻关，加强国际科技交流合作，不断提高中国监测预警、流行病学调查、实验室检测、信息化和大数据应用等方面的能力。

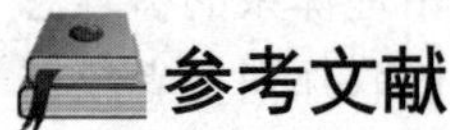

参考文献

[1] OECD. OECD Reviews of Public Health: Japan A Healthier Tomorrow: A Healthier

Tomorrow[M/OL]. France: OECD Publishing, 2019.

[2] 杨洁．美国、欧盟、日本突发公共卫生事件法律机制研究[J]．哈尔滨职业技术学院学报，2020（3）：74-78.

[3] 边红彪．日本食品法律法规体系框架研究[J]．食品安全质量检测学报，2011，2（3）：170-173.

[4] 吴群红．日本“3・11”回望与启示：连锁型危机的应对与管理[M]．北京：人民卫生出版社，2014.

[5] 余蕾，罗梓超．韩国公共卫生应急管理与国家安全整体管理能动分析[J]．天津科技，2020，47（5）：1-3.

[6] 田香兰．日韩两国公共卫生应急体系及防疫策略比较[J]．当代韩国，2020（4）：62-73.

[7] 于冰．韩国的公共卫生法律制度与应急管理体制[J]．中国人大，2020（21）：54-55.

[8] 钟媛，裴兆斌，李恒顺．俄罗斯生物安全立法对中国生物安全立法的重要启示[J]．沈阳农业大学学报（社会科学版），2020，22（6）：680-685.

[9] 费海汀，邹文卉．俄罗斯新冠疫情防控机制分析[J]．俄罗斯东欧中亚研究，2021（5）：51-75.

[10] EU. Treaty on European Unionn, signed at Maastricht [J]. Official journa of the European Communities, 1992(35): 4-63.

[11] 杨娜．欧洲模式的韧性：新冠疫情与欧盟卫生治理[J]．外交评论（外交学院学报），2020，37（6）：74-98.

[12] 赵敏捷，毛阿燕，袁莎莎，等．疾病预防控制体系建设国际研究进展[J]．中华预防医学杂志，2021，55（10）：1263-1269.

[13] 蔡昉，王灵桂．健全国家公共卫生应急管理体系研究[M]．北京：中国社会科学出版社，2021.

[14] SCOTT G, ANNIEK D R. EU health law and policy in and after the COVID-19 crisis[J]. European journal of public health, 2020(4): 4.

[15] 迪翁・克林格斯．欧洲初级保健：各国案例研究[M]．宋涛，祝淑珍，译．武汉：华中科技大学出版社，2018：310-311.

[16] 吴晓燕，陈方．英国国家生物安全体系建设分析与思考[J]．世界科技研究与发展，2020，42（3）：265-275.

[17] 万鹏飞．美国、加拿大和英国突发事件应急管理法选编[M]．北京：北京大学出版社，2006：217-238.

[18] 赵越，孟彦辰．突发公共卫生事件下的紧急立法研究：以英国《新冠病毒法》为对象[J]．卫生软科学，2021，35（8）：34-37.

[19] SCALLAN E, HOEKSTRA RM, ANGULO FJ, et al. Foodborne Illness Acquired in the United States—Major Pathogens[J]. Emerging infectious diseases, 2011, 17(1): 7-15.

[20] 王云屏，樊晓丹，何其为．美国卫生安全治理体系及其对新冠肺炎疫情的应对[J]．美国研究，2021，35（1）：9-41.

[21] 张业亮．美国应对突发公共卫生事件的机制及其启示[J]．美国研究，2020，34（2）：

9-43.

[22] 欧阳静，陈小东．美国突发公共卫生事件应急管理体系的启示[J]．预防医学情报杂志，2020，36（7）：859-862.

[23] 王海燕，龚梓豪．我国公共卫生安全的法治保障[J]．知与行，2020（6）：39-45.

[24] 钟开斌. 中国应急预案体系建设的四个基本问题[J]. 政治学研究，2012（6）：87-98.

[25] 庞宇. 我国应急预案管理的问题及对策[J]. 科技管理研究，2013，33（11）：201-203.

[26] 刘姗姗，吴凡，梁鸿，等．超大城市公共卫生体系社会治理之部门协同机制探索研究[J]．中国初级卫生保健，2022，36（5）：11-13+34.

思考题

1．各国的公共卫生安全常态治理体系对于中国有哪些方面可以借鉴？

2．各国的公共卫生安全应急治理体系对于中国有哪些方面可以借鉴？

3．中国在未来公共卫生安全改革的方向有哪些？

第六章

中国公共卫生安全体系

第一节　中国公共卫生安全政策和核心内容

一、中国公共卫生安全政策

（一）政策发展沿革

新中国成立后的现代化进程与公共卫生安全建设密不可分。中国公共卫生安全政策的发展与进步是中国特色社会主义现代化发展中不可或缺的重要组成部分，对最基本的公民生命安全的保障有着突出的社会意义。

1. 新中国成立至20世纪70年代末

新中国成立初期，国内面临着疟疾、血吸虫等传染性疾病，以及日本侵略战争遗留在华的化学武器的危害和朝鲜战争中美军的“细菌战”等生物恐怖的双重威胁。这一时间段，中国的公共卫生服务体系初具规模，建成了覆盖城市、农村的三级预防保健网络，同时深入开展爱国卫生运动，全社会动员、全民参与、创造一个促进和维护健康的环境。爱国卫生运动始终以解决人民群众生产生活中的突出卫生问题为主要内容，围绕不同时期工作重点，先后开展了“除四害”、“两管五改”、农村改水改厕、卫生城镇创建、九亿农民健康教育行动、城乡环境卫生整洁行动等一系列活动，受到群众拥护和好评。在应对传染性疾病，构建公共卫生安全网络方面，充分发挥各级官员、人民群众的主观能动性，组织集体的卫生保健活动，进行卫生科学知识的安全教育，将卫生工作与群众运动结合起来，发动群众作为抗击传染性疾病的主力，从而极大提高群众积极建设社会主义的主观能动性，为肠道传染病、寄生虫和人畜共患病预防做出了不可磨灭的贡献。这种由上至下，改造国内卫生保健气象，参与公共卫生安全政策指定的模式被称为“动员群众模式”（mobilization model）。2017年7月世界卫生组织向中国政府颁发“社会健康治理杰出典范奖”，以纪念中国爱国卫生运动开展65周年，表彰爱国卫生运动取得的辉煌成就。世界卫生组织高度赞赏中国的远见卓识，早在“健康融入所有政策”成为全球公共卫生界的口号前，中国就已经通过爱国卫生运动践行着这一原则，为提高中国人民的健康水平做出了巨大贡献，并在许多领域激励着其他国家，为政府各部门、各机构以及社区携手合作，共同解决最紧迫的公共卫生问题提供了可借鉴的模式。2022 年正值爱国卫生运动 70 周年纪念之际，也是我国进入“爱国卫生运动”第三阶段的第 8 年（第一阶段为爱国卫生运动发展阶段（1952—1976 年）、第二阶段为爱国卫生运动恢复阶段（1976—2015 年））。习近平总书记指出，爱国卫生运动是我们党把群众路线运用于卫生防病工作的成功实践。面对世界多极化的局势，我们的爱国卫生运动需要结合“将健康融入所有政策”，携手广大发达国家与发展中国家共同合作，取得新时代的长足进步。

2. 20 世纪 80 年代后期至 21 世纪初期

这一阶段由于经济体制改革、国际国内环境变化等一系列原因，中国整体的公共卫生安全体系遭遇重大打击。为进一步巩固公共卫生安全体系，筑牢安全网底，2001 年原卫生部颁布了《关于疾病预防控制体制改革的指导意见》，提出建立国家级疾病预防控制机构，并将省市县防疫站更名为疾病预防控制中心。2002 年 1 月 23 日，中国疾病预防控制中心成立，新成立的中国疾病预防控制中心面临着 2003 年“非典”疫情的严峻考验，受“非典”疫情的影响，中国政府进一步加大了建设公共卫生安全体系的力度，公共卫生安全政策体系也逐渐完善。2005 年 1 月 5 日，中华人民共和国卫生部发布《关于疾病预防控制体系建设的若干规定》，提出“加强国家、省、设区的市、县级疾病预防控制机构和基层预防保健组织建设”“提高疾病预防控制和突发公共卫生事件应急处置能力”。规定中明确了疾病预防控制机构设置与职责，机构的人员管理，保障措施，基层疾病预防控制网络等。2008 年 12 月，原卫生部发布了《各级疾病预防控制中心基本职责》，明确了疾控中心应承担的 7 项公共职能和 266 项服务项目，确立了体系的定位和职责。但由于疾病控制预防中心对于其理解不足，执行不到位，激励机制不合理，人才队伍流失严重等，这一时期公共卫生体系建设存在明显的短板。

3. 新冠肺炎疫情大流行时期

新冠肺炎疫情的全球大流行，再次将公共卫生安全保障推到国家发展前沿。公共卫生安全是生物安全的一部分，已经纳入国家安全体系中。2020 年 2 月 14 日，习近平总书记在主持召开中央全面深化改革委员会第十二次会议时提出，“把生物安全纳入国家安全体系，系统规划国家生物安全风险防控和治理体系建设，全面提高国家生物安全治理能力”，2020 年 5 月 9 日，国家发展改革委、国家卫健委以及国家中医药局联合发布了《关于印发公共卫生防控救治能力建设方案的通知》，把疾病预防控制体系现代化建设、补齐重大疫情防控救治的短板作为维护国家公共卫生安全的紧迫任务。新冠肺炎疫情暴发后，从国家到省级各层面开始修订《突发公共卫生事件应急条例》，从应急准备、监测预警、应急处置、应急保障等多维度构建高效统一的公共卫生应急管理体系，预防、控制和应对突发公共卫生事件，保障人民群众生命安全和健康。为进一步提升基层公共卫生的能力，健全新冠肺炎疫情社区防控体系，建立常态化管理和应急管理动态衔接机制，民政部、国家卫生健康委、国家中医药管理局以及国家疾控局联合发布《关于加强村（居）民委员会公共卫生委员会建设的指导意见》，提出建立村（居）民委员会公共卫生委员会。完善公共卫生体系，维护公共卫生安全已成为“十四五”时期中国医疗卫生服务体系重点建设内容，国家卫生健康委员会《“十四五”卫生健康标准化》指出研究建立应急标准体系，以标准化提高应对突发公共卫生事件的能力和水平，制定传染病疫情、灾害事故的预防、应急准备、监测、响应、处置及应急演练等技术标准。

（二）中国公共卫生安全政策特点

1. 特定的部门性和广泛的社会性

在中国，公共卫生安全政策的承担者多为各级卫生部门与卫生部门内的工作者。绝大多数的公共卫生安全政策都是由政府以及其他政治性组织牵头，委托各级卫生部门承办。卫生部门贯彻落实政策精神并且组织开展具体行动，具有一定的部门性。与此同时，由于医学模式的转变，20 世纪局限于卫生部门和单位的一系列工作发生了变化，整体的观念受“大卫生观”影响而改变。现阶段无论何种政策，所面向的群体大多由不同大小的“社会”所组成。所以说，现阶段的公共卫生安全政策具有广泛的社会性这一特征。贯彻中央思想，依靠政府力量，利用常规与新型卫生手段，保证社会公共卫生问题的顺利解决。

2. 相应的强制性和相对的教育性

公共卫生安全政策要求政策的客体必须执行并服从决策主体的安排，这就是其相应的强制性的体现。特别是一系列已经经过法律规范化的卫生政策，因其具有条例化、程式化的条文，所以具有更强有力的强制性。需要注意的是，除了强制性以外，所有现行的公共卫生安全政策都需要群众的信任、理解与支持才能取得一系列成果。这需要主体以卫生宣教等形式实施，更加突出了健康教育的重要性。

3. 较强的时效性和持续的稳定性

现行的所有公共卫生安全政策，都不能抛开其时间与空间属性来考量。根据不同的地域、年代综合设定的卫生政策，要与现实条件相符。一旦与客观形势脱轨，就会被社会的发展所淘汰，成为过时的公共卫生安全政策。政策制定的主体保持一个更加广阔、多维的视角，根据新常态、国内外局势的变化，将公共卫生安全政策内容更新迭代，以求适应新局势的需要。与此同时，绝大多数的政策任务不能只局限于一个较短的时间范围内，需要以一个长期动态发展的态势进行观察。如果一项政策内容规定的任务没有完成，就应保持政策的连贯性，稳定发挥其作用。

4. 长期的动态性

公共卫生安全政策的发展方向受到诸多因素影响，例如，国内外形势、经济发展、社会实践等，处于一个不断运动，螺旋式上升的变化之中。长期的动态性要求政策制定者根据总体社会环境的改变、人们卫生观念的改变来逐步修缮，以求协调同步发展的效果。

（三）中国公共卫生安全政策现状

1. 基本形成了较为完善的组织架构

改革开放与新时代以来，中国的公共卫生安全体系已经初步建立，并且达成了城乡地区全面覆盖。专业的公共卫生安全服务网络与专业的医疗服务体系这两部分构成了中国的公共卫生安全体系。其中，公共卫生安全服务网络主要承担推进中国重大公共卫生项目的责任，常与政府部门联合牵头。医院则依法承担各类重大疾病与突发公共卫生事件的诊治、报告以及一系列国家规定的职责。

2. 公共卫生立法已初具规模

20 世纪末中国颁布并实施了《传染病防治法》，这一举措标志着中国的公共卫生法制建设进入了一个崭新的阶段。自此后，中国陆续颁布了多项公共卫生及其相关法律法规，将公共卫生带入更加专科化、细分化的时代。国务院下达颁发的法规条例有 30 余条，卫生部作为核心机构发布了 400 余个规章制度和 2000 余条卫生检测标准。所涉及的内容相当广泛，几乎包含灾情应急、日常防控的各个方面。中国公共卫生立法初具规模，为中国公共卫生法制建设奠定了坚实的基础。

3. 公共卫生管理水平不断提高

社会经济状况的稳步提升是公共卫生安全体系完善与构建的基础。中国进入新发展阶段后，对公共卫生安全管理模式进行了改革创新，使其向着科学化、高效化的方向发展。面对疫情暴发以来越发严峻的现实要求，国家对整体的公共卫生安全模式也进行了多方面完善。积极贯彻落实创新驱动、人才强国政策，要求国家对于公共卫生安全管理模式做出政策上的调整，提出了更加具体的制度化要求，使社会资源的分配在一定程度上倾斜于公共卫生领域。

二、中国公共卫生安全政策的核心内容

2014 年 4 月 15 日上午，中共中央总书记、国家主席、中央军委主席、中央国家安全委员会主席习近平在主持召开中央国家安全委员会第一次会议时提出，坚持总体国家安全观，走出一条中国特色国家安全道路。中国国家安全领域主要包括政治安全、国土安全、军事安全、经济安全、文化安全、社会安全、科技安全、网络安全、生态安全、资源安全、核安全、海外利益安全、生物安全、太空安全、极地安全和深海安全领域。公共卫生安全属于非传统国家安全的范畴，在“同一健康”理念的大背景下属于生物安全与环境安全的交叉概念。新冠肺炎疫情的暴发对国家经济安全以及政治安全等造成严重影响，使人们意识到公共卫生安全是国家安全的重要组分，在以人民健康为宗旨的前提下，公共卫生安全应该被提到更高层次的地位。

（一）与中国公共卫生安全政策有关的核心法律

自爱国卫生运动开始，我国就将公共卫生安全视为国家安全发展的长远大计。1950 年中央政务院出台的《关于发动秋季种痘运动的指示》是维护我国公共卫生安全法律的雏形。1955 年卫生部颁布了《传染病管理办法》。20 世纪 50 年代颁布的《民用航空检疫暂行办法》《交通检疫暂行办法》《轮船安全卫生条例》《交通铁路检疫实施办法》是“环境健康”在我国最早的体现。1989 年颁布了《中华人民共和国传染病防治法》。2003 年“非典”疫情后颁布的《突发公共卫生应急条例》构成了公共卫生安全法律法规的雏形。1997 年颁布的《中华人民共和国动物防疫法》则是“动物健康的体现”。我国的公共卫生安全政策有关核心法律在“非典”疫情后日臻完善，为我国公共卫生安全事业提供了全方位保障。例如，我国

现行的《中华人民共和国国境卫生检疫法》规定了出入境检疫相关问题，防止公共卫生安全事件从国外输入或者从国内传出；例如，《中华人民共和国突发事件应对法》的目的是减少突发事件发生，控制已发生突发事件的社会、经济影响，从而保护人民群众生命健康以及财产安全。2020 年的全民国家安全教育日紧紧围绕并突出了新型冠状病毒肺炎的主题，着重突出非传统安全的公共卫生安全方面。

（二）中国公共卫生安全政策的核心内容

习近平总书记在参加十二届全国人大三次会议湖北代表团审议时指出，“防范化解重大疫情和突发公共卫生风险，事关国家安全和发展，事关社会政治大局稳定”。新冠肺炎疫情大背景下，我们面对着“以治病为中心”到“以健康为中心”的大转变，构建具有中国特色的“公共卫生安全网”显得尤为重要，核心内容包含以下七个方面。

1. 基本公共卫生服务网

确保基本公共卫生服务的安全性是中国公共卫生安全政策的核心，主要由各大疾控中心、卫生机构事业单位、城市社区卫生服务中心以及乡镇卫生院等机构向广大人民群众提供服务。为了贯彻落实 2022 年政府工作报告并且推进“十四五”健康规划，我们需要更加明确基本公共卫生服务惠及对象并且重点强调总体要求，同时应当注意《关于修订基本公共卫生服务等 5 项补助资金管理办法通知》中明确指出重大疾病公共卫生监测资金不再含括于基本公共卫生服务之中。考虑到人口结构现状，基本服务中的部分资金将流入“一老一小”健康管理服务中，集中面向大于 65 岁的老年人与 0～6 岁的儿童。

2. 重大传染性疾病防控网

现阶段重大疾病防控政策更加侧重于依托互联网智能的“科学精准防控”。对于新发和再发传染性疾病，一旦发现疫情苗头，立刻采取措施，从而防止疫情的蔓延。完善重大疫情防控体制机制、健全国家公共卫生应急管理体系的总体原则、重点思路、重要举措，筑牢传染性疾病防控网络。

3. 慢性病与地方性疾病综合防控网

慢性病与地方性疾病依旧是现阶段造成我国疾病负担严重危机的重中之重。第七次人口普查表明，我国 60 岁以上老年人口约占 20%，总数达 2.64 亿，这是慢性病防控最大的薄弱环节。虽然我国慢性病防控正在稳步推进（我国约建成 488 个国家级慢性非传染病防控示范区），但干预与识别机制亟须加强。更需要注意的是，我国在《健康中国 2030 规划纲要》中，着重强调了降低慢性非传染性疾病的过早死亡率与疾病负担。

4. 健康促进教育网

公共卫生健康的普及离不开交流与沟通，交流与沟通的深入促进了健康教育的发展。2019 年出台的《中华人民共和国基本医疗卫生与健康促进法》规定了一系列健康教育、健康促进相关办法。健康教育不应只局限于青少年群体，而是要横跨各个年龄阶段，织就全年龄谱系的健康教育促进网，守住三级预防原则最初阶段。

5. 卫生应急网

面对重大突发事件尤其是公共卫生突发事件，卫生应急与紧急避险显得尤为重要，这要求中国完善突发公卫事件的应急机制，同时要求应急流程的指挥要以政府为主导，成立专班人员组织处理体系。指挥机构需要明确行动部门职责，下达清晰明确的指令，形成权威、高效的公共卫生安全应急管理格局。

6. 食品安全保证网

优质的食品是公民赖以生存的物质基础，食品安全网也是我国公共卫生安全体系的一个环节。最新修订版本的《食品安全法》对于食品安全的含义进行了扩充，使食品安全的含义不再局限于食品的数量（生产出居民日常生活所需的膳食含量）与质量（所提供的食品在营养素含量与卫生安全污染等方面完善），更加强调了食品安全的可持续发展。食品安全不只是结果安全，也要全过程安全，同时也需要注重生态环境的良好。

7. 爱国卫生保障网

爱国卫生运动始于新中国成立初期，在现阶段迎来了接续发展。2020 年 6 月，习近平总书记在专家学者座谈会中强调了爱国卫生运动中群众路线的重要性，新冠肺炎疫情的暴发更加警示了我国须杜绝食用野生动物。我们要总结新冠肺炎疫情的经验，逐渐为爱国卫生运动增加新的工作内涵，解决一些根本性、全局性问题。

第二节　中国公共卫生安全保障体系的演变、现状和趋势

一、公共卫生安全保障

公共卫生安全是国家安全的重要组成部分，也是人民生命安全、经济高质量发展和社会和谐稳定的基本保障。公共卫生安全保障指的是由国家卫生资源与卫生体制提供公共卫生服务与管理，保障本国公共卫生水平和卫生状况不受自然或人为因素的影响和威胁，以有效应对复杂多变的公共卫生安全形势，最大程度上保障人民群众的生命安全和提升身体健康水平。从广义上讲，公共卫生安全保障体系涵盖了组织保障、法治保障、物资保障、投入保障和应急医疗保障等；而从狭义上讲，中国的公共卫生安全保障体系主要包括公共卫生服务体系和公共卫生应急管理体系这两大核心系统。

二、中国公共卫生服务体系的发展历程

公共卫生服务体系的核心职能包括影响健康的决定因素、预防和控制疾病、预防伤害、保护和促进人群健康、实现健康公平性等。完善健全的公共卫生服务体系是公共卫生安全的最大保障。自新中国成立以来，中国公共卫生服务体系在组织架构、法制监管、资金投入和管理水平上逐渐完善和提升。根据不同时期的卫生政策、健康的主要决定因素和人民关切，中国公共卫生服务体系的演变通常被划分为四个阶段：初步创建阶段（1949—1978 年）、快速发展阶段（1978—2003 年）、完善阶段（2003—2012 年）和全面建设阶段（2012 年至今）。

（一）公共卫生体系的初步创建阶段（1949—1978 年）

新中国成立伊始，中国缺医少药问题严重，人民生命健康受到各种传染病、寄生虫病和地方病的威胁，卫生防控工作形势严峻。为了推进卫生事业建设，中国在新中国成立初期迅速确定了“面向工农兵、预防为主、团结中西医、卫生工作与群众运动相结合”的卫生工作四大方针，坚持以农村和基层为医疗卫生工作的重点，加强专业卫生机构建设，同时开展群众卫生运动，改善环境卫生，以消除各种致病因素，减少和防止疫病的发生。新中国成立后不到 30 年，全国范围内普遍建立了省、地、县三级卫生防疫站，初步形成了覆盖城乡的疫病防治与公共卫生体系。通过全民预防、群防群控、大规模的健康教育和爱国卫生运动，消灭或基本控制了多类长期危害人民健康的传染病和地方病，达成了消灭天花的目标，实现性传播疾病在中国达到基本消灭的状态。这一阶段，中国公共卫生服务水平比较低，但通过群众性运动实现了较高的公平性和可及性，具有显著的“公共性”，即保障了在脆弱的经济基础上，国家能够为大多数人民群众提供最基本的公共卫生服务。

（二）公共卫生体系的快速发展阶段（1978—2003 年）

1978 年党的十一届三中全会决定将全党的工作重点转移到社会主义现代化建设上，提出了改革开放的任务。随着经济发展和人民生活水平的提高，人民群众对改善健康卫生服务也有了更高的要求。特别是随着中国从计划经济体制向市场经济体制的转型，中国卫生事业与公众健康需求和经济社会协调发展不适应的矛盾日益突出。自 20 世纪 80 年代开始，中国启动了医药卫生体制改革。全国的卫生防疫机构开始开展有偿服务，增加公共卫生服务内容，扩大服务范围以市场盈利弥补财政保障不足。1997 年，《中共中央、国务院关于卫生改革与发展的决定》提出，新时期的卫生工作方针是“以农村为重点，预防为主，中西医并重，依靠科技和教育，动员全社会参与，为人民健康服务，为社会主义现代化建设服务”。中国的公共卫生服务体系也逐渐由卫生防疫向疾病防控转变。2001 年，卫生部印发《关于疾病预防控制体制改革的指导意见》，卫生防疫站更名为“疾病预防控制中心”，整合了疾病预防控制、公共卫生技术管理和服务的职能，逐步形成以国家、省、地（市）、县四级疾病预防控制中心为主体的疾病预防控制体系。这一阶段，中国的卫生总投入增长，但在以市场化为导向的大发展背景下，政府对公共卫生服务的投入相对有限，公共卫生服务的公益性和公平性受到严重冲击。

（三）公共卫生体系的完善阶段（2003—2012 年）

“非典”的暴发是中国公共卫生改革的标志性事件，疫情暴露出公共卫生服务体系建设的漏洞，引发了对公共卫生服务体系的反思，也促进了公共卫生政策公益性的回归。2003 年后，中国公共卫生制度框架建设取得显著成就，《突发公共卫生事件应急条例》《国家突发公共事件医疗卫生救援应急预案》等一系列法律、法规，为公共卫生服务改革提供法律保障。各级公共卫生机构和组织体系逐步健全，财政对公共卫生投入不断加大，公共卫生服务的范围显著增大、领域不断拓宽、内容日益增多，公共卫生基础设施和信息系统建设均显著提高。2009 年，中共中央、国务院颁布《关于深化医药卫生体制改革的意见》，明确提出要建立覆盖城乡居民的公共卫生服务体系，使城乡居民享有均等化的基本公共卫生服务。同年7月，卫生部、财政部与人口和计划生育委员会联合公布《关于促进基本医疗服务均等化的意见》及《国家基本公共卫生服务项目》，标志着中国公共卫生服务改革又向前迈进了一大步。

（四）公共卫生体系的全面建设阶段（2012年至今）

自2012年党的十八大以来，党中央、国务院高度重视卫生与健康事业发展，把人民健康放在优先发展的战略地位，密集出台一系列政策、规范，公共卫生服务体系改革呈现加速发展的新局面。2012年，国务院制定“十二五”期间深化医药卫生体制改革规划暨实施方案，进一步深化公共卫生等领域的综合改革。2015年，国家制定《全国医疗卫生服务体系规划纲要》，规划出整个公共卫生服务体系建设的方向，同年的十八届五中全会提出推进“健康中国”建设。2016年，全国卫生与健康大会正式将“健康中国”建设作为国家战略，提出新时代的中国卫生工作方针是“以基层为重点，以改革创新为动力，预防为主，中西医并重，将健康融入所有政策，人民共建共享”。同年印发的《“健康中国2030”规划纲要》全面部署公共卫生服务体系建设，对公共卫生政策的制定及执行提出新要求。2017年党的十九大报告明确提出“倡导健康文明生活方式，预防控制重大疾病”。2019年《健康中国行动（2019—2030年）》出台，围绕疾病预防和健康促进两大核心，从全方位干预健康影响因素、维护全生命周期健康、防控重大疾病三方面提出任务要求并部署行动。同年公布了中国卫生健康领域首部基础性、综合性的法律——《中华人民共和国基本医疗卫生与健康促进法》。这一阶段深入推进健康中国建设，建立了覆盖城乡的医疗预防保健三级网，公共卫生法律法规政策体系不断健全，疾病预防控制工作机制全面完善，公共卫生服务的公益性、公平性全面提升。

新冠肺炎疫情的暴发是对中国公共卫生体系的一次检验，中国始终坚持以保障人民群众生命安全为首要任务，采取了必要的、强有力的防控措施，有效地遏制了疫情的蔓延，充分展示了中国特色社会主义制度的优越性，为世界各国抗击疫情提供了有益经验。

三、中国公共卫生应急管理体系的发展历程

中国的公共卫生应急管理体系是国家应急管理体系的重要组成部分，是公共卫生安全保障体系的另一个核心系统，承担着预防、控制、化解突发公共卫生事件和消除事件危害的重要职责。新中国成立以来，中国公共卫生应急管理体系的建设以2003年“非典”为坐标，可分为起步阶段（1949—2003年）、建立阶段（2003—2009年）和深化阶段（2009年至今）。

（一）公共卫生应急管理体系的起步阶段（1949—2003年）

2003年之前的这一阶段，中国的应急管理体系主要建立在安全事故处理、自然灾害救援的实践经验上，公共卫生应急管理以单一主管部门的应对为主，采取“发生—反应”的应对模式。应急管理的主要工作是事件发生后的救灾救援，而事件发生前的公共卫生预防

设施、资源配置等尚未引起足够的重视。这一阶段，通常在紧急事件发生后，由政府管理部门牵头，设立临时现场指挥办公室（或机构），全面负责突发事件所在地的救援工作；卫生职能部门则作为应对工作的一部分临时参与其中，既缺乏有效的协同机制，横向部门之间的应急管理职责分工关系不清晰，也缺乏系统的、多领域的公共卫生应急管理法律法规。整体上，这一阶段呈现出垂直领导、战前动员、横向联系少、高度依赖政府、非系统性、无程序等特征。

（二）公共卫生应急管理体系的建立阶段（2003—2009 年）

2003 年的“非典”疫情折射出当时应对突发公共卫生事件体制机制的不足，以此为转折，中国公共卫生应急管理体系经历了从无到有、从被动到主动、从局部到全国的转变。抗击“非典”成功后，国务院组织成立应对应急预案工作小组，于 2003 年颁布了《突发公共卫生事件应急条例》，又于 2006 年制订并发布《国家突发公共卫生事件应急预案》，建立了规范合理的现代突发公共卫生事件应急管理体系。经过长期努力，中国已建立以“一案三制”（应急预案、应急管理体制、应急管理机制、应急管理法制）为核心和基础的公共卫生应急管理体系，其中，预案是前提，体制是基础，机制是关键，法制是保障。

应急管理体制建设：根据《国家突发公共卫生事件应急预案》，中国公共卫生应急管理体制建设的基本原则是统一领导、分级负责，即根据突发公共卫生事件的性质、范围和危害程度，对公共卫生事件实行由党中央统一领导的各级人民政府分级管理体制。2003 年 10 月在原卫生部内设立了独立负责突发公共卫生事件办公室，2005 年 12 月国务院成立应急管理办公室，由此逐步形成了自上而下的“中央—省级—地市级”突发事件卫生应急纵向指挥系统。

应急管理机制建设：中国公共卫生应急管理机制依据突发公共卫生事件全过程的特征构建，包括监测预警机制、应急准备机制、应急处置机制、善后恢复机制等。在纵向上，呈现有规则的“中央部门—省级（自治区、直辖市）—地市（盟）级—县乡级”结构，责任关系明确，垂直性强。在横向上，已建立集成了“事前监测—应急指挥—物资调配—信息发布”的信息交流系统。

应急管理法制建设：“非典”疫情后，2003 年国务院颁布《突发公共卫生事件应急条例》（2011 年修订），之后各地陆续出台《突发公共卫生事件应急条例》细则（办法）。2006 年出台《国家突发公共事件总体应急预案》，是指导各类突发公共事件应急工作的规范性法规。2007 年印发《全国卫生部门卫生应急管理工作规范》、出台《中华人民共和国突发事件应对法》等，从法律法规角度规定了公共卫生事件预防与应急准备、突发事件应急预案应包括的内容、预防控制体系构建制度、突发事件应急报告制度、应急处理等方面的内容，使中国公共卫生事件应急管理有法可依。

（三）公共卫生应急管理体系的深化阶段（2009 年至今）

自“一案三制”的公共卫生应急管理体系建立后，中国突发公共卫生应急管理工作获得了本质的改变和突破，公共卫生应急管理工作得以持续有序地开展。2013 年，国务院颁布《突发事件应急预案管理办法》，要求完善并提高各地应急预案质量。2017 年国务院印发了《国家突发事件应急体系建设"十三五"规划》，提出全面健全风险防控体系，提高重大突发事件的早期预防和及时发现能力，中国公共卫生应急管理工作得以不断深入和完善。当前，中国以"一案三制"为核心框架，建立了卫生行政部门纵向管理，疾病预防控制机构、医疗救治、卫生监督机构、出入境检验检疫机构、基层社区组织等横向协作的公共卫生应急管理体系，包括国家、省（自治区、直辖市）、市、县（区）四个纵向层次。坚持人民至上、生命至上，做到依法、科学、公开。监测预警、应急处置、医疗救治、物资保障、科技支撑等应急综合实力显著提高。

四、中国公共卫生安全保障体系的发展趋势

（一）建立系统高效、权责统一的突发公共卫生事件风险评估机制

该机制对突发公共卫生事件的风险评估和预测至关重要。然而，目前中国对于突发公共卫生事件风险评估的重视程度不足，科学性有待提升，缺乏专业团队，系统管理落后，机制性安排缺失。现有法律法规尚未对突发公共卫生事件风险评估团队的权力和责任进行明确规定，风险评估专家只是起到建议和咨询作用；机制性安排的缺失也使得突发公共卫生事件的风险评估极易受到行政和等级的约束，不利于得出科学合理的判断。在新冠肺炎疫情之后，中国应在"预防为主"的方针下，不断加大风险评估的资金投入，加强风险评估专业化队伍建设，建立风险评估常态化机制，应以法律形式明确规定风险评估团队的权利及责任，建立突发公共卫生事件风险评估的机制性安排。

（二）改善技术手段，健全突发公共卫生事件监测和预警响应机制

中国虽然已建立了法定报告传染病和其他卫生事件疾病的防控直报系统，但在新冠肺炎疫情的预警窗口期，直报系统的作用并未得到发挥。现有的法定传染病直报系统仅能监测确诊的传染病病例数，在疫情预警方面有一定滞后性；现有的上报模式无法实现医院和医院间的信息共享、疾病预防与控制中心难以获得及时准确的数据；相关部门对信息的挖掘和专业分析不够深入；新发风险因素对原有预案的冲击；政府职能机构配合效率较低、联系不紧密、措施落实不规范等均会导致突发公共卫生事件的监测、预警和响应机制延迟和滞后。未来，中国可充分挖掘大数据、云计算、人工智能等新兴技术的潜力，增强突发公共卫生事件的预警决策能力。政府部门应基于对日常监测数据和风险评估团队的充分分析、谈判和讨论，力争及时、合理、准确地向公众进行预警。应定期及时对各级应急预案进行调整，充分考虑各种可能存在的新风险因素，增加预案在突发情况下的时效性和可操作性。另外，政府机构间应做好突发公共卫生事件应对的演习工作，将预案落到实处。

（三）各级各部门联防联控，提升突发公共卫生事件的协同处置

在中国"一案三制"架构下，国务院应急管理部专职负责突发事件的应急管理工作，但由于与其他部委位于同一层级，应急管理部在应急管理的跨部门协调方面难度较大。目前应急管理部主要负责自然灾害和生产安全两类突发事件，突发公共卫生事件依然由卫健委负责，如何发挥应急管理部在突发公共卫生事件中的作用仍须明确。此外，地方政府在

应急管理中的自主权仍然较小，自主决策能力较弱，通常过度依赖上级政府的行政指令，没有充分发挥自主分析和决策能力。随着国家疾控局的成立，中国将建成统一、高效的领导指挥体系，完善分级响应的应急处置机制。加强相关部门之间、不同层级、军队与地方、政府与群众之间的协同联动机制至关重要。在突发公共卫生事件发生时，应快速启动扁平高效的指挥系统，卫生应急指挥决策体系和联防联控工作机制须始终保持高效运行，实现从监测预警、应急处置到与常态化管理有机结合的、全链条响应机制。

（四）构建公开透明的信息管理体系，加大突发公共卫生事件应急保障力度

在舆情管理上，重大疫情发生期间，应加大政府部门应急信息管理，加强对新媒体的合理运用，加大对媒体的管控和监督；在资金保障上，中国目前的应急资金主要来源自公共财政，须建立多元化的融资机制，创新应急资金的保障方式，并提高资金下拨和执行效率；在人员保障上，虽然实现了对民间力量的调动，但在公民的应急救援能力方面仍须进一步提升；在物质保障上，应进一步强化国家战略物资储备制度，加大物资保障力度，建立科学合理的物资统筹系统，提高资源调配效率；在人员保障上，政府应增加对公民的应急救援培训，提高公民的应急救援水平，加强突发公共卫生事件应急救援人员的保障等。

第三节 中国重大传染病防控机制

传染病防控体系是国家安全的基石之一。历史经验表明对待传染病务必要见微知著，增强忧患意识，要用法治思维建立一套行之有效的传染病防控体系。法治建设与不断完善是疾病防控的有力保障。本节将对中国应对传染病的法律框架、传染病防控机制做简要介绍。

一、中国应对传染病的法律框架

中国针对重大传染病疫情防控的现行法律法规主要有以下三类：四部法律，包括《中华人民共和国生物安全法》（以下简称《生物安全法》）、《突发事件应对法》、《传染病防治法》（2013 修正）和《国境卫生检疫法》；两部行政法规，即《突发公共卫生事件应急条例》和《国境卫生检疫法实施细则》；多部部门规章，包括《传染病防治法实施办法》《突发公共卫生事件与传染病疫情监测信息报告管理办法》《医疗机构传染病预检分诊管理办法》，国务院颁布的《突发事件应急预案管理办法》《突发事件公共卫生风险评估管理办法》、原卫生部颁布的《全国不明原因肺炎病例监测、排查和管理方案》《法定传染病疫情和突发公共卫生事件信息发布方案》以及各级地方政府的突发公共卫生事件应急预案等规范性文件。除上述单行法律法规之外，相关规定还散见在其他部门法之中。上述法律法规及规范性文件构成了较为完整的应对突发传染病疫情的基本法律框架，为传染病防控提供了外部环境保障，其中《传染病防治法》是应对传染病疫情最主要的特别法。该法主要是为了预防、控制和消除传染病的发生与流行，保障人体健康和公共卫生（见表 6.1）。

表 6.1 中国传染病疫情防控相关法律法规及规范性文件

法律法规及规范性文件	实施时间	效力级别	立法机关
《生物安全法》	2021	法律	全国人大常委会
《刑法》（2020 修正）	2021	法律	全国人大常委会
《传染病防治法》（2013 修正）	2013	法律	全国人大常委会
《突发事件应对法》	2007	法律	全国人大常委会
《突发公共卫生事件应急条例》	2011	行政法规	国务院
《病原微生物实验室生物安全管理条例》	2018	行政法规	国务院
《传染病防治法实施办法》	1991	行政规章	卫生部（已更名）
《突发公共卫生事件与传染病疫情监测信息报告管理办法》	2006	部门规章	卫生部（已更名）
《国家突发公共事件总体应急预案》	2006	国务院规范性文件	国务院
《国家突发公共卫生事件应急预案》	2006	国务院规范性文件	国务院
《群体性不明原因疾病应急处置方案》	2007	部门规范性文件	卫生部（已更名）
《国家突发公共卫生事件相关信息报告管理工作规范（试行）》	2005	部门规范性文件	卫生部（已更名）
《医疗机构传染病预检分诊管理办法》	2005	部门规章	卫生部（已更名）

二、传染病防控机制

中国现行的《传染病防治法》对中国的传染病防控体系进行了规定。

（一）中国的传染病防治方针

中国对传染病防治实行预防为主的方针，防治结合、分类管理、依靠科学、依靠群众。预防为主是指传染病防治要把预防工作放在首位，从预防传染病发生入手，通过采取各种防治措施，使传染病不发生、不流行。预防为主是中国卫生工作的基本方针。预防为主并不是不重视医疗，而是要求无病防病，有病治病，立足于防。防治结合是指在贯彻预防为主方针的前提下，实行传染病的预防措施和治疗措施相结合。这既符合管理传染源、切断传播途径、保护易感人群等传染病防治要求，又适应由过去单纯的生物医学模式向生物、心理、社会医学模式的转变。分类管理是指根据传染病不同病种的传播方式、传播速度、流行强度以及对人体健康和社会危害程度的不同所确定的一种科学管理原则，以便有计划地采取不同的措施，更好地降低防控成本，提高防控水平和效果。依靠科学是指在传染病防治工作中要发扬科学精神，坚持科学决策；普及科学知识，加强科学引导；做好科学预防，实行科学治疗；依靠科学技术，组织科学攻关。依靠群众是指传染病防治工作的依靠力量是群众，工作对象也是群众，所以传染病防治工作离不开群众的支持和配合，必须以群众自觉参与和积极配合为条件。

（二）中国的法定传染病

中国的法定传染病分为甲类、乙类和丙类。甲类传染病是指：鼠疫、霍乱。乙类传染病是指：传染性非典型肺炎、艾滋病、病毒性肝炎、脊髓灰质炎、人感染高致病性禽流感、麻疹、流行性出血热、狂犬病、流行性乙型脑炎、登革热、炭疽、细菌性和阿米巴性痢疾、肺结核、伤寒和副伤寒、流行性脑脊髓膜炎、百日咳、白喉、新生儿破伤风、猩红热、布鲁氏菌病、淋病、梅毒、钩端螺旋体病、血吸虫病、疟疾。丙类传染病是指：流行性感冒、流行性腮腺炎、风疹、急性出血性结膜炎、麻风病、流行性和地方性斑疹伤寒、黑热病、包虫病、丝虫病，除霍乱、细菌性和阿米巴性痢疾、伤寒和副伤寒以外的感染性腹泻病。

国务院卫生行政部门根据传染病暴发、流行情况和危害程度，可以决定增加、减少或者调整乙类、丙类传染病病种并予以公布。对乙类传染病中传染性非典型肺炎、炭疽中的肺炭疽和人感染高致病性禽流感，采取本法所称甲类传染病的预防、控制措施。其他乙类传染病和突发原因不明的传染病需要采取本法所称甲类传染病的预防、控制措施的，由国务院卫生行政部门及时报经国务院批准后予以公布、实施。需要解除依照相关规定采取的甲类传染病预防、控制措施的，由国务院卫生行政部门报经国务院批准后予以公布。

（三）中国传染病防控的职责划分

中国的传染病防治工作由各级人民政府领导。县级以上人民政府制定传染病防治规划并组织实施，建立健全传染病防治的疾病预防控制、医疗救治和监督管理体系。国务院卫生行政部门主管全国传染病防治及其监督管理工作。县级以上地方人民政府卫生行政部门负责本行政区域内的传染病防治及其监督管理工作。县级以上人民政府其他部门在各自的职责范围内负责传染病防治工作。军队的传染病防治工作依照本法和国家有关规定办理，由中国人民解放军卫生主管部门实施监督管理。各级疾病预防控制机构承担传染病监测、预测、流行病学调查、疫情报告以及其他预防、控制工作。医疗机构承担与医疗救治有关的传染病防治工作和责任区域内的传染病预防工作。城市社区和农村基层医疗机构在疾控机构的指导下，承担城市社区、农村基层的传染病防治工作。

（四）传染病防控机制

中国的传染病防控机制主要由传染病监测制度，传染病预警制度，建立传染病菌种、毒种库，疫情报告、通报、公布制度以及疫情控制组成。

1. 传染病监测制度

国务院卫生行政部门制订国家传染病监测规划和方案。省、自治区、直辖市人民政府卫生行政部门根据国家传染病监测规划和方案，制订本行政区域的传染病监测计划和工作方案。各级疾病预防控制机构对传染病的发生、流行以及影响其发生、流行的因素进行监测；对国外发生、国内尚未发生的传染病或者国内新发生的传染病进行监测。国家、省级疾病预防控制机构负责对传染病发生、流行以及分布进行监测，对重大传染病流行趋势进行预测，提出预防控制对策，参与并指导对暴发的疫情进行调查处理，开展传染病病原学鉴定，建立检测质量控制体系，开展应用性研究和卫生评价。设区的市和县级疾病预防控制机构负责传染病预防控制规划、方案的落实，组织实施免疫、消毒、控制病媒生物的危害，普及传染病防治知识，负责本地区疫情和突发公共卫生事件监测、报告，开展流行病学调查和常见病原微生物检测。

各级疾病预防控制机构在传染病预防控制中的职责

- 实施传染病预防控制规划、计划和方案。
- 收集、分析和报告传染病监测信息，预测传染病的发生、流行趋势。
- 开展对传染病疫情和突发公共卫生事件的流行病学调查、现场处理及其效果评价。
- 开展传染病实验室检测、诊断、病原学鉴定。
- 实施免疫规划，负责预防性生物制品的使用管理。
- 开展健康教育、咨询，普及传染病防治知识。
- 指导、培训下级疾病预防控制机构及其工作人员开展传染病监测工作。
- 开展传染病防治应用性研究和卫生评价，提供技术咨询。

2. 传染病预警制度

国务院卫生行政部门和各级政府根据传染病发生、流行趋势的预测，及时发出传染病预警，根据情况予以公布。县级以上地方人民政府应当制订传染病预防、控制预案，报上一级人民政府备案。地方人民政府和疾病预防控制机构接到国务院卫生行政部门或者各级政府发出的传染病预警后，应当按照传染病预防、控制预案，采取相应的预防、控制措施。

目前，中国传染病防控预警体系行为主体主要包括各级各类医疗机构、各级疾病预防控制机构以及各级政府卫生行政部门。根据《突发公共卫生事件与传染病疫情监测信息报告管理办法》，突发公共卫生事件与传染病疫情监测信息报告坚持分级负责原则：各级疾病预防控制机构按照属地化管理原则，在卫生行政部门的领导下承担责任范围内突发公共卫生事件和传染病疫情监测、信息报告与管理工作；各级各类医疗机构承担责任范围内突发公共卫生事件和传染病疫情监测信息报告任务，在获得突发公共卫生事件相关信息后 2 小时内向属地卫生行政部门指定的专业机构报告，具备网络直报条件的要同时进行网络直报，直报的信息由指定的专业机构审核后进入国家数据库；各级政府卫生行政部门对辖区内各级医疗卫生机构负责的突发公共卫生事件和传染病疫情监测信息报告情况，定期进行监督、检查和指导。据此管理办法绘制传染病防控预警体系图。

传染病预防、控制预案内容

- 传染病预防控制指挥部的组成和相关部门的职责。
- 传染病的监测、信息收集、分析、报告、通报制度。
- 疾病预防控制机构、医疗机构在发生传染病疫情时的任务与职责。
- 传染病暴发、流行情况的分级以及相应的应急工作方案。
- 传染病预防、疫点疫区现场控制，应急设施、设备、救治药品和医疗器械以及其他物资和技术的储备与调用。

3. 建立传染病菌种、毒种库

《传染病防治法》规定，对传染病菌种、毒种和传染病检测样本的采集、保藏、携带、运输和使用实行分类管理，建立健全严格的管理制度。对可能导致甲类传染病传播的以及国务院卫生行政部门规定的菌种、毒种和传染病检测样本，确需采集、保藏、携带、运输和使用的，须经省级以上人民政府卫生行政部门批准。具体办法由国务院制定。

4. 传染病疫情报告制度

疾病预防控制机构、医疗机构和采供血机构及其执行职务的人员发现本法规定的传染病疫情或者发现其他传染病暴发、流行以及突发原因不明的传染病时，应当遵循疫情报告属地管理原则，按照国务院规定的或者国务院卫生行政部门规定的内容、程序、方式和时限报告。军队医疗机构向社会公众提供医疗服务，发现传染病疫情时，应当按照国务院卫生行政部门的规定报告。任何单位和个人发现传染病病人或者疑似传染病病人时，应当及时向附近的疾病预防控制机构或者医疗机构报告。港口、机场、铁路疾病预防控制机构以及国境卫生检疫机关发现甲类传染病病人、病原携带者、疑似传染病病人时，应当按照国家有关规定立即向国境口岸所在地的疾病预防控制机构或者所在地县级以上地方人民政府卫生行政部门报告并互相通报。

疾病预防控制机构应当主动收集、分析、调查、核实传染病疫情信息。接到甲类、乙类传染病疫情报告或者发现传染病暴发、流行时，应当立即报告当地卫生行政部门，由当地卫生行政部门立即报告当地人民政府，同时报告上级卫生行政部门和国务院卫生行政部门。疾病预防控制机构应当设立或者指定专门的部门、人员负责传染病疫情信息管理工作，及时对疫情报告进行核实、分析。县级以上地方人民政府卫生行政部门应当及时向本行政区域内的疾病预防控制机构和医疗机构通报传染病疫情以及监测、预警的相关信息。接到通报的疾病预防控制机构和医疗机构应当及时告知本单位的有关人员。

5. 传染病疫情通报制度

国务院卫生行政部门应当及时向国务院其他有关部门和各省、自治区、直辖市人民政府卫生行政部门通报全国传染病疫情以及监测、预警的相关信息。毗邻的以及相关的地方人民政府卫生行政部门，应当及时互相通报本行政区域的传染病疫情以及监测、预警的相关信息。县级以上人民政府有关部门发现传染病疫情时，应当及时向同级人民政府卫生行政部门通报。中国人民解放军卫生主管部门发现传染病疫情时，应当向国务院卫生行政部门通报。动物防疫机构和疾病预防控制机构，应当及时互相通报动物间和人间发生的人畜共患传染病疫情以及相关信息。

6. 传染病疫情信息公布制度

国务院卫生行政部门定期公布全国传染病疫情信息。省、自治区、直辖市人民政府卫生行政部门定期公布本行政区域的传染病疫情信息。传染病暴发、流行时，国务院卫生行政部门负责向社会公布传染病疫情信息，并可以授权省、自治区、直辖市人民政府卫生行政部门向社会公布本行政区域的传染病疫情信息。公布的传染病疫情信息应当及时、准确。

7. 传染病疫情控制

传染病暴发和流行时，县级以上地方人民政府应当立即组织力量，按照预防、控制预案进行防治，切断传染病的传播途径，必要时，报经上一级人民政府决定，可以采取下列紧急措施并予以公告：

- 限制或者停止集市、影剧院演出或者其他人群聚集的活动。
- 停工、停业、停课。
- 封闭或者封存被传染病病原体污染的公共饮用水源、食品以及相关物品。
- 控制或者扑杀染疫野生动物、家畜家禽。

- 封闭可能造成传染病扩散的场所。

上级人民政府接到下级人民政府关于采取前款所列紧急措施的报告时，应当即时做出决定。紧急措施的解除，由原决定机关决定并宣布。

传染病预防控制机构发现传染病疫情或者接到传染病疫情报告时应当及时采取的措施

- 对传染病疫情进行流行病学调查，根据调查情况提出划定疫点、疫区的建议，对被污染的场所进行卫生处理，对密切接触者，在指定场所进行医学观察和采取其他必要的预防措施，并向卫生行政部门提出疫情控制方案。
- 传染病暴发和流行时，对疫点、疫区进行卫生处理，向卫生行政部门提出疫情控制方案，并按照卫生行政部门的要求采取措施。
- 指导下级疾病预防控制机构实施传染病预防、控制措施，组织、指导有关单位处理传染病疫情。

医疗机构在发现传染病疫情时应当及时采取的措施

发现甲类传染病时：

- 对病人、病原携带者，予以隔离治疗，隔离期限根据医学检查结果确定（拒绝隔离治疗或者隔离期未满擅自脱离隔离治疗的，可以由公安机关协助医疗机构采取强制隔离治疗措施）。
- 对疑似病人，确诊前在指定场所单独隔离治疗。
- 对医疗机构内的病人、病原携带者、疑似病人的密切接触者，在指定场所进行医学观察和采取其他必要的预防措施。

发现乙类或者丙类传染病病人，医疗机构应当根据病情采取必要的治疗和控制传播措施。

三、中国的传染病监测预警系统

监测是传染病防治的重要基础。在疫情暴发流行早期能够及时发现并采取快速响应依赖于公共卫生监测系统及时有效提供行动信息的能力，最大可能地对传染病疫情等重大突发公共卫生事件进行预警。

（一）传染病网络直报系统

2003 年严重急性呼吸综合征疫情暴发后，中国建立了传染病网络直报系统，该系统主要是针对法定传染病建立和规定的，医疗机构等相关人员诊断法定传染病后进行报告。

（二）不明原因肺炎监测系统

2003 年“非典”疫情暴发后，原卫生部在 2004 年制定了《全国不明原因肺炎病例监测实施方案（试行）》，并在全国建立不明原因肺炎监测系统，2007 年印发了《全国不明原因肺炎病例监测、排查和管理方案》，该方案对不明原因肺炎病例上报的时限、方式和流程做出了具体规定，医务人员发现符合不明原因肺炎定义的病例后，应立即报告医疗机构相关部门，由医疗机构在 12 小时内组织本单位专家组进行会诊和排查，仍不能明确诊断的，应立即填写传染病报告卡，注明“不明原因肺炎”并进行网络直报（见图 6.1）。

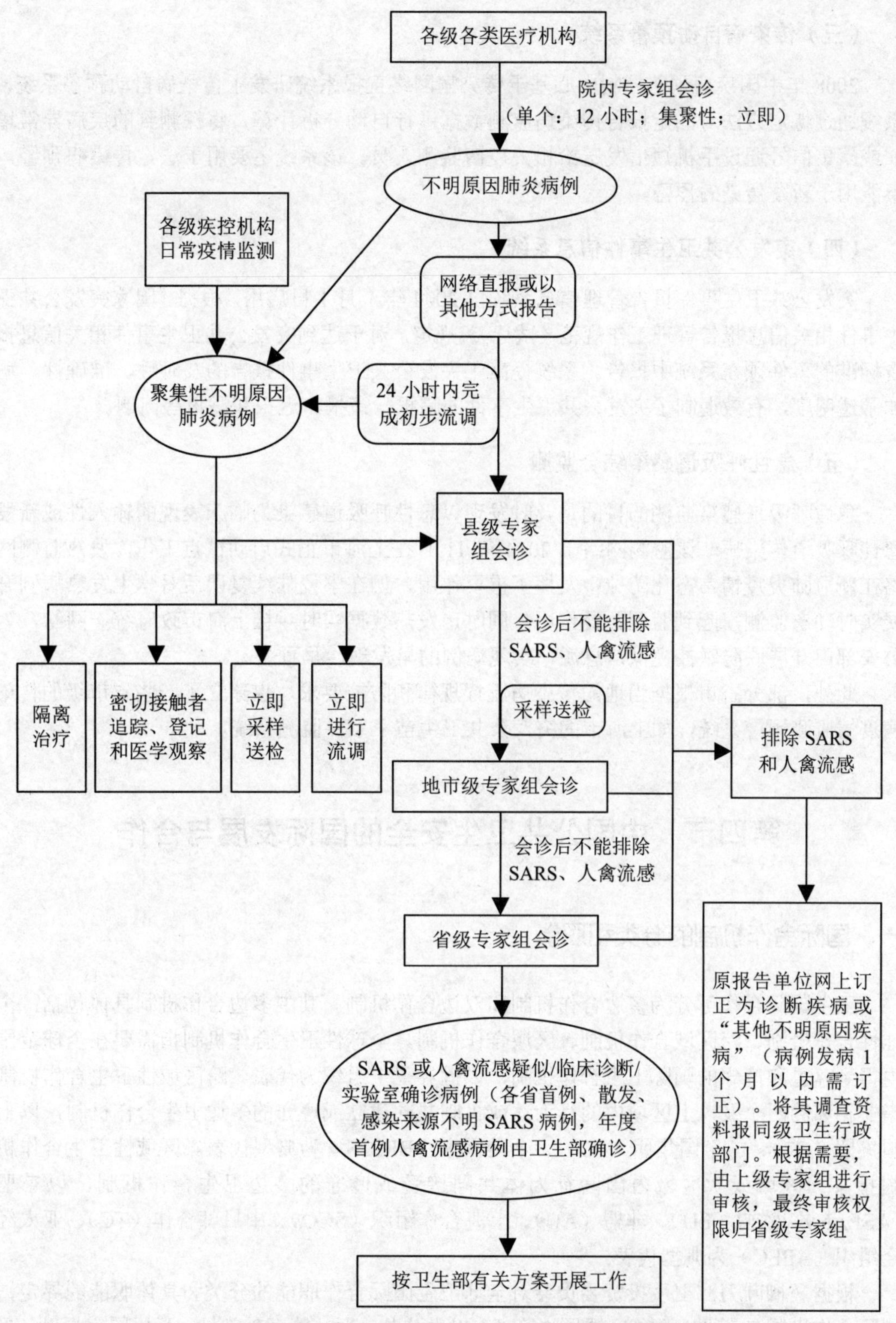

图 6.1　不明原因肺炎病例诊断、报告、处理流程图

（资料来源：《全国不明原因肺炎病例监测、排查和管理方案》）

（三）传染病自动预警系统

2008 年中国疾病预防控制中心基于传染病网络直报系统研发了传染病自动预警系统，系统通过特定方法对法定报告传染病监测数据进行自动分析计算，将探测到的疾病异常增加或聚集信号通过手机短信发送给相关疫情监测人员。该系统主要用于法定传染病预警，不能用于新发传染病预警。

（四）突发公共卫生事件信息系统

突发公共卫生事件报告管理信息系统自 2004 年 1 月 1 日启用，根据《国家突发公共卫生事件相关信息报告管理工作规范（试行）》规定，对于达到突发公共卫生事件相关信息报告标准的事件须在系统中报告。系统提高了突发公共卫生事件报告的及时性、准确性，增加了透明度，有效遏制了突发公共卫生事件的瞒报、谎报、迟报和漏报等问题。

（五）急性呼吸道感染综合监测

急性呼吸道感染监测的目的是及时发现以急性呼吸道感染为临床表现的输入性或新发急性呼吸道传染病。该监测网络于 2014 年 11 月在上海市正式启动试点工作，发热监测网络在新冠肺炎疫情常态化防控中发挥了重要作用，如在学校陆续复课后对学生发热病例开展实时动态监测，起到监测预警作用。同时，发热数据实时对接上海市政府统一网络，为公安部门开展联防联控提供信息源，实现病例的早发现、早预警。

此外，部分省市根据当地的传染病流行规律和防控要求，也建立了一些省市级的传染病疫情监测预警系统，如上海市的突发公共卫生苗子事件监测系统。

第四节　中国公共卫生安全的国际发展与合作

一、国际合作机制的分类和职能

卫生国际合作可分为多边合作机制和双边合作机制。其中多边合作机制具体包括：全球性合作机制、跨区域合作机制、区域合作机制。全球性卫生合作机制指需要在全球范围内得到尊重和遵守的国际卫生合作机制，以世界卫生组织为代表。跨区域性卫生合作机制指非相邻的两个及以上区域内的行为体或机制共同建立或遵守的多边卫生合作机制，以七国集团（G7）、二十国集团（G20）、金砖国家（BRICS）为典型代表。区域性卫生合作机制指某一区域或次区域内国际行为体共同接受或遵守的多边卫生合作机制，以东盟（ASEAN）、欧盟（EU）、非盟（AU）、上海合作组织（SCO）、中日韩合作（TC）、亚太经合组织（APEC）为典型代表。

根据《柳叶刀》卫生投资委员会对全球卫生国际合作职能的分类和具体职能的界定，国际合作机制具有四大职能：领导与管理、提供公共产品、管理外部性、开展国家援助（见表 6.2）。

表 6.2　国际合作职能分类及具体分类

职 能 划 分	具 体 职 能
领导与管理	国际磋商，跨部门倡导，政策共识，对参与者及其行动进行评估问责
提供公共产品	卫生应急产品及诊断试剂等的研发和供给，研究实施、扩大成本—效果分析、研究能够设定优先发展次序的工具和调查方法，知识的形成和共享，共享知识产权，统一的规范、标准和指导方针，市场形成
管理外部性	应对全球性威胁，监测和信息共享
开展国家援助	国家层面的技术合作，卫生发展援助，紧急人道主义援助，成立难民机构

二、多边合作机制下的中国参与

新中国成立以来，卫生健康国际合作交流坚持服务党和国家事业全局，服务外交大局，在理念和实践上不断创新，在促进国内卫生健康改革与发展、推动构建人类命运共同体方面取得明显成效。中国积极开展国际卫生合作项目，加入了几乎所有的联合国专门机构，包括世界卫生组织、世界银行、联合国儿童基金会、联合国人口基金会等。2013 年以来，公共卫生安全合作逐步成为大国双边合作机制的重要组成部分，中国是国际社会的重要成员，在自身不断发展的过程中正逐步迈向国际舞台的中央。多年的发展已经使中国从受援国转变为新兴的捐助国，增强了对全球卫生治理的参与。近十年以来，中国在增强同世界卫生组织、联合国艾滋病规划署等全球多边卫生合作机制参与的同时，在二十国集团、金砖国家、上合组织、中日韩合作、中非合作论坛、中阿合作论坛、中国—中东欧国家合作、中国—东盟合作、大湄公河次区域经济合作、澜沧江—湄公河合作等多边合作机制下也参与或建立了相应的公共卫生安全合作机制，公共卫生安全合作也已成为重要区域性多边合作机制的主要议题和核心成果之一。

（一）全球性合作

1. 世界卫生组织

2021 年是中国恢复联合国合法席位 50 周年，中国作为联合国的可靠合作伙伴，为联合国做出日益重要的贡献。世界卫生组织是联合国下属专门机构之一，中国也是世界卫生组织创始国之一，1972 年中国恢复在世界卫生组织的合法席位和所有合法权利，并于 1973 年首次担任世界卫生组织执委会委员。随着综合国力的提升，中国从受援国迅速转变为援助国。世界卫生组织资金主要来自会员国和准会员的分摊会费以及自愿捐款，其中分摊会费占比不到 20%。在世界卫生组织 2020—2021 年的双年度规划预算中，中国缴纳的分摊会费上升到 12%，居全球第二位；但由于自愿捐款比例低，中国总贡献金额在成员国中排名第八位。同时，世界卫生组织的中国工作人员人数也在增加。迄今，中国的世界卫生组织合作中心数量达 64 个，位居世界卫生组织西太平洋地区国家之首。

2003 年“非典”结束以后，中国不断提升公共卫生事件的应对能力，积极开展全球公共卫生健康外交，开启了与世界卫生组织广泛和深入合作的进程。2013 年以来，中国在世界卫生大会提出“传统医学”“获得基本药物”等多项决议并获得通过。2016 年世界卫生组织与中国共同发布《中国—世界卫生组织国家合作战略（2016—2020）》，通过中国与世界卫生组织的合作，扩大中国对全球卫生安全工作的贡献。2016 年以来，中国先后在世界卫生大会期间牵头举办以整合型卫生服务体系、消除疟疾和初级卫生保健为主题的技术边会，分享中国经验，受到广泛关注。2016 年，中国和世界卫生组织共同在上海举办第九届全球健康促进大会并发布《上海宣言》，参会人员级别为历届最高，被世界卫生组织评价为历史上影响力最大的一次全球健康促进大会。

新冠肺炎疫情期间，中国始终同国际社会开展交流合作，加强高层沟通，分享疫情信息，开展科研合作，力所能及地为国际组织和其他国家提供援助，为全球抗疫贡献中国智慧、中国力量。中国第一时间向世界卫生组织、有关国家和地区组织主动通报疫情信息，分享新冠病毒全基因组序列信息和新冠病毒核酸检测引物探针序列信息，定期向世界卫生组织和有关国家通报疫情信息。在自身疫情防控仍然面临巨大压力的情况下，中国迅速展开行动，力所能及地为国际社会提供援助，想方设法为各国采购防疫物资提供力所能及的支持和便利，向世界卫生组织提供两批共 5000 万美元现汇援助。在第 73 届世界卫生大会上，中国宣布两年内提供 20 亿美元的国际援助，用于支持受疫情影响的国家特别是发展中国家抗疫斗争以及经济社会恢复发展。

2. “一带一路”倡议

2013 年中国提出“丝绸之路经济带”和“21 世纪海上丝绸之路”的合作倡议，简称“一带一路”倡议。“一带一路”倡议是中国参与国际合作的一个新的重要的平台，也是西方国家建立的国际关系框架之外的第一个全球倡议。截至 2022 年 7 月底，中国已与 149 个国家、32 个国际组织签署 200 多份“一带一路”合作文件。

2015 年原国家卫生和计划生育委员会发布《“一带一路”卫生交流合作三年实施方案（2015—2017）》，2016 年 8 月，习近平主席指出要携手打造“健康丝绸之路”。以“健康丝绸之路”理念为指导，卫生健康部门在推进“一带一路”建设工作中不断实践、总结和创新。2017 年 1 月，习近平主席与世界卫生组织签署了一份谅解备忘录，支持国际卫生监管，促进丝绸之路上的卫生安全。2017 年 8 月，中国启动了首届“一带一路”全球卫生大会。2018 年国家卫生健康委员会发布《深入推进“一带一路”卫生合作指导意见（2018—2022）》，围绕“维护卫生安全、促进卫生发展、推动卫生创新”三个维度开展合作交流项目和活动。自“一带一路”倡议提出以来，中国与相关国家和国际组织签署了多个推动卫生健康合作的协议，初步建立起“一带一路”公共卫生合作网络、医院合作联盟等 11 个民间合作网络和平台。

当前，中国与“一带一路”沿线国家和地区在公共卫生安全领域务实合作不断加深，在疫情防控取得阶段性成果时，中国积极主动地向世界各国分享中国方案、中国经验，成功举办了以“加强‘一带一路’国际合作、携手抗击新冠疫情”为主题的国际合作高级别视频会议，凝聚各方力量，共同抗击疫情，共建“健康丝绸之路”。中方同“一带一路”合作伙伴一道，努力促进疫苗在全球公平分配，提高疫苗在“一带一路”国家和其他发展中国家的可及性和可负担性。2022 年 6 月，国务委员兼外长王毅主持召开“一带一路”亚太区域国际合作高级别会议。中方同 28 国在会上共同发起“一带一路”疫苗合作伙伴关系倡议，倡导加强疫苗援助、出口、联合生产等合作。

（二）跨区域合作机制

1. 二十国集团（G20）

G20 于 1999 年成立，是由世界二十个重要经济体组成的多边机制，也是当前全球经济治理的最重要机制之一。自 2014 年卫生议题纳入 G20 峰会议程以来，G20 对全球卫生的关注与日俱增。由于 G20 领导人的高级别政治承诺、G20 国家对全球卫生筹资的主要贡献，G20 越来越成为全球卫生治理的重要平台，事实上主导着全球卫生议程的设置和主要的讨论方向。G20 之间交流机制主要包括全球健康峰会、卫生部长会议以及卫生部长与财政部长联合会议等。

习近平主席在 G20 领导人特别峰会（2020）发出全球合作抗疫和共同帮助公共卫生基础薄弱的发展中国家提高应对能力的倡议，中国参与发布《二十国集团领导人应对新冠肺炎特别峰会声明》等多份国际文件，以此加强全球卫生公共产品供应，提高事件应对合作能力。2021 年全球健康峰会共设立了六个中心议题，包括：① 疫苗公平；② 欧盟在全球卫生中的作用；③ 世界卫生组织人人享有健康经济学理事会；④ 新冠病毒与心理健康；⑤ 与健康相关的数字与人工智能技术；⑥ 总结新冠肺炎疫情教训，为下一次大流行做准备。峰会就一些问题达成共识，发布了《罗马宣言》。《罗马宣言》回顾了新冠肺炎疫情带来的经验教训，强调了对流行病防范创新联盟和 COVAX 持续支持的必要性，呼吁各方形成合力共同促进全球及时、公平地获得安全、有效和负担得起的针对新冠病毒的医药产品，期盼突发公共卫生事件防范应对的高级别政治领导等。

2. 金砖国家（BRICS）

金砖国家联盟最初包括巴西（Brazil）、俄罗斯（Russia）、印度（India）、中国（China）和南非（South Africa）。2024 年 1 月 1 日，沙特、埃及、阿拉伯联合酋长国、伊朗和埃塞俄比亚成为金砖国家正式成员国。金砖国家国土面积占世界领土面积 26%，人口占世界总人口的 42%左右。近年来，金砖国家经济总体保持稳定快速增长，成为全球经济增长的引擎。金砖国家国内生产总值约占全球总量的 20%，贸易额占全球贸易额的 15%，对全球的经济贡献率约 50%。

金砖国家交流机制主要包括领导人峰会以及卫生部长会议，在 2014—2019 年，金砖国家领导人会议和卫生部长会议议题集中在抗生素耐药、加强卫生系统、突发公共卫生事件应对、艾滋病等传染性疾病、研究创新及知识产权等领域。新冠肺炎疫情发生后，金砖国家面对全球发展中的疫情冲击、逆全球化、治理问题，秉持开放包容、合作共赢的理念，站在全人类的角度，以全球绝大多数人共同利益为出发点，形成思想共识，贡献金砖智慧、金砖方案和金砖力量，这是推进全球发展的新动力、新理念、新智慧。2021 年 9 月，习近平主席在金砖国家领导人第十三次会晤上发表“携手金砖合作，应对共同挑战”的讲话，强调金砖国家要推动践行真正的多边主义，推动全球团结抗疫，推动开放创新增长，助力世界经济平稳复苏。金砖国家筑牢抗击疫情防线，在抗击新冠肺炎疫情方面发挥了重要的作用，展现了推动全球卫生安全治理的担当。

（三）区域性合作

近十年以来，中国在增强同全球多边卫生合作机制参与的同时，在上海合作组织、中日韩合作、中非合作论坛、中阿合作论坛、中国—中东欧国家合作、中国—东盟合作、大湄公河次区域经济合作、澜沧江—湄公河合作、亚太经合组织等跨区域多边合作机制下也参与或建立了相应的公共卫生安全合作机制。

1. 上海合作组织（Shanghai Cooperation Organization，SCO，简称“上合组织”）

上合组织是以安全合作为基础的区域多边合作组织。2010 年 11 月，在中国的积极倡议下，上合组织召开了首届卫生部长会议。会议通过了《上合组织成员国卫生专家工作组工作条例》，批准了《上合组织成员国卫生领域重点合作计划》。2013 年 11 月 29 日，成员国政府首脑（总理）塔什干会议签署了《上海合作组织成员国传染病疫情通报方案》。2015 年成员国元首理事会通过的《上海合作组织至 2025 年发展战略》将卫生领域特别是公共卫生安全的合作纳入，标志着公共卫生安全合作成为上合组织整体发展的一个重要组成部分。

2018 年 6 月的青岛峰会上，上合组织首次以成员国元首的名义发布了《关于在上海合作组织地区共同应对流行病威胁的声明》，声明认为在上合组织地区存在暴发大规模传染性疾病的可能，因此各成员国需要进一步完善多边合作机制，建立可靠的信息交流机制，提升各国及时防治流行病突发情况的潜力。2019 年成员国元首理事会比什凯克会议期间，成员国签署《上合组织成员国卫生领域合作主要措施计划（2019—2021）》，将继续在传染性和非传染性疾病防控、应对卫生领域突发事件、远程医疗、促进医疗人员和机构交流等方面开展合作。同时，为了进一步加强合作，落实 2018 年青岛理事会关于应对流行病的声明，成员国积极合作，制订了《上合组织成员国应对地区流行病威胁联合行动综合计划》，并在 2020 年 11 月 10 日的成员国元首莫斯科理事会通过。

2. 中日韩合作

2006 年 5 月，中日韩三国卫生部在瑞士日内瓦签订了《中日韩关于共同应对流感大流行合作意向书》，将应对流感大流行确定为优先合作领域，并以此为契机正式开启独立的三方合作。2007 年 4 月，在韩国的倡议下，三国卫生部门在韩国首尔召开了首届中日韩卫生部长会议并形成年度对话机制。截至 2016 年年底，共举办了 9 次卫生部长会议，签署了《中日韩三国卫生部关于共同应对流感大流行的合作备忘录》《中日韩三国卫生部关于食品安全的合作备忘录》和《中日韩三国卫生部共同应对流感大流行的行动计划》等 5 个合作协议。定期会议的召开及时总结了各国的卫生治理情况，加强了彼此信息的交流，是中日韩卫生合作得以稳固推进的重要基础。经过 2014 年西非埃博拉出血热和 2015 年韩国中东呼吸综合征疫情的检验，目前，中日韩在突发公共卫生事件防范和应对方面的合作机制已相对成熟，可以在第一时间及时共享疫情信息，并采取及时的防护措施。2019 年 12 月 15 日，第十二届中日韩卫生部长会议在韩国首尔举行，续签了《中日韩关于共同防范和应对流感大流行和新发再发传染病的联合行动计划》。

3. 中非合作论坛

过去，中国主要通过援助医疗队、援建医院和疟疾防治中心、提供药援助等形式开展对非医疗援助。自 2006 年以来，在北京或非洲国家每 3 年举办一次的中非合作论坛会议上，中国都做出了大规模的援助和投资承诺。2014 年西非埃博拉疫情，中国对塞拉利昂、利比里亚、几内亚及周边国家实施多轮紧急人道主义双边援助，支持和参与以世界卫生组织和联合国为核心的国际公共卫生多边治理体系，通过研制埃博拉病毒诊断试剂、药物和疫苗等方式积极提供公共卫生产品。中国是首个向疫区提供医疗物资和设备的国际援助方，帮助西非地区建立第一个固定的生物安全防护三级实验室，派出多批军队和地方医疗卫生人员，资助额超过 7.5 亿元人民币，派遣人员近 1200 名。此外，中国向世界卫生组织、非盟、联合国应对埃博拉疫情多方信托基金分别捐款，总额排名第四位，仅次于英国、瑞典和德国。值得一提的是，在 2015 年第四轮援助中，中非公共卫生长远合作计划启动，中国开始参与非洲国家公共卫生体系建设，包括卫生基础设施和公共卫生人才培养。

2015 年 10 月，第二届中非部长级卫生合作发展会议通过了《开普敦宣言》和实施框架，中国将改善后埃博拉时期非洲国家的卫生系统，加强国家和区域传染病监测和流行病体系建设，协助非洲国家开始人力资源培训工作，增强非洲基础设施建设，强化实验室能力和诊断系统，改善卫生信息系统，在提高卫生服务可及性方面开展合作，提高有质量的药物、疫苗、诊断试剂盒卫生相关产品的可及性。在约翰内斯堡峰会上，中国提出“中非公共卫生合作计划”，中非系统性卫生合作开始进入实质性运作阶段。2018 年 9 月，中非合作论坛北京峰会通过了《中非合作论坛—北京行动计划（2019—2021 年）》，明确提出公共卫生是中非卫生合作计划的重中之重。中国政府承诺了另外 50 个医疗援助项目，以继续支持非洲疾病预防控制中心和中非友好医院系统，共同应对重大突发性疾病挑战。

2019 年刚果（金）埃博拉疫情应对中，中国进一步通过持续、深入地参与，促进非洲疾控中心建设，开展中非传染病防控联合研究，同时也积极扩大卫生安全多边伙伴关系，逐渐开始走入全球卫生安全多边治理核心地带。2021 年 11 月中非合作论坛第八届部长级会议在塞内加尔首都达喀尔举行，会议于 30 日通过《中非合作论坛—达喀尔行动计划（2022—2024）》，双方将继续加强卫生健康领域各层次交流，中方将继续扩大对非公共卫生支持，共同维护全球公共卫生安全。

4. 中阿合作论坛

2004 年 1 月，中国—阿拉伯国家合作论坛（China-Arab States Cooperation Forum）正式成立，并发表了《关于成立“中国—阿拉伯国家合作论坛”的公报》。2019 年 8 月 16 日，第二届中阿卫生合作论坛在京召开。本届论坛以“深化中阿卫生合作、共筑健康丝绸之路”为主题，通过了《中国—阿拉伯国家卫生合作 2019 北京倡议》。2020 年 4 月，中国同阿盟举行新冠肺炎疫情卫生专家视频会议，阿盟秘书处和 12 个阿拉伯国家卫生部负责人和专家、世界卫生组织应对新冠肺炎疫情特使等逾百人通过网络在线与会。中方专家结合阿方关切，就疫情流行病学特征、发展趋势、防控策略、临床诊疗和科研攻关等介绍经验做法，并回答了外方提出的 50 余个各类问题。2020 年 9 月，中国外交部会同国家卫健委、科技部举行中阿卫生专家视频会议，阿盟秘书处及 10 个阿拉伯国家卫生部门负责人和专家出席。双方重点就“新形势下的新冠疫情风险评估和分级防控”“疫苗研发”和“新冠病毒毒性演化”等议题进行了深入探讨。

5. 中国—东盟合作

自 2003 年“非典”防控合作开始，中国同东盟在卫生领域合作稳步发展，建立卫生部长会议、高官会议机制，打造“健康丝绸之路”。2006 年，双方举办首届中国—东盟卫生部长会议，此后每两年在东盟国家轮流举办一次卫生部长会议。2014 年，李克强总理在中国—东盟领导人峰会提出实施“中国—东盟公共卫生人才培养百人计划”（2014—2017 年）

倡议，中国从2015年开始举办了三期“中国—东盟流行病学专业人才培训班”。2016年，建立中国—东盟卫生合作论坛，通过了《中国—东盟卫生合作与发展南宁宣言》，签署了共建药用植物种植基地、民族医药特色诊疗技术培训中心等6个合作协议。各方同意进一步加强传染病防控、突发事件卫生应急、传统医药、人才培养、全球卫生治理等领域的合作。2018年，第二届中国—东盟卫生合作论坛成立中国—东盟医院合作联盟，现有194名医疗机构成员，6家战略合作伙伴单位。

新冠肺炎疫情期间，双方就共同抗击疫情开展密切合作。中国持续与东盟相关国家分享疫情信息、诊疗和防控方案以及抗疫理念，多次举行专家视频研讨会，实现疫情防治技术精准对接，先后向柬埔寨、老挝、缅甸、菲律宾、马来西亚等东盟国家派出抗疫专家组，开展经验分享与交流，提供诊疗和防控指导与咨询。

中国积极向东盟国家提供疫苗和抗疫物资，截至2021年12月，已向东盟国家提供近6亿剂疫苗。中国还搭建了“疫苗之友”合作平台，加强与东盟国家疫苗信息分享和研发、生产、使用合作。2021年11月，习近平主席在中国—东盟建立对话关系30周年纪念峰会上宣布，中国将再向东盟国家提供1.5亿剂新冠疫苗无偿援助，再向东盟抗疫基金追加500万美元。

中国—东盟次区域合作机制包括澜沧江—湄公河合作和大湄公河次区域经济合作。在澜湄合作框架下，中国建立全球湄公河研究中心，形成澜湄合作二轨团队和智库网络。2015年第9届东亚峰会上中国提出要与湄公河流域国家共建“青蒿素类疟疾治疗药物抗药性流域联防机制与响应体系”。2012年中越正式建交60周年之际，在桂林举行中越边境地区艾滋病联防联控试点项目会议。2015年，在缅甸果敢冲突事件中，云南省卫计委在人道主义援助中开展卫生防疫工作。2017年中国为缅甸政府提供2500万元的资金支持，用以抗击H1N1甲型流感疫情。同时，原国家卫计委以多边形式与柬埔寨、越南、缅甸、老挝续签《关于湄公河流域疾病监测合作的谅解备忘录》，五国承诺在联防联控和疾病信息共享、公共卫生人员能力培养、实验室技术支撑、流行病学研究等涉及传染病防控问题上相互支持并加强合作。在澜湄合作框架下，2018年《澜沧江—湄公河合作五年行动计划（2018—2022）》覆盖了卫生援助（派遣医疗队和短期义诊活动）、卫生安全（传染病的预警和防联防控机制）、卫生发展（基层卫生机构能力建设、医院和医疗机构合作）等议题。2023年4月，在中国科技部的支持下，北京大学牵头组建的中国—东盟公共卫生科技合作中心正式落户北京大学医学部，从而为更加深入地开展中国、东盟之间的公共卫生科技合作打造了机制化平台。

6. 亚太经合组织

2014年中国作为亚太经合组织卫生工作组主席，主导提出“健康亚太2020”倡议，以全政府行动、全社会参与、全区域合作的方式，实现生命全程的健康与福祉，得到赞同并顺利通过。

2021年8月23日，亚太经合组织生命科学创新论坛发布《亚太经合组织疫苗行动计划》，为APEC各成员制定了一项10年战略，支持常规疫苗接种工作，旨在于2030年前增强免疫计划的韧性和可持续性。2021年8月，中国向建立新的APEC抗击新冠肺炎和经济复苏子基金（CCER）捐款100万美元，旨在支持加强成员经济体应对和管理疫情影响能力以及快速复苏的举措。

三、中国与有关国家的双边合作

近十年以来，卫生健康合作逐步成为大国双边合作机制的重要组成部分，中国全面参与中俄人文合作委员会、中德政府磋商、中以科技创新合作机制，以及中美、中英、中法、中印尼和中南非高级别人文交流机制。随着卫生健康领域的多边合作行动的推进，很多双边性的合作与援助项目是在中国支持和参与以世界卫生组织和联合国为核心的全球卫生健康多边治理体系的框架下进行的。

（一）中美双边合作

2005 年 10 月，中国卫生部和美国卫生与公众服务部在华盛顿签署了《中华人民共和国卫生部和美利坚合众国卫生与公众服务部关于建立新发和再发传染病合作项目的谅解备忘录》，在 2017 年之前每年举行会议，报告进展情况并就全球卫生和合作交换意见。2015 年 6 月续签第三个为期五年的合作谅解备忘录。项目致力于以技术支持、人员培训、联合研究等方式，就中美及全球共同关注的新发和再发传染病的预防、发现及应对开展合作。美国疾控中心协助中方开展了“中国现场流行病学培训项目”“中国结核病防控合作项目”等项目。

（二）中英双边合作

2012 年，中国商务部和英国国际发展部联合启动中英全球卫生支持项目（GHSP 项目），于 2012 年 10 月至 2019 年 3 月实施，英国资助了约 1200 万英镑。其目的是探索新型中英伙伴关系，加强双方在全球卫生领域的合作，提高中国参与全球卫生治理的能力，并提供有效的发展援助，共同改善全球卫生成果。自 2013 年以来，GHSP 已经支持了五轮中英全球卫生对话。在 GHSP 中，中英建立了新型伙伴关系，为落实 2030 年可持续发展议程发挥了推动作用。

（三）中德双边合作

2014 年发表的《中德合作行动纲要》对两国未来在医疗卫生领域开展创新合作做出规划，并提出了一系列倡议和举措。在公共卫生应急与突发事件医疗救援领域，双方表示将开展联合交流、培训和演练等活动，在华建设一体化急救体系，建立突发急性传染病信息交流平台，加强传染病防控和治疗合作，提升双方应对突发事件的能力，促进卫生应急实践经验交流和科研成果的分享。2016 年 6 月 13 日，第二届中德卫生创新对话暨第二十九届中德—德中医学年会在北京举行，签署了《2017—2018 卫生合作行动计划》，深化两国医疗卫生领域的交流与合作。在中德政府间第五轮磋商中，中德两国政府都发表了联合声明，包含关于卫生合作的规定，同时 2018 年 7 月，第三届中德卫生对话在柏林举行，签署了《2018—2020 卫生合作框架协议》。

（四）中国与缅甸

2015 年，中国首次提出与“一带一路”沿线国家共建“健康丝绸之路”，并制订了卫生交流合作的实施方案，其中涉及缅甸合作项目近十项，内容包括合作机制建设、传染病防控、能力建设与人才培养、卫生发展援助等。2017年，中国全力支持缅甸抗击H1N1流感，向缅甸提供了2500万元资金和超过28吨的医疗物资支持。2017年，中缅签订了卫生合作谅解备忘录、相关卫生合作战略框架及协议，为两国“一带一路”卫生跨境合作提供了机遇。之后，中缅两国开始加速推进卫生领域的交流合作，并将传染病联防联控作为重点合作领域。从2014年至今，中缅两国联合举办了6次中缅边境疟疾消除会议，并取得了显著成效。新冠肺炎疫情期间，中国各界积极支持缅甸开展疫情防控。中国政府先后向缅甸提供了4批防疫物资，派出了3批医疗团队，并捐建新冠病毒检测实验室等。

（五）中国与塞拉利昂

中国自1971年与塞拉利昂建交以来，两国维系着深厚友谊，从2014年埃博拉病毒暴发到新冠肺炎疫情波及全球，中国均及时主动地向非洲国家施以援手，展现了患难与共的精神。非洲埃博拉特大疫情发生后，中方愈加认识到加强非洲卫生体系的重要性，开始重点援建非洲疾控中心，并向其派驻医疗专家。国家卫生计生委于2014年11月9日起，共派出4批公共卫生师资培训队伍前往塞拉利昂，为西非疫区国家培训公共卫生人员，提高当地基层卫生保健人员专业能力，进一步强化社区埃博拉疫情监测和防控措施，努力促进当地尽快控制埃博拉出血热疫情。塞拉利昂—中国友好生物安全三级实验室于西非埃博拉流行期间的2014年11月20日开工建设，并于2015年2月11日顺利通过竣工验收，在塞拉利昂抗击埃博拉疫情中发挥了巨大作用，该实验室作为塞拉利昂乃至西非生物安全等级最高的实验室之一，是塞拉利昂卫生部认定的病毒性出血热国家参比实验室以及病毒检测和生物安全国家培训中心。自2018年援塞二期项目开展以来，实验室已累计完成近18 000份病毒性出血热疑似病例血液样本检测工作。新冠肺炎疫情期间，中国疾控中心援塞第6批专家组对塞拉利昂—中国友好生物安全三级实验室的全体工作人员多次开展了疫情防控、样本采集和核酸检测等方面的培训，对实验室生物安全、技术准备、人员准备、物资准备等，尤其是新冠肺炎检测试剂准备进行了精细安排和部署。中国与塞拉利昂自2018年签署“一带一路”合作备忘录以来，已在农业、医疗、人力资源开发和基础设施建设等领域开展多项合作。2021年12月，中国—塞拉利昂公共卫生“一带一路”联合实验室建设与重要传染病病原学研究项目正式启动，旨在为塞拉利昂传染病风险预警和中国参与传染病防控提供数据和技术支持。

四、全球卫生公共产品提供中的中国担当

供应公共卫生产品对维护公共卫生安全至关重要。只有在公共卫生产品供应充足且稳定持续发挥作用的情况下，才能最大限度降低公共卫生问题给人类带来的破坏性影响。随着国家综合实力的提升，中国对全球卫生公共产品提供的参与逐渐转变为主动参与甚至发挥引领作用，其作为贡献者的角色日益突出。中国主动参与提供全球卫生公共产品，不仅惠及国际社会，同时也有助于提高自身国际话语权，有效维护自身利益，一方面提升了国家声誉，另一方面也巩固了与外部世界的经贸往来。

新冠肺炎疫情期间，中国在全球卫生公共产品供给上承担起了越来越重要的责任，发

挥了巨大作用。疫情初期，国际社会对中国提供了大量的政治支持和物资捐助。2020 年 2 月起，新冠肺炎疫情逐渐转变为全球性危机，国内疫情渐趋平稳之后，中国从受助国变为援助方，将抗疫物资捐赠给全球许多国家、地区及国际组织，派出医护人员并交流抗疫经验，积极努力，促进全球及区域公共卫生安全。

新冠肺炎疫情的暴发和全球范围的蔓延，群体免疫进程的推进使新冠疫苗成为更具广泛意义、全球更加急需的卫生公共产品。新发传染病是人类面临的严峻挑战，确保疫苗能够在各个国家之间，尤其是在低收入国家得到公平分配，显得非常重要。中国于 2020 年 10 月正式加入由世界卫生组织、全球疫苗免疫联盟等国际机构共同成立的“新冠肺炎疫苗实施计划”，致力于向外部世界提供用得上、用得起的疫苗，以实际行动推进全球疫苗公平合理分配，承担起保护世界人民的健康安全和维护世界和平稳定的大国责任。

中国很早就开展了新冠疫苗的研发工作，2021 年 5 月世界卫生组织将中国国药新冠疫苗列入“紧急使用清单”，这是中国生产的第一个获得世界卫生组织紧急使用授权的新冠疫苗，也是非西方国家首个获得世界卫生组织支持的疫苗。同年 6 月，中国科兴公司研发的新冠疫苗也通过了该认证。此后，中国疫苗凭借出色的有效性和安全性获得了国际社会的高度认可。另外，由于中国的新冠疫苗相对于其他疫苗稳定性更高，更易于储存，更适用于资源匮乏的环境，中国新冠疫苗对帮助全球经济欠发达的地区获得疫苗，解决全球新冠疫苗分配不均等问题具有重要意义。截至 2022 年 5 月，中国已累计向 153 个国家和 15 个国际组织提供了 46 亿件防护服、180 亿人份检测试剂、4300 余亿只口罩、22 亿剂新冠疫苗等抗疫物资，成为对外提供疫苗最多的国家。

综上所述，中国在公共卫生安全领域的国际交流与合作始终坚持维护本国人民健康权益与维护全人类健康权益的辩证统一，在保障国民健康的基础上，不断加强同世界各国和国际组织的合作，致力于在全球范围内促进人人享有健康，为维护国际社会卫生安全、实现全球健康共同发展做出新的贡献。

参考文献

[1] 王坤，毛阿燕，孟月莉，等．中国公共卫生体系建设发展历程、现状、问题与策略[J]．中国公共卫生，2019，35（7）：801-805．

[2] 孟庆跃．卫生政策与体系研究回顾与展望[J]．中国卫生政策研究，2017，10（7）：1-5．

[3] 孙点剑一，李立明．浅谈公共卫生与疾病预防控制体系建设[J]．中国科学院院刊，2020，35（9）：1096-1104．

[4] 梅林，郑建中．公共卫生安全保障的原则和基本措施[J]．医学综述，2010，16（15）：2307-2309．

[5] 陈坤．公共卫生安全[M]．杭州：浙江大学出版社，2007．

[6] 吴超．从卫生防疫到全民健康：新中国的疫病防控和公共卫生安全事业[J]．中国井冈山干部学院学报，2020，13（2）：9．

[7] 杨维中．中国公共卫生 70 年成就[J]．现代预防医学，2019，46（16）：4．

[8] 李洁．从“制度”到“生活”：新中国 70 年来公共卫生政策演变[J]．中国公共卫

生，2019，35（10）：4.

[9] 胡兴强，任军. 中国公共卫生服务发展与改革历程[J]. 中国公共卫生管理，2019，35（3）：339-342.

[10] 徐婷，鲍勇，王韬. 中国公共卫生应急管理体系的变迁与效果分析[J]. 中国公共卫生，2020，36（12）：1704-1706.

[11] 康晋霞，张一波. 突发性公共卫生事件应急管理比较分析：国家治理体系视角[J]. 内蒙古科技与经济，2020（15）：3-6.

[12] 王红伟. 中国突发公共卫生事件应急管理体系建设研究[J]. 卫生经济研究，2021，38（9）：41-44.

[13] 刘志东，高洪玮，王瑶琪，等. "新冠疫情"背景下中国突发公共卫生事件应急管理体系的思考[J]. 中央财经大学学报，2020（4）：109-115.

[14] 姚建红，范玉改，刘智勇，等. 健全国家卫生应急管理体系的对策和建议[J]. 中国护理管理，2021，21（4）：637-640.

[15] 王晨光. 疫情防控法律体系优化的逻辑及展开[J]. 中外法学，2020，32（3）：19.

[16] 华生，蔡倩，汲铮，等. 中国传染病防控预警机制探究：来自新冠病毒疫情早期防控中的启示[J]. 管理世界，2020，36（4）：1-12.

[17] 邓卫文. 中国传染病监测预警制度的现状、问题及优化路径[J]. 岭南学刊，2021（3）：62-68.

[18] 陶芳芳，郑雅旭，冯玮，等. 传染病监测预警系统在上海市新型冠状病毒肺炎防控中的作用与完善建议[J]. 中国卫生资源，2021，24（6）：735-738.

[19] LIU P, GUO Y, QIAN X, et al. China's distinctive engagement in global health[J]. Lancet, 2014, 384(9945): 793-804.

[20] 马婷，唐贤兴. 时空变迁与复合结构：全球卫生健康治理中的中国角色[J]. 南京社会科学，2022（2）：51-60.

[21] TANG K, LI Z, LI W, et al. China's Silk Road and global health [J]. Lancet, 2017, 390(10112): 2595-2601.

[22] 张新平，代家玮. 上海合作组织参与全球公共卫生治理的动因、困境与路径[J]. 和平与发展，2021（1）：37-56+131-132.

[23] 尹慧. 中日韩卫生合作的现状、挑战与启示[J]. 当代韩国，2017（2）：15-24.

[24] GREEN A. Forum on China-Africa cooperation: what it means for health[J]. Lancet, 2018, 392(10152):998-999.

[25] 金音子，谢铮，赵春山，等. 国际关注的突发公共卫生事件下中国参与全球卫生治理的挑战及对策[J]. 北京大学学报（医学版），2020，52（5）：799-802.

[26] 周玉渊. 中非合作论坛 15 年：成就、挑战与展望[J]. 西亚非洲，2016（1）：4-21.

[27] 王丹，刘继同. 中国参与湄公河地区全球卫生合作的基本类型及特点[J]. 太平洋学报，2019，27（4）：78-90.

[28] LI L, WANG K, CHEN Z, et al. US-China health exchange and collaboration following COVID-19[J]. Lancet, 2021, 397(10291): 2304-2308.

[29] WANG X, LIU P, XU T, et al. China-UK partnership for global health: practices and

implications of the Global Health Support Programme 2012-2019[J]. Global health research and policy, 2020, 5: 13.

[30] 刘佳佳，罗志，杨丽华，等. 中国与缅甸边境地区卫生跨境合作机遇及挑战[J]. 公共卫生与预防医学，2018，29（1）：5-7.

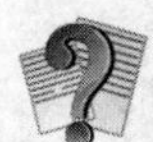

思考题

1. 中国公共卫生安全政策有哪些特点？
2. 中国公共卫生安全指导原则有哪些？
3. 什么是联防联控机制？
4. 中国的传染病监测预警系统有哪些？其作用机制是什么？
5. 中国在公共卫生安全领域的国际发展与合作具有哪些主要特点？

第七章 公共卫生事件应急管理

第一节　公共卫生事件应急管理体系

一、公共卫生事件应急管理的内涵、原则与体系

2003年国务院发布的《突发公共卫生事件应急条例》中，将突发公共卫生事件定义为：突然发生，造成或者可能造成社会公众健康严重损害的重大传染病疫情、群体性不明原因疾病、重大食物和职业中毒以及其他严重影响公众健康的事件。2007年8月颁布的《中华人民共和国突发事件应对法》中，将突发事件分为自然灾害、事故灾难、公共卫生事件和社会安全事件四类，公共卫生事件正式成为应急管理的重要客体之一。按照事件性质、危害程度、涉及范围等，公共卫生事件一般分为特别重大（I级）、重大（II级）、较大（III级）和一般（IV级）四级。

公共卫生事件具有以下特征。一是事发突然，突发公共卫生事件往往突然发生，导致没有足够的时间进行相关救助物资及应急人员的充分储备。二是波及范围广，通常不是针对某个个体或组织，而是对相当大的时空范围的公共群体造成影响，导致在后续应对中要投入更多人力物力，也为应急救援提出了重要挑战。三是救助要求高，单一主体难以实现全面救助，而且不同公共卫生事件具有不同点，需要具备较为专业的知识以对事件的发生发展予以合理推断。四是影响深远，事件所造成的影响并不是短暂、能够快速消除的，而往往伴随着较大的经济损失和人员伤亡，经济生产和生活秩序恢复是一个长期、持续的过程。

（一）内涵

公共卫生事件应急管理是指为了预防和处置突发公共卫生事件或突发事件公共卫生问题，运用应急管理的科学和技术手段，达到控制和减少危害的一门科学和艺术。从概念特征来看，应急管理属于管理学的分支学科，而公共卫生事件应急管理则是把应急管理的科学和技术应用于公共卫生领域的具体实践活动。

根据事件发生发展过程，公共卫生事件应急管理可分为应急准备、预测预警、应急响应、恢复重建四个阶段。

（1）应急准备阶段是在事件发生之前形成应急预防常态化机制，做好充足的资源储备，包括防控物资及人力资源两方面，同时要建立完善的应急预案体系，并进行定期演练与及时更新，保障事件发生时能够快速启动应急预案，确保应急物资到位，做到有备无患。

（2）预测预警阶段指建立健全监控检测、预测预警机制，能够及时发现并快速反应，将事件影响控制在最小范围内，最大限度减少伤亡、降低损失。

（3）应急响应阶段指在事件应对过程中的一系列具体工作，是应急管理工作最重要也是最核心的工作之一，应对措施以及应对手段、应对能力直接影响公共卫生事件的解决程度。

（4）恢复重建阶段是在公共卫生事件后期，着力开展卫生防疫及生产生活秩序恢复工作，具有长期性特点，全方位解决事件应对的遗留问题，保障经济社会生态重回正轨。

（二）原则

依据《国家突发公共卫生事件应急预案》，公共卫生事件应急管理工作应当遵循预防为主、常备不懈，统一领导、分级负责，依法规范、措施果断，依靠科学、加强合作的原则。

（1）预防为主、常备不懈。提高全社会对公共卫生事件的防范意识，落实各项防范措施，做好人员、技术、物资和设备的应急储备工作。对各类可能引发公共卫生事件的情况要及时进行分析、预警，做到早发现、早报告、早处理。

（2）统一领导、分级负责。根据公共卫生事件的范围、性质和危害程度，对公共卫生事件实行分级管理。各级人民政府负责公共卫生事件应急处置的统一领导和指挥，各有关部门按照预案规定，在各自的职责范围内做好公共卫生事件应急处置的有关工作。

（3）依法规范、措施果断。地方各级人民政府和卫生行政部门要按照相关法律、法规和规章的规定，完善公共卫生事件应急体系，建立健全系统、规范的公共卫生事件应急处置工作制度，对公共卫生事件和可能发生的公共卫生事件做出快速反应，及时、有效开展监测、报告和处理工作。

（4）依靠科学、加强合作。公共卫生事件应急工作要充分尊重和依靠科学，要重视开展防范和处理公共卫生事件的科研和培训，为公共卫生事件应急处置提供科技保障。各有关部门和单位要通力合作、资源共享，有效应对公共卫生事件。要广泛组织、动员公众参与公共卫生事件的应急处置。

（三）“一案三制”的应急管理体系

作为政府应对突发事件、发挥社会管理功能的一项重要任务，应急管理是一项复杂的系统工程，具有多主体、多目标、多任务等特征，事前准备、事中处置、事后恢复等阶段和环节须不断循环完善。2003 年“非典”疫情后，建设中国应急管理体系的民间诉求上升为国家意志。同年 10 月，中国政府提出“建立健全各种预警和应急机制，提高政府应对突发事件和风险的能力”的重大决策，明确以政府为核心的“一案三制”国家应急管理体系框架，逐渐向综合性、系统性体系转变。2006 年国务院出台《国家突发公共事件总体应急预案》，作为中国应急管理体系的总纲领，阐明中国应急管理体制是“分类管理、分级负责，条块结合、属地管理为主”，明确领导机构、办事机构、工作机构、地方机构和专家组共同构成的组织机构；运行机制包括“预测与预警、应急处置、恢复与重建、信息发布”；应急预案体系则是由“国家总体应急预案、国家专项应急预案、国务院部门应急预案、地方应急预案、企事业单位应急预案、重大活动应急预案”等构成。

应急管理体系是为明确行为主体及其角色定位、行为的方式与边界，在一定的规则约束下建立起的制度系统。“一案三制”本质上是系统活动的抽象，集中概括了应急管理体系的核心内容，明确了突发事件应急管理的主体、规范、方法和程序，彼此联系、互为补充，构成具有特定功能的有机整体。

“一案三制”的关联结构及其行为方式，内嵌于制度系统（见图 7.1）。应急法制是体系运行的规范，强调应急主体行为的约束与边界，规定机构的设置与职能，明确命令传递、信息沟通等指挥协调机制，规范个人及组织的行为，规制系统运行，具有指导性准则作用。应急体制是体系运行的基础，强调主体的关联关系，以权力为核心，组织结构为主要内容，明确应急主体的组织形式、职能分工等，相当于人机系统中的硬件，具有先决性基础作用。应急机制是应急法制与体制的管理方法与措施的规范化、制度化，强调主体相互作用的过程与效率，以运行为核心，处置方式为主要内容，解决组织协调、信息沟通、资源调度等问题，相当于人机系统中的软件，具有支持性保障作用。应急预案是法制、体制、机制三者作用关系的外化，构成系统运行的载体，强调主体微观层次的操作执行，按照法制的要求，结合体制机制实际，精细化应急管理流程，促进应急管理的有序高效。应急法制是前提，属牵引力；应急体制是基础，属推动力；应急机制是保障，属助动力；应急预案是载体，属支撑力。它们相互耦合、有机接驳，构成应急管理体系运行和演化的动力结构。

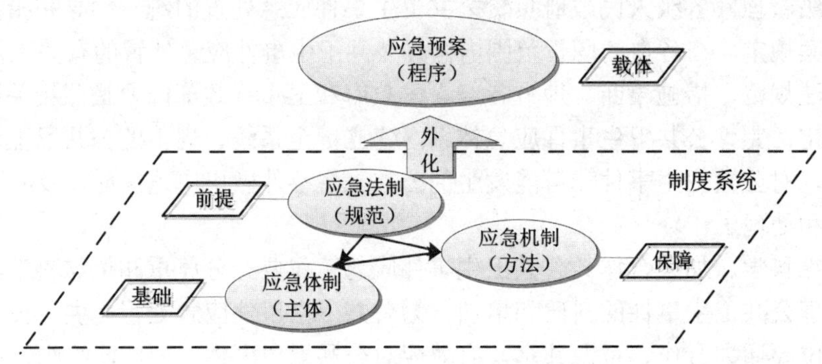

图 7.1 “一案三制”的关联结构及其行为方式

“一案三制”明确了公共卫生事件应急管理的组织结构、工作流程和制度规范等，在应对公共卫生事件中发挥了重要作用，形成了中国特色的公共卫生事件应急处置模式。公共卫生事件应急管理的应急预案、体制、机制和法制具有不同的功能，四者之间相辅相成。体制是基础，是宏观层次的战略决策，具有一定的刚性，主要内容包括应急管理各级组织架构及权限划分。机制是中观层次的战术决策，主要内容是依据相关法律规则和规章制度等运行的流程。法制以相关的法律、法规和规范准则为主要内容，保障应急管理体系正常运行。应急预案是微观层次的具体执行，主要通过模拟演练来提高应急管理能力。

二、体制构成

公共卫生事件应急体制是事件应对的管理机构及其制度规范体系。《中华人民共和国突发事件应对法》确立了“统一领导、综合协调、分类管理、分级负责、属地管理为主的应急管理体制”，2018 年 3 月应急管理部成立后，逐步形成、初步形成统一指挥、专常兼备、反应灵敏、上下联动的中国特色应急管理体制。目前，中国公共卫生事件应急体制由中央政府领导，相关部门与地方政府各负其责，社会组织与人民群众广泛参与。应急办事机构既有常设机构，又有非常设机构，涵盖了从中央到地方各个层级。公共卫生事件发生时，还会成立现场应急指挥部。依据中国行政管理体制和对突发公共事件应急管理原则的分析，将公共卫生事件应急管理组织体系解读为四类机构体系：应急指挥机构、日常管理机构、专家咨询机构和应急处置专业技术机构（见图 7.2）。

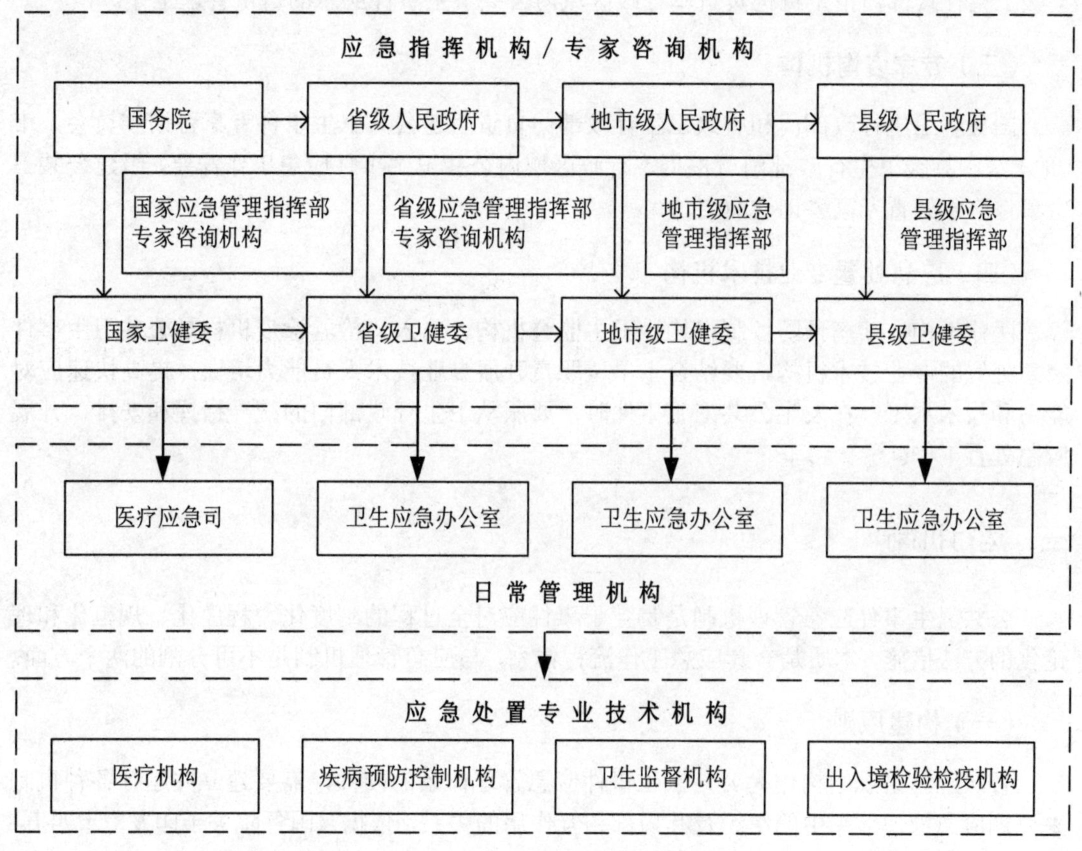

图 7.2　公共卫生事件应急管理组织体系

（一）应急指挥机构

依据《国家突发公共卫生事件应急预案》，国家卫健委依照职责和预案规定，在国务院统一领导下，负责组织、协调全国公共卫生事件应急处置工作，并根据公共卫生事件应急处置的实际需要，提出成立全国公共卫生事件应急指挥部。

地方各级人民政府卫生行政部门依照职责和预案的规定，在本级人民政府统一领导下，负责组织、协调本行政区域内公共卫生事件应急处置工作，并根据公共卫生事件应急处置工作的实际需要，向本级人民政府提出成立地方公共卫生事件应急指挥部的建议。地方各级人民政府及有关部门和单位按照属地管理的原则，切实做好本行政区域内公共卫生事件应急处置工作。

（二）日常管理机构

国家卫生健康委员会医疗应急司负责组织协调传染病疫情应对工作，承担医疗卫生应急体系建设，组织指导各类突发公共事件的医疗救治和紧急医学救援工作。各省、自治区、直辖市人民政府和新疆生产建设兵团卫生行政部门及军队系统参照国务院卫生行政部门公共卫生事件日常管理机构的设置及职责，结合各自实际情况，指定公共卫生事件的日常管理机构，负责本行政区域或本系统内公共卫生事件应急的协调、管理工作。各市（地）级、县级卫生行政部门指定机构负责本行政区域内公共卫生事件应急的日常管理工作。

（三）专家咨询机构

国务院卫生行政部门和省级卫生行政部门负责组建公共卫生事件专家咨询委员会。市（地）级和县级卫生行政部门可根据本行政区域内公共卫生事件应急工作需要，组建公共卫生事件应急处置专家咨询委员会。

（四）应急处置专业技术机构

医疗机构、疾病预防控制机构、卫生监督机构、出入境检验检疫机构是公共卫生事件应急处置的专业技术机构，要结合本单位职责开展专业技术人员能力培训，提高快速应对能力和技术水平，在发生公共卫生事件时，要服从卫生行政部门的统一指挥和安排，开展应急处置工作。

三、运行机制

公共卫生事件应急管理机制是贯穿于事件应对全过程的制度化、程序化、规范化和理论化的方法措施，本质是一套应急工作流程体系，与应急管理机制是不可分割的两个方面。

（一）构建原则

各级应急组织结构作为公共卫生事件应急管理体系的硬件，需要建立并运行各种机制来协调应急管理体系中的组织及其内部相互作用的关系，依据《国务院关于印发“十四五”国家应急体系规划的通知》，构建原则包括以下三个。

1. 坚持统一领导

加强中央对应急管理工作的集中统一领导，保持政令的畅通，按照公共卫生事件的等级，分别由中央和地方政府不同层次地实施应急管理。跨省区或者特别重大的公共卫生事件由国务院及有关部门直接管理，地方各级政府予以配合；其他局部性或一般公共卫生事件由地方各级政府负责处理，充分发挥地方政府、卫生行政主管部门和专业应急指挥机构的作用。

2. 坚持预防为主

公共卫生事件应急运行机制要做到关口前移、重心下移，加强源头管控，夯实安全基础，强化事故风险评估、隐患排查、监测预警，综合运用人防物防技防等手段，真正把问题解决在萌芽之时、成灾之前。

3. 保证高效运作

通过对资源的合理配置和有效利用，能科学认识和系统把握事件致灾规律，统筹事前、事中、事后各环节，进行差异化管理、精细化施策，提高应急资源的使用效率和应急管理工作效率。此外，突发卫生事件准确及时的高效响应，也为中央和地方精准发布预警、处置救援、恢复重建等提供保障。

（二）主要内容

公共卫生事件应急管理机制结构体系如图 7.3 所示。

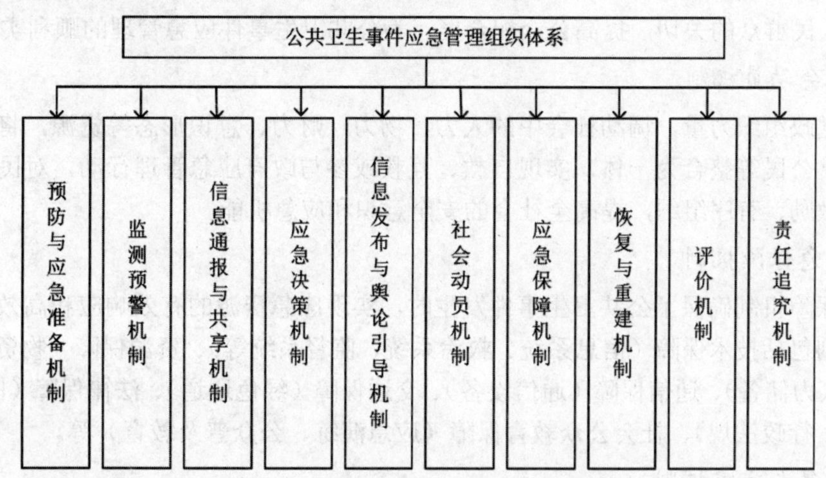

图 7.3 公共卫生事件应急管理机制结构体系

1. 预防与应急准备机制

公共卫生事件应急管理要坚持预防为主、应急为辅的原则。预防与应急准备是应急管理的基础性工作，主要通过预案管理、培训演练、资源管理、应急能力评估、应急意识等，做好各项基础常规性管理工作，从基础层面提高公共卫生事件应急管理水平。

2. 监测预警机制

监测预警机制是各级机构针对可能发生的公共卫生事件（不同类别的传染病、食物中毒、职业中毒等），建立健全监测网络，开展风险检测，做到事件早发现、早报告、早处理，降低公共卫生事件发生的概率及可能造成的损失，对公共卫生事件的及时有效预防处置至关重要。

3. 信息通报与共享机制

统一高效的公共卫生事件信息通报与共享系统，是实现各级机构互联互通和高效决策的关键。公共卫生事件信息报告要按照规定形式，及时准确报告责任单位、疾病情况、所需物资、事件特征等信息，为公共卫生事件的监测预警及后续指挥决策工作奠定基础。2003 年“非典”疫情之后，我国搭建了全球最大的传染病疫情和突发公共卫生事件网络直报系统，传染病疫情信息平均报告时间从原来的 5～7 天缩短至 2～4 小时。

4. 应急决策机制

应急决策贯穿于事前预防准备、事中应急管理、事后恢复重建，直接反映着应急管理的能力。建立公共卫生事件应急决策系统，需要构建统一领导的应急指挥协调中心，打破各部门条块分割的桎梏，强化政府综合协调的能力。组建应急专家委员会，增强决策的科学性和前瞻性，提高应急决策机构水平。明确各级决策机构的决策权力、职责范围和责任追究等，加强应急决策的问责机制建设。

5. 信息发布与舆论引导机制

公共卫生事件信息发布要做到高时效、全面、客观。事件发生第一时间要向公众发布简要信息，避免事件继续大规模扩散。做好事件处置信息以及后续跟进工作，如事发原因、政府应对措施以及公众防范措施等。信息发布形式坚持多元化和快报慎报原则，保证信息发布的及时性和覆盖率。与此同时，还要积极引导社会舆论走向，坚持以正面宣传为主，主动回应人民群众的关切，提高公众配合度，为公共卫生事件应急管理的顺利实施助力。

6. 社会动员机制

发动党政组织力量，调动社会中的人力、物力、财力、意识形态等资源，将政府、企业、社会、公民等整合为一体，实现自救、互救或参与政府应急管理行动，对民众善意疏导、正确激励、有序组织，提高全社会的安全意识和应急机能。

7. 应急保障机制

应急保障机制确保了公共卫生事件发生时，实现应急资源的有效响应和高效供给。应急保障机制包括技术保障（信息系统、救治系统、监督系统等）、资源保障（物资储备、经费保障、人力储备）、通信保障（通信设备）、交通保障（绿色通道）、法律保障（国际条例、法律法规、行政法规）、社会公众教育保障（应急演练、公众普及教育）等。

8. 恢复与重建机制

公共卫生事件的结束不代表应急管理的结束，恢复与重建是应急管理中的重要一环。政府要做好常态管理与应急管理的有序转换，运用政策优惠及经济补贴等，帮助社会公众尽快恢复正常生产生活。

9. 评价机制

公共卫生事件结束后，各级指挥机构应依据公平、公开、公正的原则，有序组织，对应急管理的各个环节进行客观评估与评价。依据评估结果，探寻应急管理中的薄弱环节，提出改进意见，优化应急管理流程。

10. 责任追究机制

公共卫生事件结束后，要依据责任追究机制，对于应急管理中表现好的先进集体或先进个人进行表彰，对于失职行为进行责任追究。

四、法制支撑

公共卫生事件应急管理法律体系是应急状态下各种法律法规的总和，规定了社会和国家的应急状态及其权限。一方面，中国坚持依法治国的基本方略，应急管理同样离不开法制支撑，法制能使应急管理更加高效，是应急管理的基本手段。另一方面，由于公共卫生事件具有突发性、影响深远和范围广的特点，会威胁到人类社会的稳定发展，这就需要建设公共卫生应急法制体系，对社会进行强约束，同时协调各利益主体之间的矛盾，降低其对社会的影响。2003 年“非典”疫情后，在公共卫生事件的处置上，相关部门积累了丰富经验。在此基础上，中国逐步构建了从中央到地方的公共卫生事件法制支撑体系，主要包括以下五类。

（一）法律体系

经过多年的开拓进取和修订完善，中国突发事件应对法律体系不断完善，以宪法为根本指导，建立了以《突发事件应对法》为基础，各地方法规为支撑的突发事件应急管理法律体系。《突发事件应对法》从如下五个方面做了规定：一是建立了处置突发事件的组织体系和应急预案体系，为有效应对突发事件做了组织和制度准备；二是建立了突发事件监测网络、预警机制和信息收集与报告制度，为最大限度减少人员伤亡、减轻财产损失提供了前提；三是建立了应急救援物资、设备、设施的储备制度和经费保障制度，为有效处置突发事件提供了物资和经费保障；四是建立了社会公众学习安全常识和参加应急演练的制度，为应对突发事件提供了良好的社会基础；五是建立了由综合性应急救援队伍、专业性应急救援队伍、单位专职或者兼职应急救援队伍以及武装部队组成的应急救援队伍体系，为做好应急救援工作提供了人员保证。

（二）行政法规

行政法规是指国务院根据宪法和法律，按照法定程序制定的有关行使行政权力，履行行政职责的规范性文件的总称。行政法规一般以条例、办法、实施细则、规定等形式组成，效力仅次于宪法和法律，高于部门规章和地方性法规。与公共卫生事件相关的行政法规主要包括《中华人民共和国传染病防治法实施办法》《国内交通卫生检疫条例》《公共卫生事件应急条例》《重大动物疫情应急条例》《公共卫生事件与传染病疫情监测信息报告管理办法》《国家公共卫生事件应急预案》《医疗机构管理条例》等。

（三）地方性法规

地方性法规是指法定的地方国家权力机关依照法定的权限，在不与宪法、法律和行政法规相抵触的前提下，制定和颁布的在本行政区域范围内实施的规范性文件。地方性法规低于宪法、法律和行政法规。例如，2019 年新冠肺炎疫情发生后，各地结合本地情况所颁发的应急管理条例或办法：《北京市公共卫生事件应急条例》《上海市公共应急管理条例》《浙江省公共卫生事件应急办法》等。

（四）部门规章

部门规章是国务院各部门、各委员会、审计署等根据法律和行政法规的规定和国务院的决定，在本部门的权限范围内制定和发布的调整本部门范围内的行政管理关系的，不得与宪法、法律和行政法规相抵触的规范性文件，主要指命令、指示、规定等，一般以《意见》《通知》等形式下发。例如，《国务院办公厅关于加强基层应急管理工作的意见》《国务院关于全面加强应急管理工作的意见》《医院感染管理办法》《关于卫生监督体系建设的若干规定》等。

（五）预案

依据《中华人民共和国传染病防治法》《中华人民共和国食品卫生法》《中华人民共和国职业病防治法》《中华人民共和国国境卫生检疫法》《公共卫生事件应急条例》《国内交通卫生检疫条例》《国家突发公共事件总体应急预案》等制订的有效预防、及时控制和消除公共卫生事件及其危害，指导和规范各类公共卫生事件的应急处置工作的预案。

五、应急预案

应急预案是有效预防、及时控制和消除公共卫生事件及其危害的基础，2003 年“非典”疫情凸显了中国公共卫生事件应急管理机制的短板，2006 年 2 月国务院发布了《国家公共卫生事件应急预案》，适用于突然发生、造成或者可能造成社会公众身心健康严重损害的重大传染病、群体性不明原因疾病、重大食物和职业中毒以及因自然灾害、事故灾难或社会安全等事件引起的严重影响公众身心健康的公共卫生事件的应急处置工作，标志着中国公共卫生事件应急管理体制的建立。

到目前为止，中国已经基本建成国家到地方的综合预案、专项预案和部门预案等构成的预案体系（见图 7.4）。

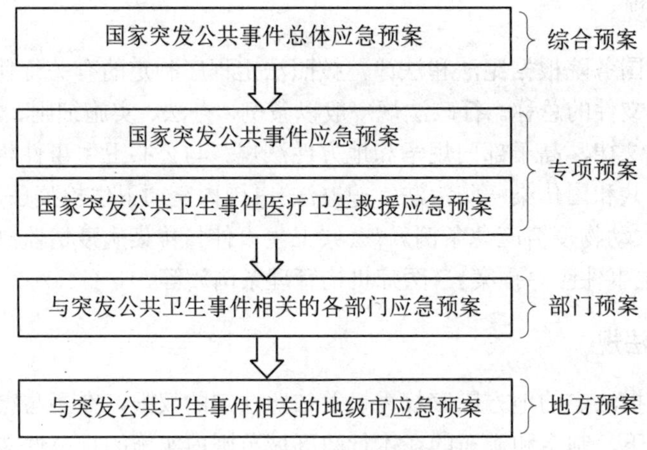

图 7.4　公共卫生事件预案体系

（1）国家总体应急预案。《国家突发公共事件总体应急预案》是由国务院制订的，应对特别重大突发公共卫生事件的总体、全面的预案，是全国应急预案体系的总纲领，以场外指挥与统一指挥为主，侧重于应急救援活动的组织协调。

（2）国家专项应急预案。针对传染病等重要专项工作而制订的涉及多个部门职责的工作方案，是制订各类单项公共卫生应急预案和部门预案的重要依据。公共卫生事件专项应急预案体系的总纲是《国家突发公共卫生事件应急预案》和《国家突发公共事件医疗卫生救援应急预案》。

（3）国务院部门预案。公共卫生应急部门预案是为有效应对公共卫生事件或突发事件公共卫生问题而制订、实施的应急预案，侧重于突发事件发生后，本部门的权责、应对措施、资源保障、部门联动等具体办法。例如，《国家突发公共事件医疗卫生救援应急预案》

（2006 年 2 月 26 日发布）、《卫生部核事故和辐射事故卫生应急预案》（卫应急发〔2009〕101 号）、《全国自然灾害卫生应急预案（试行）》（卫应急发〔2009〕40 号）、《卫生部突发中毒事件卫生应急预案》（2011 年 5 月 12 日发布）、《突发事件卫生应急预案管理办法》（国办发〔2013〕101 号）、《高温中暑事件卫生应急预案》（2007 年 7 月 19 日发布）等。

（4）地方应急预案。省市县政府等制订的专项和部门公共卫生事件应急预案，侧重明确公共卫生事件的组织指挥机制、信息报告要求、分级响应及响应行动、队伍物资保障及调动程序、下级政府职责等，重点规范所属政府层面的应对行动，同时体现指导性，例如，《四川省突发公共卫生事件应急预案（试行）》《成都市突发公共卫生事件应急预案》《成都市青羊区食品安全突发事件卫生应急预案》等。此外，机关、企业、事业单位、社会团体和居委会、村委会等法人和基层组织、大型企业集团可根据相关标准规范和实际工作需要，参照国际惯例，制订本单位/组织公共卫生事件应急预案体系，侧重明确应急责任主体及详细流程，体现自救互救、信息报告和先期处置等特点。

预案定稿以后，通过定期评估和日常演练查找预案的不足之处进而完善应急预案，这是提高预案的可操作性的重要途径，通过评估测试后的预案方可发布。应急预案评估流程如图 7.5 所示。

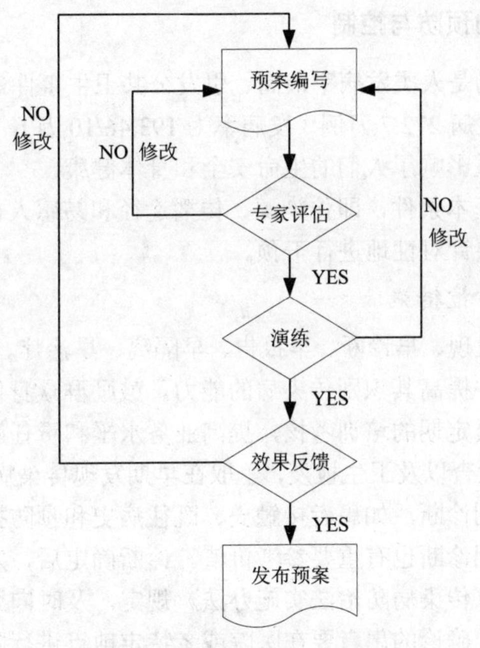

图 7.5　应急预案评估流程

第二节　预防与应急准备

预防与应急准备是公共卫生事件应急管理的首要环节，主要指在公共卫生事件发生之前，为了阻止事件发生和减少事件发生后造成的损失所做的各种预防性和准备工作。中国

《公共卫生事件应急条例》和《国家公共卫生事件应急预案》都明确指出了“预防为主、常备不懈”的应急工作原则。与应急管理其他环节相比，预防与应急准备可以在根源上减少公共卫生事件的发生及其负面影响，节省大量的人力、物力和财力。

一、疾病预防与控制

在人类文明发展的历史长河中，各类疾病始终是人类生命安全的重大威胁。天花、鼠疫、霍乱等传染病给人们的生命财产安全造成了巨大影响。21 世纪后，个人和物资的跨境频繁流动、土地利用方式变化、生物多样性消失和生态系统退化等，为病原体全球传播创造了条件，严重威胁人类健康。预防是最经济有效的健康策略，疾病预防与控制是保护公共卫生安全、维护社会稳定的重要保障。早在 1983 年 12 月 23 日，中国预防医学中心成立，之后在 1986 年 1 月 19 日更名为中国预防医学科学院。2002 年 1 月 23 日，在中国预防医学科学院、卫生部工业卫生实验所、中国健康教育研究所、中国农村改水技术中心的基础上，组建成立中国疾病预防控制中心，它是由国家卫生健康委员会主管的事业单位，实施国家级疾病预防控制与公共卫生技术管理和服务。

（一）传染性疾病的预防与控制

迄今为止，传染病仍是人类发病率最高、引发公共卫生事件最多的病种。2021 年，全国甲、乙类传染病报告发病 272.7 万例（发病率为 193.46/10 万），报告死亡 2.2 万人（死亡率为 1.5733/10 万），严重影响了人们的生命安全和身体健康。

传染病传播需三个基本条件，即传染源、传播途径和易感人群，缺一不可。因此，传染性疾病的预防与控制要针对性地进行干预。

1. 针对传染源的防控措施

对感染患者做到早发现、早诊断、早报告、早隔离、早治疗。通过开展卫生宣传活动，增长人民群众防病知识并提高其识别传染病的能力，鼓励群众身体不适时及时就医，减少疾病传播。加强医务人员定期的培训考核，提高业务水平和责任感，减少漏诊、误诊。开展人群普查、定期健康检查以及卫生检疫，争取在早期发现传染病患者。在传染病诊断中，流行病学资料有助于早期诊断，如患者接触史、既往病史和预防接种史等。此外，年龄、职业和季节性特征对早期诊断也有重要参考价值。诊断确定后，发现传染病的医务人员以及卫生防疫人员要根据《传染病防治法实施办法》规定，及时向卫生行政部门指定的卫生防疫机构报告疫情。对于确诊的患者要在医院或者特定地点进行隔离，防止病毒进一步传播，也帮助患者尽早得到合理治疗，恢复正常生活。对危害性大、经济价值不大的家畜或野生动物传染源应捕杀、焚烧或深埋，危害性不大且有经济价值的动物可以进行隔离治疗。此外，要做好家畜的预防接种和检疫工作。

2. 针对传播途径的防控措施

被传染源污染的外界环境，主要采取消毒、杀虫和实施其他卫生措施，切断传播途径，从而有效控制传染病传播。消毒可以杀灭环境中的病原体，分为预防性消毒、随时消毒和终末消毒三种。预防性消毒是指平时为防止传染病的发生和流行所采取的消毒措施；随时消毒是指对患者或者携带者的排泄物、生活垃圾及其所污染的物品进行消毒；终末消毒是指病人离开原住地后，对原住室、衣物、用具、活动场所进行的彻底消毒。杀虫可以切断虫媒传染病的传播途径，而卫生措施则是通过净化水源、加强食品监督、垃圾处理等方法减少肠道类传染病的传播。

3. 针对易感人群的防控措施

对于易感人群，主要通过提高其机体非特异性免疫能力来减少感染的可能性。一方面通过改善日常生活条件，饮食上营养均衡，并加强体育锻炼来提高身体免疫力。另一方面则是通过接种疫苗或者服用特定药物来提高机体的特异性抵抗力。

（二）非传染性疾病的预防与控制

非传染性疾病是指公共卫生事件中除了重大传染病疫情之外的严重影响公众健康的事件。

1. 群体性不明原因疾病的防控措施

群体性不明原因疾病是指一定时间内（通常是指 2 周内），在某个相对集中的区域（如同一个医疗机构、自然村、社区、建筑工地、学校等集体单位）内同时或者相继出现 3 例及以上相同临床表现，经县级及以上医院组织专家会诊，不能诊断或解释病因，有重症病例或死亡病例发生的疾病。首先，各级医疗机构、疾病预防控制机构、卫生监督机构在日常监测工作中，加强对不明原因疾病的监测，尽早发现不明原因疾病苗头，减少人员伤亡。及时上报，同时开展健康教育，提高居民卫生意识。其次，若出现多例有相似症状的不明原因疾病，先对患者进行隔离治疗，并及时分析不明原因疾病的分布地区、感染症状及发展趋势，寻找和发现异常情况。再次，当确定为群体性不明原因疾病后，卫生行政部门要迅速组织群体性不明原因疾病专家组赴事发地现场会商，分析、查找病因，在流行病学病因查清后，立即实行有针对性的控制措施。最后，如果发现有传染的迹象，立刻按照传染病的防控措施进行感染者的隔离、环境消杀等工作。对于无传染性的不明原因疾病，要对患者积极救治，减少伤亡，并尽快疏散可能继续受致病源威胁的群众。

2. 重大食物和职业中毒的防控措施

重大食物和职业中毒是指由于食品污染和职业危害的原因而造成的人数众多或者伤亡较重的中毒事件。首先，避免重大食物和职业中毒事件的重点在于日常预防。负责多人就餐的食堂在食物采购、制作、储存过程要严格遵守卫生规定；从事特殊化学制品工作的职业人员严格按照规定做好防护措施，工厂也应及时革新生产工艺，提高生产过程的自动化，合理规划劳动时间和厂区布置，加强卫生保健，保护职工健康。其次，各级卫生行政部门指定医疗卫生机构开展突发中毒事件的监测工作，一经确定立即上报，并及时将患者送医。再次，卫生行政部门应组织专家，开展毒物及突发中毒事件对公众健康危害的风险评估，为政府相关部门开展中毒预警和制定防控对策提供参考。最后，封锁相关危险区域并封存相关物品并及时消杀，防止人员继续接触有毒物质。

二、风险分析与评价

伴随着全球化和现代化的发展，人类社会已经进入了风险社会，各种风险事件不仅在数量、种类上明显增加，而且规模、范围、影响程度也不断扩大，对人类的公共卫生安全造成了严重威胁，因此及时准确的风险评估在控制疾病传播、保护群众健康、维持社会稳定等方面具有重要作用。中国也已制定颁发了《突发事件公共卫生风险评估管理办法》《突发公共卫生事件风险评估工作指南（2014 版）》《突发事件公共卫生风险评估技术方案（试行）》等文件，初步规范了突发事件公共卫生风险评估工作。风险评估共包含三个核心的子过程，即风险识别、风险分析和风险评价。

（一）风险识别

风险识别是根据需要评估的风险问题，发现和确认需开展风险评估的公共卫生事件或威胁，描述风险要素的过程，是风险分析和风险评价的基础。风险要素包括影响公共卫生事件发生可能性或后果严重性的事件、对疾病的科学认知，以及相关的事件背景。对于传染病类突发事件的风险评估，风险识别应重点描述事件发生的现况，当地已经采取的措施，已有研究或者防治实践经验对病原、临床特征、流行特征、危险因素和防治措施的认识等。事件发生背景因素可能会影响对风险分析和风险评价结果的判断，因此风险识别中还需要识别事件背景方面的内容，包括社会因素、经济因素、环境因素、伦理因素、政策与政治因素五个方面。

（二）风险分析

风险分析是基于风险识别的结果，结合风险源自身特点、风险承受和控制能力及分析过程中的不确定性，分析风险发生的可能性和后果的严重性，从而确定风险级别。风险分析的过程包括发生可能性分析、后果分析和不确定性分析。可能性分析主要依据风险识别中获取的监测数据或既往文献资料，分析并推测事件发生的可能性。目前，突发事件公共卫生风险分析多采用定性评估方法，事件发生的可能性一般用“几乎肯定、很可能、可能、不太可能、极不可能”进行描述。

后果分析要充分考虑到同一事件在不同时间、不同地区和不同背景下发生所造成的后果。在不确定性比较大的情况下，应更加关注具有潜在严重后果的情形，充分考虑事件的直接影响，不能忽视间接影响。事件发生后果的严重性一般用“极高、高、中等、低、极低”等进行描述。不确定性分析针对数据或资料不充分带来的不确定性因素及其对风险分析结果的影响，在风险评估结果中，要对评估过程中的不确定性进行描述。对于影响风险评估结果的关键性数据缺失，应当建议有关部门开展相关调查研究或建立相应的监测系统等，为后续风险评估提供进一步依据。

（三）风险评价

风险评价是将风险分析中事件发生的可能性和后果的严重性分析结果列入风险矩阵，得出相应的风险等级，同时对不确定性因素进行描述，并提出风险管理建议的过程。风险管理建议包括是否需要应对、采用什么应对策略、采用哪些应对措施及其优先次序等。

三、应急资源储备与保障

应急资源储备与保障是公共卫生事件应急管理顺利开展的重要保证和基础，包括应急资源储备、经费保障、通信与交通保障、法律保障以及人力资源保障。

（一）应急资源储备

应急资源储备包括基本生活物资（粮食、饮用水等）、医疗防护物资（口罩、消毒液等）、工程材料与机械加工设备（铁锹、发电机等），以及其他所有在公共卫生事件应对过程中所用的物资。中国应急资源储备体系主要由实物储备与能力储备两个部分构成。实物储备是指中央及各级地方政府、军队、企业、民间为了应对突发事件，按照一定的储备数量，全部以实物的形式将应急资源储备在各个仓库；能力储备包括生产能力储备及人才、技术能力储备。两者相互联系、互为补充，是物资准备体系的重要组成。但体系的完善仍需开放化的储备方式，即国家由政府、社会机构（如协会、企业联盟等）和企业共同承担。

充足的应急资源储备可以保证短期内物资的持续供应，从而保护遭遇公共卫生事件人员的生命财产安全，提高公共卫生事件应对效率，快速恢复社会生产、生活秩序，保障民生。目前，中国已初步建立国家救灾物资储备体系，包括12座中央生活类救灾物资储备库和35座通用储备仓库，同时还要建设华北、东北、华东、华中、华南、西南、西北综合性国家储备基地，保持30大类440余个品种的中央应急物资储备规模。此外，各省市自治区还有相应的省级储备库和多灾地县储备点，基本能保证灾后24小时首批救灾物资运送到灾区。当前，我国公共卫生应急物资储备与保障体系的法治保障不足，缺乏系统的应急物资保障管理体系，应急物资总体储备能力不足。

各级人民政府根据有关法律、法规和应急预案的规定，建立健全卫生应急物资储备体系。资源储备的原则是“统一规划、分级储备、确保急需、突出重点、品种齐全、动态储备”，确保应急所需物资和生活用品的及时供应，加强对物资储备的监督管理，及时予以补充和更新。

（二）经费保障

经费保障是各级政府处理各类公共卫生事件的物质基础，通过筹集、投入使用等一系列流转过程，保障公共卫生事件的预警、处置及善后整个过程。用作应急管理的财政资金来源渠道主要有六种：国家和地方的预备费、国家专项资金、对口支援、社会捐赠、国际援助和商业保险，其中国家和地方的预备费和国家专项资金占据相当大的比例，商业保险的巨灾险种方兴未艾。成熟的经费保障系统的运作应当包含五个内容：应急预算管理、应急财政支出管理、应急财政政策安排、应急财政监督以及应急财政绩效评估。然而公共卫生工作是一项公益性社会事业，现有财政供给难以满足卫生应急工作的需要，仍需不断完善。

（三）通信与交通保障

通信系统平时负责预警信息在各个部门之间的及时传递，在公共卫生事件发生时有效地保证对人力、物资的科学指挥和合理调度，减少了资源短缺、安排欠妥、使用效率低下的情况，在避免信息不对称、任务得不到有效传达等问题上发挥了很大作用。2009年，基于 ArcGIS 建设的国务院应急平台上线，通信系统保障实时接报公共卫生事件预测预警信息、现场图片、音视频多媒体等信息。而交通保障是确保应急人员和物资能够及时、安全地送达需求地的关键，通过卫生应急救援“绿色通道”，保证卫生应急救援工作的顺利开展。

（四）法律保障

法律法规是公共卫生事件应急管理的重要依据，使应急管理工作有法可依、有章可循，同时也起到了保障与监督的作用。2003 年“非典”疫情以来，中国修订了《传染病防治法》，陆续出台了突发事件应对法、突发公共卫生事件应急条例以及配套预案，已初步形成了具有中国特色的、科学完整的公共卫生事件应急法律体系，为公共卫生事件应急管理工作提供了法律遵循。新冠肺炎疫情暴露出突发公共卫生事件应急法律制度遇到新问题、面临新挑战。针对疫情暴露出来的短板和不足，应制定或修订有关法律法规，为中国应对突发公共卫生事件提供强有力的法制保障。

（五）人力资源保障

人力资源是应对公共卫生事件的主体，不仅要在公共卫生事件发生之前做到监测和识别相关风险、制订应急预案、负责相关培训和教育，也要在事件发生时快速准确地做出指挥调度、物资调配、人员救助，还要在事件发生后进行总结归纳，不断完善现有体系，从而更好地应对新的公共卫生事件。人力资源的保障与准备，通常包括专家队伍、管理人员队伍、专业救援队伍、非政府组织和志愿者队伍。由于公共卫生事件具有突发性、复杂性及紧急性，分析处理公共卫生事件时，需要具有专业知识技能的专家和人才，各应急管理机构一般根据实际情况聘请专家为应急管理提供决策建议，必要时让其参加公共卫生事件的应急处置工作。

统筹突发事件的指挥调度人员必须及时、准确地做出判断。因此，组建一支统一高效、业务精通、素质过硬的管理人员队伍是应对突发公共事件的首要任务。管理人员队伍按照组织体系、职责的不同，主要分布于领导机构、办事机构、工作机构、地方机构、各企业事业单位不同的组织中。专业救援队伍是处理和应对公共卫生事件的中流砥柱，是执行现场救援任务的主要力量，反应迅速、机动性高、业务精通、突击力强的专业救援队伍是处理突发公共事件的基础。专业救援队伍一般按照“一队多用、专兼结合、军民结合、平战结合”的原则进行组建，必要时也可以调动解放军和武装警察部队一起实施救援。

非政府组织和志愿者队伍也是应对公共卫生事件的主要力量，他们不仅更了解突发事件发生当地的情况，还在宣传教育、提高公众自救互救能力等方面发挥着重要作用。各级政府和相关部门发挥指导帮助作用，应不断提高非政府组织和志愿者队伍自身的规范化水平，同时积极开展应急志愿者队伍的培训和演练，实现应急管理社会化。

四、预案编制更新与应急演练

（一）应急预案的编制更新

2003 年，国务院发布《突发公共卫生事件应急条例》，指出“国务院卫生行政主管部门制定全国突发事件应急预案，省、自治区、直辖市人民政府根据全国突发事件预案，结合本地实际情况，制定本行政区域的突发事件应急预案”。但随着经济社会高速发展，预案的部分内容出现了与当前经济和科学技术不相适应之处，并且在“非典”疫情后，中国又经历了甲型 H1N1 流感、手足口病、三鹿奶粉事件、新冠肺炎疫情等重大公共卫生事件，付出了惨痛的代价，但也积累了一定的应对公共卫生事件的经验。因此，应及时对应对公共卫生事件、传染病防治等方面的法律法规和政策规范的内容加以更新、完善，为以后应对突发事件提供参考，减少人员伤亡与经济损失。

应急预案的编制一般分为五个步骤：组建应急预案编制队伍、开展危险与应急能力分析、内容编制、预案评审与发布、预案的实施。科学的应急预案，通常包含总则、组织指挥体系及职责、管理流程、保障措施、附则、附录六大要素。这六大要素相互联系、相互支撑，共同构成了一个完整的突发事件应急预案框架。公共卫生事件应急预案基础目录如下，各级机构发布预案以此框架为基础，依据现实情况进行调整，做到精准管理。

1　总则

1.1　目的

1.2　具体的工作原则

1.3　编制依据

1.4　适用范围

2　组织指挥体系以及职责

2.1　应急组织机构与职责

2.2　组织体系框架描述

3　预警与预防机制

3.1　信息监测与报告

3.2　预警预防行动

3.3　预警支持系统

3.4　预警级别及发布

4　应急响应

4.1　分级响应程序

4.2　共享处理

4.3　通信

4.4　指挥和协调

4.5　紧急处置

4.6　应急人员的安全防护

4.7　群众的安全防护

4.8　社会力量动员与参与

4.9　突发公共事件的调查分析

4.10　检测与后续评估

4.11　新闻报道

4.12　应急结束

5　后期处置

5.1　善后处置

5.2　社会救助

5.3 保险
5.4 调查报告
5.5 经验教训

6 保障措施

6.1 通信保障
6.2 应急支援与装备保障
6.3 技术储备保障
6.4 宣传培训和演习
6.5 监督检查

7 附则

7.1 名词术语、缩写和编码的定义说明
7.2 预案管理与更新
7.3 国际沟通与协作
7.4 奖励与责任
7.5 制定与解释部门
7.6 预案实施与生成时间

8 附录

8.1 与本预案相关的应急预案
8.2 预案总体目录和分预案目录
8.3 规范化格式文本
8.4 相关机构和人员通讯录

（二）应急演练

应急预案编制更新完成后，实践是对其最佳的检验方式。但由于公共卫生事件的破坏性，只能通过应急演练对预案查漏补缺，同时提高各级政府和相关单位的应急反应能力，加强各部门之间的协调配合，增强公众的应急意识和应急能力。《国家公共卫生事件应急预案》中明确提出了“各级人民政府卫生行政部门要按照‘统一规划、分类实施、分级负责、突出重点、适应需求’的原则，采取定期和不定期相结合的形式，组织开展公共卫生事件的应急演练”。

应急演练的过程可以分为四个阶段：确定需求和目的、方案设计、实施、总结改进。

（1）确定需求和目的：需求是开展演练的基础，而目的一般是评估应急组织的应急能力或者检验应急技术、装备的性能，演练管理者须在演练之前与相关部门或政府商讨，以获取支持。

（2）方案设计：确定应急演练的类型、规模、参演人员等细节，并编写演练计划。

（3）实施：参演人员根据设计的演练方案，逐步完成各项演练任务。

（4）总结改进：演练结束后，各参与人员聚集到一起讨论整个演练的过程，总结各组织出现的问题，并提出改进建议，完成演练报告。管理人员根据问题和建议，通过相应措施矫正演练所暴露出来的问题。

五、宣传教育与培训

应急知识的宣传教育与培训不仅可以增强公众的危机意识，还能帮助其掌握公共卫生知识以及应急技能。公众理性的危机意识有助于政府应急工作的顺利开展，也会减少突发事件造成的损失，危机意识教育主要包括危机的关注意识、防范意识、道德意识、科学意识以及心理承受意识五个方面；公共卫生知识和应急技能能够在公共卫生事件发生时帮助公众在各种恶劣条件下进行自救、互救，或积极寻求援助，最大限度地保护生命。

《国家突发公共卫生事件应急预案》中指出："县级以上人民政府要组织有关部门利用广播、影视、报刊、互联网、手册等多种形式对社会公众广泛开展突发公共卫生事件应急知识的普及教育，宣传卫生科普知识，指导群众以科学的行为和方式对待公共卫生事件。要充分发挥有关社会团体在普及卫生应急知识和卫生科普知识方面的作用。"具体宣传方式包括以下几种。

（1）学校教育。突出风险意识教育，加强应急知识和急救技能教育，提升师生安全意识，提高急救技能。

（2）专题讲座。社区、企业、事业单位是社会的基本组成单位，其危机防范能力的强弱影响着突发事件应急工作的顺利开展。以社区、企业或者事业单位为单元，定期或不定期地举办应急知识专题讲座，可以提高社区公众的应急知识，减少损失。

（3）网络和新闻媒体。发达的网络技术已经渗入了公众的日常生活，因此可以通过创建应急教育宣传网站、视频或者图片，加强应急知识的宣传；新闻媒体也要提高应急宣传教育与培训的自觉性和积极性，分享一些高质量的应急知识。

（4）设立应急宣传日或应急宣传周。在宣传日或者宣传周期间，可以让公众参观灾害遗址，让应急意识深入人心。

除了公众的宣传教育与培训外，《公共卫生事件应急条例》第十八条还指出："县级以上地方人民政府卫生行政主管部门，应当定期对医疗卫生机构和人员开展突发事件应急处置相关知识、技能的培训，定期组织医疗卫生机构进行突发事件应急演练，推广最新知识和先进技术。"通过培训，使各类卫生应急管理人员增强应急管理和公共安全意识，掌握卫生应急管理工作的基本理论、基本方法和基本技能，提高卫生应急常态管理和突发事件卫生应急处置的组织协调能力，达到卫生应急管理岗位的要求。主要的培训方式为短期集中培训形式，也可根据需要采取国内考察、出国（境）考察、培训和交流等形式。

第三节　监测与预警

一、我国公共卫生事件应急监测预警系统建设取得的成就

应急监测与预警是整个应急管理过程的第一道防线，目的是有效预防和避免突发公共卫生事件的发生。2003 年以后，国家和各个地方政府对于建立突发公共卫生事件应对机制

高度重视，并在实践操作层面进行了卓有成效的探索。我国疫情信息发布机制逐步完善，具备科学规范的危机预警管理理念，建立起较为完善的政策法规体系，形成了突发公共卫生事件危机监测预警机制。

2013 年，我国已建成全球规模最大的法定传染病疫情和突发公共卫生事件网络直报系统，目前运行的国家传染病直报系统主要针对已知法定传染病的监测，其主要依靠医生诊断上报完成监测。除此以外，我国还建立了面向多种特定大型活动的应急监测预警系统，如北京奥运会应急监测预警系统，该系统覆盖奥运会举办全过程，开展了奥运会场馆各类人群 5 种症状（发热、腹泻、黄疸、皮疹、结膜红肿）的监测。同时针对大型体育赛事的特点，制定了重大公共卫生事件和传染病疫情的风险评估评价指标体系，建立了覆盖运动员与团队人员、媒体记者、奥运会官员和赛事志愿者的症状监测系统，在保障奥运会公共卫生安全方面发挥了重要作用。该系统建立了针对大型活动的公共卫生保障模式，并将该模式运用到后期举办的国际田联田径锦标赛等大型体育赛事中。

二、我国公共卫生事件应急监测预警系统建设的挑战和机遇

虽然我国公共卫生和疾病防控体系建设取得了很大进展，但新冠肺炎疫情的暴发仍暴露出我国新发重大传染病应急响应机制和体系建设的不足。部门间缺乏联合机制，舆情监测体系不健全，专业应急人员缺乏，监测预警制度不完善。对于不明原因的新发传染病，或者对于疾病发生早期的预警缺乏有效的支撑。

如今在疫情常态化的背景下，疫情风险监测评估的实时性和准确性，是未来的重点研究趋势，因此需建立新型应急监测预警分析手段。一方面通过多点多渠道获取疾病早期症状数据，另一方面建立基于大数据的智能分析能力，对新发疾病或者公共卫生事件的风险进行有效评估。随着卫生健康服务体系信息化建设的日益完善，公共卫生事件应急监测预警系统可基于电子病历、医保记录、疾病监测等基于日常业务产生的健康医疗大数据，整合流行病学调查和病原微生物学信息方面数据，利用人工智能技术研发精准的溯源追踪模型，研发人员流调系统、疫情风险分析与应急辅助决策系统，以上数据内容将成为健康医疗行业治理、卫生医疗服务提升、真实世界研究等应用的重要资源，为探索传染病监测预警新模式提供了机遇。

以下为我国某省公共卫生事件应急监测预警系统建设的应用实例，该省通过建设智慧化多点多渠道公共卫生应急监测预警平台，实现了全省卫生应急监测预警、干预、处置、评价、预测决策和指挥调度整合一体。

1. *建设基础及数据来源*

公共卫生应急监测预警平台需依托健康医疗大数据中心对医疗机构、药店、诊所等医疗健康服务机构，以及学校、养老机构、超市、农贸市场等重点场所的关键性风险因素进行持续监测，并基于健康医疗大数据中心实现多部门数据共享，形成多点多渠道公共卫生风险监测网络（见图 7.6）。

纵向贯通省、市、县、乡镇（街道）、社区（村），横向链接相关政府部门和医疗卫生机构，构建覆盖健康类、资源类、环境类、交换类、影像类数据的五大类资源主题库，建立卫生资源管理体系，覆盖从出生到老年的全生命周期。公共卫生应急监测预警平台分为

三大业务模块，即多点多渠道监测、智能预警预测和决策指挥（见图 7.7）。

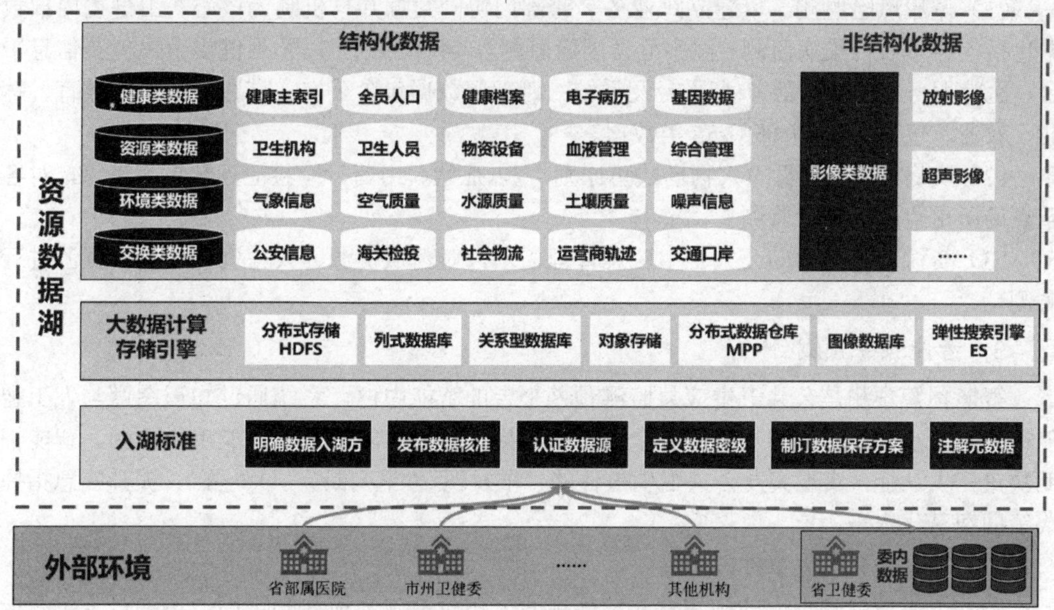

图 7.6　健康大数据中心数据采集系统

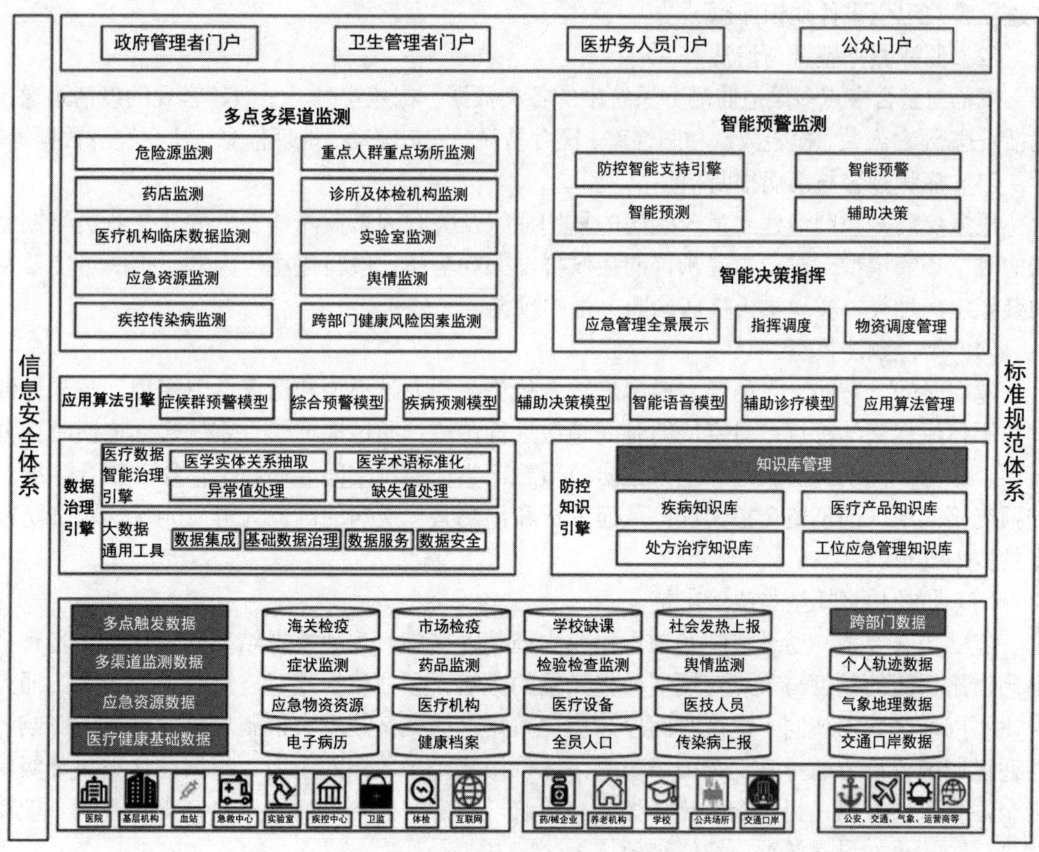

图 7.7　公共卫生应急监测预警平台

2. 多点多渠道监测

（1）健康风险监测。以建立跨业务、跨部门协同数据共享机制为核心，卫健委内部数据包括疾控中心传染病监测、健康危害因素监测等 14 个系统，以及卫健委全民健康信息平台、医疗服务智能监管等 7 个平台及系统；跨部门数据包含公安、交通、民政、教育、林业、农业、气象等 26 个部门 55 类数据。

（2）疾病监测。遵循“人物场共防原则”，以症状、用药、检验检查结果为重点，对各重点场所重点人群进行监测。

（3）资源监测。面向公共卫生应急管理需求，对药械资源、人力资源、机构资源进行监测。

3. 智能预警预测

智能预警预测是公共卫生应急监测预警平台的智能中枢，系统通过知识图谱与人工智能模型对多点多渠道监测数据进行全面分析，提供智能风险预警、智能疾病预测、智能辅助决策三大功能，实现突发公共卫生事件的“早发现”“早判断”“早处置”，提升应急指挥决策的智慧化水平。

（1）建立公共卫生事件知识库。

公共卫生应急知识库的构建首先依托现有文献资料建立应急知识库，再通过人工智能的文本获取与预处理技术、信息展示技术、级别判定与措施制定技术和知识检索等关键技术建立公共卫生事件知识库。

（2）监测数据整合与清洗。

规范与整合多点多渠道监测分系统中的各类数据，构建实时、全面、客观的疫情画像，包括发病/死亡人数、检验数量和阳性率、医疗资源、人口流动、地理信息、社会经济数据等。

（3）症状预警与疾病推断模型。

根据疾病知识图谱建立某一疾病的早期症状及关联因素监测体系，并建立各类早期症状的时空预警模型，对于出现预警的症候群，关联药品、检验检测等因素，推断可能暴发的疑似疾病种类，实现早于疾病诊断上报的预警。

（4）智能预测模型。

建立时间、空间、人群预测模型。结合传染病动力学模型和深度学习模型，特异性针对病原体流行病学特点，对疫情的时间趋势进行预测；通过地理信息系统建立疫情时空分布图，结合不同疾病全流程、全方位防控措施，实现病例空间连通和个体移动耦合，展示和预测不同地区的疫情传播情况；从而分析和预测某一疾病的高危人群，为疾病精准防控提供技术支撑。

（5）防控仿真模型与决策支持。

建立仿真模型，通过控制某项指标或实施某种措施，观察模拟结果的变化，定量评估不同措施实施的频度与节点对疫情传播风险的影响，预估该措施对疫情结果的影响。通过对比不同地区数据或同一地区时间序列历史数据，挖掘某些重大措施对疫情结果的影响，并通过归因分析方法排除混杂因子影响，评价影响防控效果的主因。根据评估结果分级制订个性化干预方案，提供个性化防控措施建议，构建智能传染病防控决策支持系统，使得传染病防控更加科学精准、智能高效。

第四节　评估与报告

一、评估标准与方法

依照《国家突发公共卫生事件应急预案》的规定，我国根据突发公共卫生事件性质、危害程度、涉及范围，将突发公共卫生事件划分为特别重大（Ⅰ级）、重大（Ⅱ级）、较大（Ⅲ级）和一般（Ⅳ级）四级，并由各级人民政府负责突发公共卫生事件应急处理的统一领导和指挥，各有关部门按照预案规定，在各自的职责范围内做好突发公共卫生事件应急处理的有关工作。

我国采用分级负责的原则，因此在《国家突发公共卫生事件应急预案》中仅针对特别重大突发公共卫生事件进行了定义，其余三级突发公共卫生事件由省一级依照各省应急预案进行定义，可参考北京市应急预案。针对突发公共卫生事件的风险评估，中国原卫生部与疾病预防控制中心出台了《突发事件公共卫生风险评估技术方案（实行）》，为公共卫生应急提供指导性的方法支持。

针对突发公共卫生事件的风险评估，为快速采取应对措施，减少伤害，通常采用快速评估，包括定量分析、定性分析以及定量与定性相结合的分析方法。具体快速评估方案分析方法如下。

1. 专家会商法

专家会商法是指通过专家集体讨论的形式进行评估。该评估方法依据风险评估的基本理论和常用步骤，主要由参与会商的专家根据评估的内容及相关信息，结合自身的知识和经验进行充分讨论，提出风险评估的相关意见和建议。会商组织者根据专家意见进行归纳整理，形成风险评估报告。专家会商法多用于日常风险评估，但在紧急公共卫生突发事件中，没有前期经验和可循依据的时候，专家的经验和智慧成了必要的可借鉴的方法。

具体过程为：组成专家小组，风险评估内容及相关信息介绍，专家讨论，根据会商结果撰写并提交会商纪要或评估报告。

2. 德尔菲法

德尔菲法也是专家方法的一种，是指系统收集专家的意见，经过再次整理形成的指导意见。通常按照确定的风险评估逻辑框架，采用专家独立发表意见的方式，使用统一问卷，进行多轮次专家调查，经过反复征询、归纳和修改，最后汇总成专家基本一致的看法，作为风险评估的结果。

具体实施过程为：针对要论证和调研的问题组成专家组开展第一轮调查。一般是领域专家或相关领域、交叉领域专家，向组内的所有专家提出所要论证的问题及有关要求，附上与该问题相关的所有背景材料，同时请每位专家提出自己的想法并补充材料，这一轮需要专家们进行书面答复。每位专家根据收到的材料，提出专家个人的测量意见，并说明利用这些材料提出测量值的方法。将各位专家第一次判断意见汇总，列成图表，进行对比，将总结的结果和信息再次分发给各位专家，让专家们比较自己同他人的不同意见，并调整修改自己的意见和判断。这一阶段也可以把各位专家的意见进行系统分析，整理后请该领域的另外一组专家进行评论和论证，然后将评论的意见分送给第一组的全体专家，以便他们修改调整自己意见时作为参考。将所有专家的修改意见收集起来，汇总，再次分发给各位专家，以便做第二次修改；对专家的意见进行综合处理，得出结论。

与专家会商法相比，该方法中交换专家意见采用匿名的方式，使专家们能单独自由地提出意见。

3. 风险矩阵法

风险矩阵法是指由有经验的专家对确定的风险因素的发生可能性和后果的严重性，采用定量与定性相结合的分析方法，进行量化评分，将评分结果列入二维矩阵表中进行计算（见表 7.1），得出风险发生的可能性、后果的严重性，并最终确定风险等级。

表 7.1　风险评估矩阵分类表

事故（事件）发生的可能性	事故（事件）发生后果的严重性				
	极高（5）	高（4）	中等（3）	低（2）	极低（1）
极高（5）	10	9	8	7	6
高（4）	9	8	7	6	5
中等（3）	8	7	6	5	4
低（2）	7	6	5	4	3
极低（1）	6	5	4	3	2

4. 分析流程图法

分析流程图法是指通过建立风险评估的逻辑分析框架，采用层次逻辑判断的方法，将评估对象可能呈现的各种情形进行恰当的分类，针对每一类情形，梳理风险要素，逐层对风险要素进行测量和判别，分析评估对象或情形发生的可能性和后果的严重性，最终形成风险评估的结果。

该方法根据逻辑推断原理，综合层次分析法、故障树方法、决策树模型等方法。该方法将可能出现的问题、可能性大小、可能产生的后果，以及相关的解决方案等通过形象的结构图形展示出来，直观表达相关主要因素，对各个环节的决策相关问题进行定量或定性表达。在国际卫生条例附件 2 中，也提供了各成员国针对自己国家内部检测发生的突发公共卫生事件向世界卫生组织报告的流程途径（见图 7.8）。但在中国，新冠肺炎疫情发生之前尚未在国家层面形成针对突发公共卫生事件的系统分析流程。

5. 美国的评估方法——公共卫生应急响应社区评估（CASPER）

美国卫生与公众服务部（HHS）主要履行公共卫生职责，其中，美国疾病预防控制中心（CDC）为传染病防治的主要部门。为了帮助各州在突发公共卫生事件中获取关键的流行病学数据，健康研究处（HSB，隶属 CDC）制定了公共卫生紧急情况社区评估响应（CASPER）方法，并培训相关人员利用该方法对突发公共卫生事件进行评估，该方法通过对受灾群众社区进行抽样和访谈，以研判灾害等级。

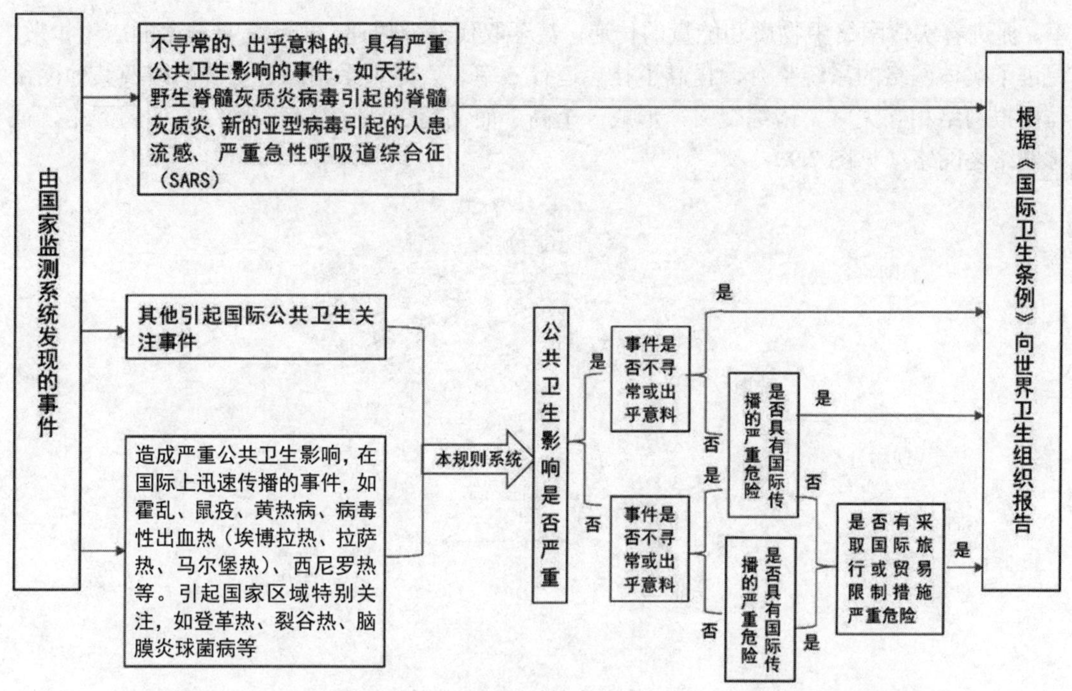

图 7.8 评估和通报可能构成国际关注的突发公共卫生事件分析流程图

二、报告标准与要求

我国在《国家突发公共卫生事件相关信息报告管理工作规范（试行）》中，对突发公共卫生事件的报告进行了规范，并提供了《突发公共卫生事件相关信息报告卡》作为模板。《规范》要求相关责任人按照公共卫生事件发生、发展、控制过程信息提交初次报告、进程报告和结案报告，并要求报告主要内容包括：事件名称，事件类别，发生时间、地点，涉及的地域范围、人数，主要症状与体征，可能的原因，已经采取的措施，事件的发展趋势，下一步工作计划等。

而达到《国家突发公共卫生事件应急预案》分级标准的突发公共卫生事件结束后，将由相应级别卫生行政部门组织评估，在确认事件终止后 2 周内，对事件的发生和处理情况进行总结，分析其原因和影响因素，并提出今后对类似事件的防范和处置建议。

第五节 网络社会背景下的科技赋能

一、网络社会重构应急管理模式

随着移动互联网、物联网、云计算、大数据、区块链和人工智能等现代信息技术的快速发展和广泛应用，通信、电力、油气储运、银行金融、交通运输、给排水、应急服务、政府服务等国家关键基础设施，向信息化、网络化、智能化发展，大大提高了信息传递效率，促进着实体网络中物质和能量的传递，甚至取代部分传递。现代信息技术的应用扩散，促进了实体网络的系统整合，提高了社会运行效率。人际关系网络、资源网络及其他网络与虚拟网络相互关联、错综交叉，形成一个高于而又超越现存网络的网络，即超网络，或称网络之网络（见图 7.9）。

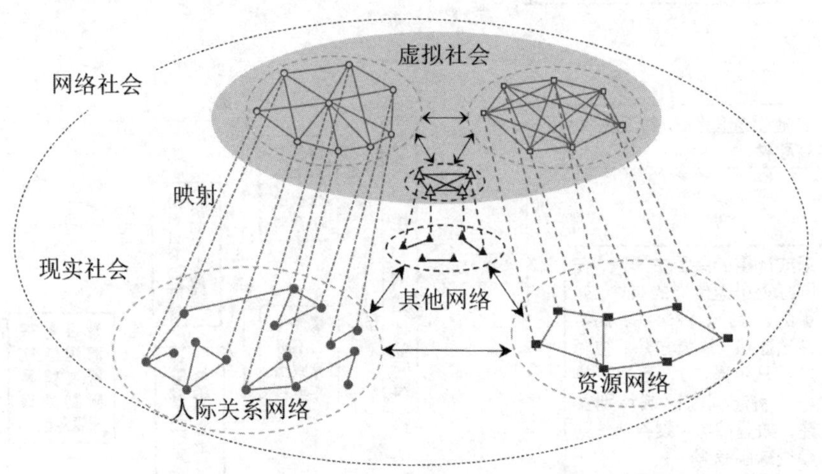

图 7.9　网络社会下超网络结构示意图

从复杂网络角度看，网络社会是现实社会网络与其在虚拟空间的映射共同构成的超网络（Super Network）。虚拟社会的信息传递与沟通交流模式具有开放性、多样性、实时性和互动性等特征，深刻影响现实社会的治理、权力运作、诉求表达、公众行为。虚拟社会与现实社会交互融合，改变着人们的思维方式、互动过程和生活形态，使社会主体间的互动更加频繁，网络化结构渗透遍布整个社会。此外，现代信息技术正颠覆传统的思维逻辑、决策方式和管理模式，解构着既有的信息传播方式、主体行为习惯、社会利益格局等，重塑政府、市场和社会及其关系，推动人类社会迈入网络化、社会化和智慧化的新时代，犁耕形成新的应急管理生态。

作为一项复杂的系统工程，现代公共卫生事件应急管理要超越传统粗放式、经验化管理模式，实现科技赋能。网络社会下，承灾载体从物理社会扩展到网络信息社会，管理扁平、信息泛在、个体作用凸显，使得个体及社区共同参与应急管理成为必然，这要求打破管理者与被管理者之间、公共部门之间、公共部门与私人部门之间的边界，建立政府、企业、社会组织、基层群众共同参与的多主体应急管理格局。应急管理模式上，要实现事件驱动转向（大）数据驱动、以物为中心转向以人为中心、主观判断转向智能决策、被动应急转向主动保障，即更加重视风险评估的前置性，关注和发挥个体在应急管理中的作用，基于数据和计算支持做出应急决策，完善“防、抗、救”相结合的主动应急保障机制。

二、科技赋能公共卫生事件应急管理

在公共卫生事件应急管理中，通过现代信息技术应用，以及各类基于数据、仿真、建模或实证的模型构建，将虚拟仿真与现实反馈进行高度融合，以新的视角和方法进行公共卫生事件的风险研判、监测预警、趋势判断和应对处置，实现精准构建应急预案，有效改进监测信息网络，精细建设高危传染疾病防控体系，动态精确调整应对措施。现代信息技术革新了传统的运作流程，切实提高了中国面对公共卫生事件的应急处置能力。

（一）协同指挥与精准防控

运用大数据建立统一高效的领导指挥平台，开展大数据精准防控，制定分区分级差异化防控策略。社区网格员逐条排查重点人员信息，录入系统数据并实时更新，实现精准记录和及时反馈。在此基础上，将信息进行分析，形成重点突出的防控作战图，为联防联控协同决策提供精准的数据支撑，在保护公民信息安全的同时，实现统一指挥、多元实施、精准防控、快速反应。

（二）重大公共卫生事件风险治理

通过对社交媒体、搜索引擎、微信、微博、门户网站等涉及重大公共卫生事件的公众诉求、利益表达、宣泄倾诉等数据信息的数据挖掘与分析，利用人工智能深度学习算法，能够精准捕捉到公众的风险偏好和利益诉求，提供针对性的风险沟通信息和策略。同时，构建社会公众参与重大公共卫生事件风险治理的移动智能终端，推动公众、社会组织、企业等参与事件风险治理，促使公众更好地认知、认同、认可和监督政府对事件风险治理的政策和措施，激活公众参与重大公共卫生事件风险治理的动力和活力，实现大数据对重大公共卫生事件风险治理的“工具价值”和“理性价值”的统一，保障重大公共卫生事件风险治理中的分配正义和过程公平。

（三）权威信息发布与舆情引导

公共卫生事件信息发布过程中的舆论走向，在网络信息爆炸时代十分关键。通过各种形式的官方媒体平台发布疫情信息，为民众了解事件进展、政府应对举措、决策部署要求等提供了重要的权威信息发布渠道。同时，依靠数字科技对社交平台发布的言论、信息进行关联分析，排查相关人员是否存在潜在违规发布信息的可能，有利于舒缓公众情绪，消除社会恐慌。

（四）监控监测与追踪溯源

行政主管部门利用医疗监控系统对每日诊疗情况进行归集汇总并直报，同时收集医院、药店、诊所等关键信息，利用大数据分析进行公共卫生事件监控检测。应用时空大数据分析，掌握居民不同健康状态形成疫情地图，并开发基于 Web 的可视化应用程序，为政府科学决策提供参考。通过全国传染病网络直报系统，及时侦测传染病暴发信号，实时监控传染病发展趋势，以完善的数据支持指导各级疾控机构对疫情暴发进行调查处置。构建全域监控和全流程追踪的监测体系，加强境内外疫情监测和输入风险防范，及时、公开、透明地向国内和国际社会发布权威信息。

（五）应急物资生产、储备与配置

通过大数据平台，建立应急物资供需匹配机制，构建应急物资储备需求动态清单，连接区域应急物资生产商与供给单位，实现实物储备、合同储备、生产能力储备的动态适配。依托物联网平台，应用智能算法，合理规划公共卫生事件中应急物资配送的数量、方式、路径等，提高应急物资配置韧性。应用区块链、物联网等技术，实现应急储备物资的全程追溯，推进生产、储备与配置的全过程透明化和高效化。

第六节　衡量指标与预测模型

一、国内外应急管理能力发展情况

突发事件应急管理能力评估是突发事件应急管理中的一项复杂而又极其重要的内容，是突发事件应急管理部门进行科学决策与发展的依据。对突发公共卫生事件应急管理能力的评价包括针对突发事件的各个阶段及影响因素的科学的评价体系与合理的评价方法。合理的评估有助于发现现有应急系统中的不足与缺漏，以明确改进的方向，优化现有应急方案。

美国是世界上最早开始实施政府应急能力评估的国家，美国联邦应急管理局（FEMA）与国家应急管理协会（NEMA）于 1997 年 6 月共同提出了一套州政府与地方政府的应急能力评价系统（Capability Assessment for Readiness，CAR），包括 13 个应急管理职能，共有 56 个要素、209 个属性和 1014 个评估指标。英国国家审查办公室（NAO）在 2002 年对英国整个突发公共卫生事件应对系统做了详细的评估与建议，指出虽然英国突发公共卫生事件应对系统在“9・11”事件后有了很大的改进，但是在英国国家医疗服务体系（NHS）的应对计划中仍然存在漏洞。因此，建立科学、合理的应急管理能力评价体系，进行高效的应急管理能力评价，就成为改进和完善应急管理体系，进而提高应急管理能力的紧迫课题。

二、评价指标体系

在评价指标体系上，不同专家学者基于不同的研究视角开展了大量研究，但目前尚未达成共识。公共卫生突发事件应急能力评价指标体系的构建，需要充分考虑各相关因素的影响，并结合我国“一案三制”的公共危机应对体系。2013 年，原国家卫生和计划生育委员会制定的《卫生应急能力评估标准》制定了三级指标体系，包括体系建设、应急队伍、装备储备、培训演练、宣教科研、监测预警、应急处置、善后评估共 8 个一级指标。类似地，林家俊等人创建的城市突发重大公共卫生事件风险应对能力评价指标体系包含组织体系构建、医疗卫生保障、社会经济发展、基础设施建设 4 个准则层，以及领导力度、财政收入等 17 个指标层。李晚莲等人构建了预防与应急准备、报告与信息发布、救援与部门协调 3 个一级指标、9 个二级指标，作为社区医疗卫生机构应急能力建设评价指标体系。有些研究者更倾向于以时间为准则建立评价指标体系。许硕等人建立的突发事件应急管理能力的评估体系共包括应急预防与准备（C1）、监测与预警（C2）、应急处置与救援（C3）、事后恢复与重建（C4）4 个一级指标。孟依浩等人以灾前应急预防、灾中应急管理、灾后恢复 3 个指标为准则层，下设有培训演练、科学宣讲等 19 个指标。

在国际范围内，多国均建立了自己的应急事件管理指标体系。美国推出的“国家卫生安全应急准备评价指标”（National Health Security Preparedness Index，NH-SPI）分为卫生安全监测、社区规划和参与协调、事件和信息管理、健康保健服务、对策管理、环境和职业卫生 6 大方面，并细分为 19 项 139 个具体测量指标。欧盟制定的“评估卫生系统危机管理能力工具包”（Toolkit for Assessing Health-System Capacity for Crisis Management）以“领导和管理、卫生人力资源、医疗产品疫苗和科技、健康信息、卫生筹资、卫生服务提供”为 6 大准则，并分解为 16 项核心评估内容及 51 个评估指标。

三、评价方法

对于确定指标分配权重的评价方法，可以分为常规评价方法、经济分析方法、数学方法、基于计算机技术的分析方法等。常见的常规评价方法主要包括多因素加权平均法、德尔菲法、专家评价法、多目标决策法（TOPSIS 法、功效系数法）、序关系分析法（G1 法）等，常见的数学方法则有层次分析法（AHP 法）、数据包络分析法（DEA 法）、投影寻踪法、多元统计分析法、模糊层次分析法（FAHP 法）、灰色系统理论等。

目前应用较多的是层次分析法。这是由于该方法在评估过程中涉及大量评估准则和影响因素，是典型的多准则决策（MCDM）问题。AHP 方法可以量化决策者的经验判断，通过比较确定每个层次中因素的相对重要性，得到决策因素对于目标重要性的总排序。但是也有文章指出，层次分析法存在人的主观性过强的缺点，当评估指标中定性指标占比较多时，难以保证评价的客观、合理性，因此产生了一系列以 AHP 方法为基础的改进版评估方法。模糊层次分析法（FAHP）由美国著名的数学家、运筹学家萨蒂教授提出，它将三角模糊数理论应用于层次分析当中，使层次分析法同模糊数学理论相结合，是一种可以有效地将半定量和半定性问题相结合的多准则的决策评价方法，目前已经应用于高校突发应急管理评估、工程项目风险评估等多个领域。许硕等人提出了一种基于 D-AHP 和 TOPSIS 的评估方法，指的是通过 D 数偏好关系对 AHP 进行改进，增加其利用不确定性信息分配权重的优势，同时结合 TOPSIS 方法对评估对象的应急管理能力进行排序。此外，闫长健等人建立了基于灰度白化权函数模型和云理论的应急管理能力评估模型，通过对灰度白化权函数模型的优化，有效克服了评价指标随机性和模糊性的问题，实现定性指标定量化，同时运用云理论确定各指标的权重，有效克服了专家对指标认识的模糊性和随机性问题。

德尔菲法作为一种典型的综合性群体决策方法，是解决多目标非结构化问题的有效手段，能够充分利用专家的知识、经验和智慧。数据包络分析法是美国著名运筹学家查恩斯等人以相对效率概念为基础发展起来的一种效率评价方法。这种方法由于排除主观因素，具有很强的客观性，但计算过程复杂且又容易出现与现实严重脱节的评价结果。灰色系统理论由邓聚龙教授提出，适用于解决缺少数据、缺少信息、不确定性类型问题。人工神经网络法（ANN）则适合用来处理模拟算法以及只需要好的近似解的问题类型，缺点是需要大量数据进行验证。

从最初的评分评价、组合指标评价、综合指数评价法、功效系数法到后来的多元统计评价法、模糊综合评判法、灰色系统评价法、AHP 法，再到近几年来的数据包络分析法、人工神经网络法等，评价方法日趋复杂化、数学化、多学科化。

四、不同阶段的评估手段

薄涛总结，目前的突发事件评估大都是针对灾难造成的损失进行的，通常按照灾难发生的时间划分为灾难发生之前的预评估、灾难发生过程中的监测性评估和灾难发生之后的实测性评估。

其中，灾前预评估目的是为应急预案和应急决策提供依据，这一阶段的评估可采用的方法与手段主要包括：监测预报系统、历史资料调查分析法、模型方法（数学模型、智能模型）等。突发公共卫生安全事件暴发初期，由于大众缺乏对疾病病理、演变、传播特点的认识，所以运用合理的工具剖析疫情传播规律，及时预警和控制以切断扩散显得尤为重要。刘德海等人将社会演化理论与病毒传播的自然机理融合起来，运用演化博弈理论建立了重大突发公共卫生事件的疫情传播方程，将政府部门和社会公众的策略互动、行为演化分析融入传染病自然传播的 SI 模型。

灾中监测性评估目的是为及时有效的应急决策提供依据。大数据的到来使信息收集及处理技术发生重大飞跃，成为预测突发公共卫生事件的利器。利用大数据技术可以帮助追溯疾病来源，为公众和决策者提供更完整、持续、准确、及时的大流行预防信息。通过大数据技术，结合地理位置和时间信息，分析受影响人员的运动轨迹；全面跟踪感染患者、疑似患者和相关接触者的运动轨迹；并准确描述跨区域渗透，利用流动追踪为疫情防控提供了强有力的数据支持。目前，人工智能深度挖掘和处理海量信息的能力已被用于检测和预测大流行情况下的病毒传播。以新型冠状病毒为例，通过构建智能监测平台和开发先进算法，可以利用来自社交媒体、接触者追踪、调查等的数据来预测新冠肺炎疫情的感染过程和潜在可能。周芳检指出，以传染病监测数据为基础，运用不同数据处理技术，建立敏感、特异的传染病监测预警体系。翟羽佳等人则借鉴 Dasarathy 信息融合模型和 JDL 信息融合模型，构建了以融合多源异构应急信息为基础、以服务应急管理与应急决策需求为目标的面向基于突发重大公共卫生事件的多源异构应急信息融合模型，实现了对信息实体、信息源、信息融合技术和信息环境四个关键要素的整体性和系统性融合。

灾后的实测性评估的基本方法是现场实际调查测算，但目前对于在突发事件发生过程中通过应急管理者的努力所能够挽回或减免的损失进行的适时评估研究相对比较少。

五、存在的问题

目前，这种预判模式的公共卫生治理模型的治理成效主要取决于数据的数量与质量，要提高决策的准确率，势必要求大量真实有效的样本，这其中存在着五个主要问题。一是预测模型建模前期需要进行大量的数据筛选对齐工作，但各个信息通道统计的数据标准不统一，导致大量关键数据重复统计。二是不同部门间客观上普遍存在“信息孤岛”现象，数据共享不充分，缺乏实现数据共享的顶层设计。三是实现数据共享意味着个人信息会在不同主体间流转、处理和利用，经过算法加工可进一步挖掘出新的信息，造成个人隐私信息泄露风险。四是公共卫生系统个人信息输入主要来自自下而上的“报告”制度，也就是说未经报告的重要信息无法进入基础信息库，而信息库来源单一会导致统计数据与实际数据的巨大落差、评估滞后等问题。五是科研攻关成果信息发布机制不够规范，造成一定舆论影响。在突发事件期间，公众对科研成果信息的敏感度会上升，不实或不准确信息的发布将引发负面影响，甚至会造成舆论危机。

为了保证公共安全紧急事件预测模型的有效性，有关的数据治理需要更加科学有效的措施介入。一方面，公共卫生领域相关信息的公开规则及共享规范亟须完善；另一方面，需要更加有效的信息处理技术，将专业的医疗数据转化为常识性数据加以利用，提高大数据应用的范围和效率；此外，需要升级医学机构的信息系统以提高数据的可用性，在完善共享和技术规范的基础上满足数据整合应用要求，从而增强公共卫生数据的处理环节，保证建模的有效性。

参考文献

[1] 薄涛．疾病预防控制机构突发公共卫生事件应急能力理论与评价研究[D]．济南：山东大学，2009．

[2] 闫长健，刘晓佳．基于灰云模型的海上搜救应急管理能力评价模型[J]．上海海事大学学报，2019，40（3）：57-62．

[3] HAMPTON D. Capability Assessment for Readiness (CAR)[J]. Prehospital and Disaster Medicine, 2000, 15(S2): S36.

[4] BRYNNE ZAMORA. Local Capabilities Assessment for Readiness (Lcar)[EB/OL]. [2023-08-25]. https://www.slideserve.com/brynne-zamora/2010-local-capabilities-assessment-for-readiness-lcar.

[5] EPCB. (Emergency Preparedness Capacity Builders) Capability Statement[EB/OL]. [2023-08-20]. http://emergencyriskmanagement.com.

[6] SUELA KABA, ZARNAAZ RAUF. Local Centers for Public Health Preparedness: Models for strengthening public health capacity[R/OL]. [2023-08-20]. https://aphanew.confex.com/apha/130am/techprogram/paper_49946.htm.

[7] 汪寿阳，刘铁民，陈收，等．突发性灾害对我国经济影响与应急管理研究[M]．北京：科学出版社，2010．

[8] 王红漫．突发公共卫生事件应急管理体系和能力及其评价体系研究进展[J]．卫生软科学，2020，34（11）：3-10．

[9] 林家俊，孙于岚，陈培彬，等．城市突发公共卫生事件应急管理体系评价：基于福建省九地市的实证分析[J]．龙岩学院学报，2021，39（2）：98-106．

[10] 李晚莲，刘思涵．基于层次分析法的社区医疗卫生机构应急能力评价[J]．湖南社会科学，2018（2）：142-147．

[11] 许硕，唐作其，王鑫．基于 D-AHP 与 TOPSIS 的突发事件应急管理能力评估[J]．计算机工程，2019，45（10）：314-320．

[12] 孟依浩，何继新，张湛．基于层次分析法的突发公共卫生事件应急能力评价体系研究[J]．职业卫生与应急救援，2022，40（1）：95-99．

[13] 罗文婷．铁路应急预案综合评价方法研究[D]．北京：北京交通大学，2008.

[14] 刘建，郑双忠，邓云峰，等．基于 G1 法的应急能力评估指标权重的确定[J]．中国安全科学学报，2006，16（1）：30-33.

[15] 平卫伟，谭红专，杨土保，等．洪灾危害的卫生学综合评价指标研究[J]．中华流行病学杂志，2004，25（4）：333-336.

[16] 铁永波，唐川，周春花．层次分析法在城市灾害应急能力评价中的应用[J]．地质灾害与环境保护，2005，16（4）：433-437.

[17] 陈伟，曾光．洪灾地区县级疾病预防控制机构救灾防病应急能力的综合评价[J]．中华流行病学杂志，2006，27（2）：112-116.

[18] 周大鹏．基于数据包络分析的评价体系的应用与研究[J]．商场现代化，2007（7）：42-43.

[19] 赵勇．DEA 综合模型的研究和应用[J]．华中理工大学学报，1996（12）：82-86.

[20] 汪少勇，李建忠，郭秋麟，等．层次分析法在致密油有利区优选中的应用：以川中侏罗系大安寨段为例[J]．地球科学进展，2015，30（6）：715-723.

[21] 闫志彬．模糊层次分析法在工程项目风险评价中的应用[J]．黑龙江科技信息，2010（23）：72.

[22] 杨霞，何涛．基于 F-AHP 法的高校突发事件应急管理能力评价研究[J]．价值工程，2019，38（6）：19-21.

[23] 邓聚龙．灰色控制系统[J]．华中工学院学报，1982（3）：11-20.

[24] 赵晓芬．灰色系统理论概述[J]．吉林省教育学院学报，2011，27（3）：3.

[25] 刘德海，王维国，孙康．基于演化博弈的重大突发公共卫生事件情景预测模型与防控措施[J]．系统工程理论与实践，2012，32（5）：937-946.

[26] 周芳检．大数据时代的重大突发公共卫生事件预警创新[J]．云南民族大学学报（哲学社会科学版），2020，37（5）：114-120.

[27] 翟羽佳，许佳，李晓．面向突发重大公共卫生事件的多源异构应急信息融合模型研究[J]．图书与情报，2021（5）：9-20.

[28] 任颖．公共卫生数据安全治理创新研究[J]．学习与实践，2020（8）：72-80.

[29] 许中缘，何舒岑．公共卫生领域大数据治理中个人信息的利用与保护[J]．中南大学学报（社会科学版），2022，28（3）：20-31.

[30] 刘琦．我国突发公共卫生事件危机预警管理研究[D]．沈阳：沈阳师范大学，2016.

[31] 王雪琴，肖启强，陈仙萍，等．突发公共卫生事件危机预警管理存在的问题及对策建议[J]．南京医科大学学报（社会科学版），2021，21（1）：7-10.

[32] 田野，李厚望，吴慧芳．公共卫生应急监测预警平台建设及应用[J]．智能建筑，2021（9）：59-63.

[33] 樊丽平，赵庆华．美国、日本突发公共卫生事件应急管理体系现状及其启示[J]．护理研究，2011，25（7）：569-571.

[34] 中央政府门户网站．国家突发公共卫生事件应急预案[EB/OL]．[2023-08-21]．http://www.gov.cn/gzdt/2006-02/28/content_213129.htm.

[35] 北京市突发事件应急委员会．北京市突发公共卫生事件应急预案（2021 年修

订）[EB/OL]．[2023-08-21]．http://www.beijing.gov.cn/zhengce/zhengcefagui/202108/t20210806_2457870.html．

[36] 中国疾病预防控制中心．突发事件公共卫生风险评估技术方案（试行）[EB/OL]．[2023-08-22]．https://www.chinacdc.cn/jkzt/tfggwssj/gl/201708/t20170810_149318.html．

[37] World Health Organization. International Health Regulations[EB/OL]. [2023-08-22]. https://www.who.int/health-topics/international-health-regulations.

[38] SCHNALL A, NAKATA N, TALBERT T, et al. Community Assessment for Public Health Emergency Response (CASPER): An Innovative Emergency Management Tool in the United States[J]. American Journal of Public Health, 2017, 107(S2): p. S186-S192.

[39] 卫生部办公厅. 国家突发公共卫生事件相关信息报告管理工作规范（试行）[EB/OL]．[2023-08-22]．http://cdcp.gd.gov.cn/zwgk/jsbzywj/content/post_3437493.html．

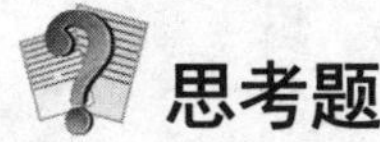

思考题

1．公共卫生事件应急管理工作应当遵循哪些原则？
2．当发生群体性不明原因疾病时，需要采取哪些防控措施？
3．公共卫生事件的应急响应流程包括哪些步骤？
4．突发公共卫生事件划分为哪几个等级？